全国高等学校教材
供临床、预防、卫生管理、社会保障类专业用

健康服务与管理

主　编　刘树琪

副主编　杜　清　胡西厚　周尚成

编　委（按姓氏笔画排序）

丁　宏（安徽医科大学）
文育锋（皖南医学院）
冯建光（上海中医药大学）
吕艳华（山西医科大学）
刘树琪（滨州医学院）
杜　清（滨州医学院）
张　楠（内蒙古医科大学）
张秀丽（滨州医学院）
周尚成（湖北医药学院）
胡西厚（滨州医学院）
翟向明（滨州医学院）

人民卫生出版社

图书在版编目(CIP)数据

健康服务与管理/刘树琪主编. —北京：人民卫生出版社，2015

ISBN 978-7-117-21720-0

Ⅰ. ①健… Ⅱ. ①刘… Ⅲ. ①卫生服务－医学院校－教材②卫生管理－医学院校－教材 Ⅳ. ①R197.1②R197.32

中国版本图书馆CIP数据核字(2015)第263771号

健康服务与管理

主　　编：刘树琪
出版发行：人民卫生出版社（中继线 010-59780011）
地　　址：北京市朝阳区潘家园南里19号
邮　　编：100021
E - mail：pmph @ pmph.com
购书热线：010-59787592　010-59787584　010-65264830
印　　刷：河北新华第一印刷有限责任公司
经　　销：新华书店
开　　本：787×1092　1/16　　印张：18
字　　数：449千字
版　　次：2015年12月第1版　2015年12月第1版第1次印刷
标准书号：ISBN 978-7-117-21720-0/R・21721
定　　价：50.00元
打击盗版举报电话：010-59787491　E-mail：WQ @ pmph.com
（凡属印装质量问题请与本社市场营销中心联系退换）

前　言

随着经济社会发展进入新常态、科技进步日新月异、医疗卫生体制改革不断深入和人民生活水平日益提高，广大人民群众对健康服务的需求持续增长。2013 年，国务院印发《关于促进健康服务业发展的若干意见》，提出到 2020 年，基本建立覆盖全生命周期的健康服务业体系，健康服务业总规模达到 8 万亿元以上，预示着我国医疗卫生行业将迎来巨大变革，健康服务与管理将成为现代医院发展战略的新要素和重点工作；同时预示着健康服务产业将迎来发展的春天和长期持续的高景气，这为健康管理学科发展与科技进步也提供了难得的机遇和广阔的空间。

健康服务业以维护和促进人民群众身心健康为目标，集医疗服务、健康管理与促进、健康保险以及相关服务于一体，涉及药品、医疗器械、保健用品、保健食品、健身产品等方面，管理内涵丰富，涵盖领域广博。目前，我国健康服务业尚处于起步阶段，服务体系不够完善，监管机制不够健全，开放程度偏低，观念相对滞后，服务管理流程不够科学、有序、高效，健康服务与管理人才匮乏。特别是未来全科检查、社区中心、康复中心、护理机构、心理咨询、健康管理、健康锻炼指导等健康服务机构将大量涌现并逐渐增多，整个社会对健康服务与管理人才的需求势必不断增加，市场潜力巨大。从健康服务与管理教育来看，还跟不上产业的快速发展和日益增长的社会需求。为适应新形势下健康服务业发展要求，培养高水平、应用型的健康服务管理人才，经全国高等医药教材建设研究会批准，决定编写全国高等学校改革试验创新教材《健康服务与管理》。

本教材的教学对象是临床、预防、卫生管理、社会保障等专业的本科生，也可作为研究生和社会各类健康服务机构培训的参考用书。教材编写中，以服务健康服务业发展为目的，根据健康服务与管理的基础知识、实践技能和产业应用来设计教材内容，详细介绍了健康管理基本理论体系和健康服务管理实践，将健康管理学的基础知识技能与健康服务管理实践新进展有机地结合起来。

全书共 14 章，内容分三大部分：第一部分（第一章到第三章）介绍健康服务与管理概述及相关基础知识；第二部分（第四章到第十章）涵盖健康服务与管理的实践技能，包括信息化、风险评估、健康教育、健康管理策略、战略管理、质量管理、营销管理等内容；第三部分（第十一章到第十四章）介绍医疗产业、生物医药产业、健康管理产业和健康保险业。大部分章节都有一个较为典型的案例，旨在培养学生的思考能力和实际操作能力。

本教材的特色为：①是高校改革试验创新教材，在广泛吸收国内外健康服务管理研究进展与成果的基础上，总结提出新的经验和做法；②理论与实践相结合，既着重介绍健康服务与管理的基础理论知识和技能，又密切结合我国健康服务与管理行业的实际应用；③国际与国内相结合，既介绍国际先进的方法和经验，又突出中国的国情和特色。

本教材由来自全国多家高等医学院校的老师和专家共同完成，得到人民卫生出版社的指导。在编写过程中，各位编委倾注了大量的精力和心血，副主编较好地完成了审稿工作，秘书在文字处理、统稿等方面做了大量细致有效的工作。谨此对所有关心、支持和帮助本书编写的领导、同事们致以衷心的感谢。

健康服务与管理还是一门年轻的学科，尽管在编写过程中经过了深入研究、认真分析和反复推敲，但由于水平所限，且为创新教材第1版，难免存在瑕疵或不妥之处，恳请业界同仁和广大读者批评指正，以期再版时予以完善。

刘树琪

2015年7月

目　录

第一章

绪　论

学习目标

通过学习绪论，掌握健康服务业的起源、在中国的兴起和发展，了解健康服务业在促进国民经济发展和改善民生方面的作用。

学习重点

西方健康服务业的发展、中国的健康服务业。

对健康服务业的定义，学术界还没有形成统一的看法。作为新兴的服务业，健康服务业是以预防疾病和促进健康为核心，以健康至上理念为指导，主要包括医疗服务、健康管理与促进、健身娱乐、康复治疗与休养、健康保险以及相关服务，涉及药品、医疗器械、保健用品、保健食品、健身产品等支撑产业，覆盖面广，产业链长，具有较强的综合性。凡是围绕和服务于人的生理和心理健康的服务部门均可纳入广义的健康服务业的范畴。

第一节　西方健康服务业的发展

世界卫生组织研究表明，全球亚健康状态人群已占到总人口的70%左右，心脑血管疾病、肿瘤、糖尿病、高血压等慢性疾病已成为危害人类健康的主要疾病，亚健康状态人群的健康服务市场空间巨大。世界卫生组织（WHO）的研究结果同时表明，人类三分之一的疾病通过预防保健可以避免；三分之一的疾病通过早期发现可以得到有效控制；三分之一的疾病通过信息沟通可以提高治疗效果。

在“大健康观”的引领下，以控制医疗费用、提高生命质量为主要目标的健康服务，逐渐成为各国政府的共识和选择。在世界发达国家和地区，健康服务业已经成为现代服务业中的重要组成部分，并且产生了巨大的社会效益和经济效益。

一、健康服务业的发展情况

（一）健康服务业的起源

西方健康服务业的兴起源于健康服务理念的提出。1861年，英国著名医学专家Horace Dobell首先提出：定期的健康检查可以预防罹患疾病及死亡，有益于维护民众的健康。具体的健康检查服务最早始于1908年的美国士兵体检，1914年，美国保险公司全面引入推行健康检查。第二次世界大战后，人们的健康需求急剧增加，美国医药协会于1947年首次提出了“健康体检”的概念，并向公众建议：每个35岁以上的健康人应每年做一次全面身体检查，并和医生有一个良好的沟通。

（二）健康服务业的发展

健康体检与健康服务在全球得到了广泛认可并推动了产业发展，目前全球的健康服务产业仍然呈现出快速增长态势。健康服务业不仅仅是一个单一的产业，而可以看作是包括所有与健康有直接或间接关系的产业链和产业体系，已成为继IT产业后新兴、快速发展和成长的产业。例如美国健康服务业的规模占其国内生产总值的比例超过17%，一些经济合作与发展组织（OECD）国家则达到10%左右。

二、美国的健康服务业

（一）美国的健康管理服务

健康服务的理念起源于美国，早在20世纪50年代，美国的保险业就提出了健康管理的概念。1969年，美国政府出台政策将健康管理纳入国家医疗保健计划，自此健康管理得到了迅速发展。目前，美国已有700余家健康管理公司，为大约9000万美国居民提供健康管理服务，每10个人中就有7个享有健康管理服务。

在美国，无论是政府、社区、医疗保险公司、医疗机构、医务人员和患者，几乎所有人都参与健康管理活动，健康管理理念已成为国民的基本意识。美国密歇根大学健康管理研究中心主任第•艾鼎敦博士（Dee.W.Edington）提出，美国的健康管理经过20多年的研究得出一个结论，健康管理对于任何个人和企业都有一个90%和10%的比例，即90%的个人和企业通过健康管理后，医疗费用降到了原来的10%；10%的个人和企业未做健康管理，医疗费用比原来上升了90%。

美国的“全国健康计划”（national health plan）为健康管理的发展提供了有效的政策支持。在美国，医疗保险机构与医疗集团合作，确保了健康管理的财政来源，健康管理服务费主要由保险行业筹资。健康管理在健康或医疗保险业的应用主要是帮助降低投保人患病的风险，从而减少保险机构的赔付。

（二）美国的养老服务

美国于1990年进入了老龄化社会，之后随着人口老龄化的加剧，老龄人口不断增加，美国的养老服务产业也随之得到了快速发展。养老机构的服务体制不断完善、服务内容多样化、规模扩大、数量增加，满足了老龄化社会不断增多的养老需求。美国早在1965年就通过了《美国老年人法》，其中明确规定设立老人署，规定了署长在老年人保障和事务方面的目标、责任、权力和经费，并成立了由署长挂帅、其他部门和社会共同参与的老龄委员会。美国养老产业的不断发展首先得益于政府职责的明确。

美国的养老服务机构主要分为营利性、非营利性、政府公立三类服务机构，其中营利性的私立养老机构大约占70%，社会在养老服务业领域起主导作用。美国的养老服务模式主要分为以下四种：

1．公寓型服务　代表机构为老年公寓，主要为能够自理的老年人提供住房。老年公寓的环境和活动场所适宜老年人居住，配备无障碍、卫生、呼救等生活配套设施。居住在老年公寓的老年人主要侧重于日常生活看护服务，不需要专业性强的护理。

2．日间照料型服务　代表机构为老年日间照料中心，主要为高龄、体弱、患有慢性病的老年人提供日间护理、助餐、康复训练等服务。

3. 护理康复型服务 代表机构为老年护理康复院，主要为高龄、失能、半失能、失智的老人提供长期照护、康复服务和临终关怀服务。

4. 社区居家养老型服务 代表机构为社区老年服务中心，主要为需要照顾的老年人安排和提供活动室、老人饭堂等服务。社区老年服务中心一般由非政府机构主办，政府财政给予一定的补贴。

美国的养老产业中还有一种“倒按揭”的养老方式，在 20 世纪 80 年代中期由美国新泽西一家银行创立，分为有期和无期两种放贷方式，这种养老方式既能为老人提供生活费又能让银行营利。62 岁以上有自主住房的老人可以把住房抵押给银行，银行定期给老人一笔生活费。如果是有期，到期老人可以出售房屋或以其他资产还贷；如果是无期，银行通过机构评估房屋价值和估测老人的预期寿命，每月支付老人一定的生活费直至其去世，老人的房屋归银行处置。

（三）美国的健康保险服务

美国是健康保险法制最为发达、健全和完善的国家之一，其商业健康保险尤为发达。美国健康保险分为政府的健康保险计划和私人健康保险计划两大类：

1. 政府的健康保险计划 医疗保险照顾计划与医疗保险救助计划是美国两个最大的政府支持项目。

（1）医疗保险照顾计划（medicare）：年满 65 岁的老年人和残疾人是该计划的主要保障对象，在美国 2010 年全面健康保险制度建立之前，该计划是最大的健康保险项目。

（2）医疗保险救助计划（medicaid）：该计划由联邦政府拨款兴办，以特定人群为主要保障对象。

2. 私人健康保险计划 私人健康保险计划在美国的健康保险计划中占据主体，其运营主要分为三种类型：

（1）非营利性组织经营的健康保险计划：该计划是不以营利为目的的健康保险系统，以“蓝十字”和“蓝盾”组织为代表。加入本组织的成员，不论年龄高低和健康风险高低，其向组织缴纳的保费都相同。“蓝十字”和“蓝盾”组织实际上只是一个健康保险的中介组织，本身并不提供医疗服务，只是为医疗服务付费。“蓝十字”和“蓝盾”组织为全美 70% 的大型工业企业提供保险，有将近 1 亿人接受它们所提供的医疗保险服务。

（2）私营商业健康保险公司经营的健康保险计划：该计划主要分为三种：雇主资助（购买）的健康保险、职工个人购买的健康保险和其他类型的健康保险。雇主资助（购买）的健康保险占到全国健康保险市场的 60% 以上，而职工个人购买的健康保险只占 9%。

（3）预付群体行医组织经营的健康保险计划：该计划包括健康维护组织、医疗保险可选择提供者组织计划和医疗保险按个人的服务项目付费计划三类。预付群体行医组织是将保险与卫生服务合为一体的组织模式，投保人通过加入这些组织并缴纳保险费，可以获得满足医疗需求的一次性到位的健康治疗。

三、英国的健康服务业

（一）英国的健康服务模式

英国从 1948 年开始实行国民医疗服务制度（national health service，NHS），为全民提供免费的医疗服务。NHS 包括基础医疗保健和二级医疗服务两个层次。基础医疗保健（一级保健）是 NHS 的主体部分，由家庭诊所和社区诊所构成，每年获得 NHS 下拨资金的 75%。

诊所由全科医生主持，提供的服务包括常见病的治疗、健康教育、预防保健、健康体检、戒毒、戒酒服务等。居民可选择一个全科医生与其签约，除急诊外，居民就诊需要先找签约全科医生，由全科医生提供患者需要的健康服务或者由全科医生转诊至二级医疗服务。二级医疗服务由大型综合医院、专科医院、社区医院等提供，负责专科检查、大病、手术等。在NHS体系中，全科医生承担的是健康服务系统“看门人”的角色，每年90%的健康服务可以在社区诊所得到解决。

“预防是最好的药物”，NHS注重通过健康体检和预防疾病来提高健康服务的效率，发展成一套完整的预防保健服务体系。2008年NHS建立了健康检查项目，已经转型为“预防优先”与“治病救人”相结合的健康服务模式。NHS通过社区保健预防疾病缓解医疗服务供求矛盾，从根本上提升了国民的身体素质。

（二）英国的养老服务

英国的养老服务进入社区照顾时代，其实际包含“社区内的照顾”和“社区照顾”两个范畴。“社区内的照顾”是指生活不能自理的老年人入住社区中的小型养老院，由专业工作人员负责照顾。“社区照顾”是指老年人住在自己家中，由家人、朋友、邻居或者社区志愿者提供照顾，这是目前英国养老的主要形式。社区照顾以社区为依托，由政府发挥主导型作用，辅以市场化运作，由专业机构提供具体服务。

目前英国的养老服务产业已经实现了人才队伍的专业化，提供社区照顾服务的工作人员大多经过专门的职业培训，他们拥有照顾老人所需的各类专业技能，能够满足老人不同的照顾需求。

（三）英国的健康保险服务

英国的国民医疗服务（NHS）、社会医疗救助和私人医疗保险构成其完整的健康保险体系。NHS在英国的覆盖率达到了99%，在健康保险服务体系中占绝对的主导地位。英国是最早立法实施社会医疗救助制度的国家，救助对象为提出申请的贫困、残疾等社会弱势群体。英国的商业健康保险主要为高收入人群提供高质量个性化的健康保险服务，是健康保险体系的有机组成部分。

四、日本的健康服务业

（一）日本的健康服务模式

日本是较早开展健康管理服务的国家之一，其健康管理的内容涵盖了健康调查、健康体检、健康评估、健康教育、健康促进等健康维护的各个环节。将健康管理列入相关法律制度、完善健康管理的组织和机构、不断增强国民的健康意识，是日本健康管理得以实施的有效保障。经过多年的发展，日本国民的健康意识显著提高，在享有健康权利的同时，积极履行健康管理的义务，自觉投身于各种健康管理服务活动。

（二）日本的养老服务

日本是亚洲最早进入老龄化社会的国家，日本政府在巨大的养老压力下，积极建立起比较全面的社会养老服务体系。从20世纪50年代至今，日本陆续出台了《生活保护法》《国民健康保险法》《国民年金法》《国民养老保险法》《老年人福利法》《老年人保健法》《老年人介护保险法》《高龄老人保健福利推进10年战略计划》等10余部有关养老服务的法律和政策，逐步形成了较为完善的养老福利制度。

日本的养老服务体系主要采取居家养老和机构养老两种模式。居家型养老服务主要包括家庭访问介护、家庭访问医疗护理、对外援助事业、咨询指导事业和家庭设计装修等。设施型养老服务根据不同的服务对象和需求，涵盖老年公寓、老年康复保健、老年人特别养护、老年病病房、静养关怀、日间照顾援助、日间康复训练、短期入住、认知症适应型集体生活介护等9种服务模式。

（三）日本的健康保险服务

日本政府于1922年制定了《健康保险法》，其管理形式早期源于德国，“二战”后吸取了美国的一些做法，逐渐形成了日本独具特色的健康保险制度。日本的健康保险制度包括居民健康保险、职工健康保险、老人健康保险和长期健康保险四个部分，每个日本公民必须参加且只能参加一种健康保险制度。

1. 居民健康保险　日本国会于1935年通过居民健康保险方案，最初是为满足低收入家庭和农村地区居民的需求，后来在全民覆盖的趋势下，居民健康保险从自愿参保变成强制参保。

2. 职工健康保险　职工健康保险有两个独立的管理系统，一个是中央政府管理系统，覆盖中小规模公司的员工；另一个是保险社团管理系统，覆盖大企业的职工及其家属。保险社团管理系统是日本独特的健康保险管理体制。

3. 老人健康保险　该制度主要针对75岁以上的老人或者65岁以上的卧床老人。

4. 长期保健保险　该制度覆盖65岁以上老年人的护理服务，以及40～65岁但需要护理和支持人群的长期机构保健。

第二节　健康服务业在中国的兴起

一、健康服务业在中国的起步

我国的健康服务业起步较晚，直至20世纪90年代初期，健康体检还是医院的服务范畴。20世纪90年代中期，北京等地开始出现相对独立的体检服务机构。至20世纪90年代后期，随着西方健康服务理念的传播以及国内需求市场的快速增长，以体检为重点的健康服务机构在我国得到了快速发展。

二、健康服务业在中国的发展现状

（一）需求现状

随着疾病谱的改变，我国居民慢性非传染性疾病（以下简称“慢性病”）患病率不断上升，尤其是高血压、糖尿病、心脑血管病患者明显增加，慢性病已占全国死亡和疾病负担的80%以上。我国居民健康需求呈快速增长趋势，国家四次卫生服务调查（1993年、1998年、2003年、2008年）慢性病患病率趋势，见图1-1。

令人担忧的是，引发慢性病的危险因素，包括肥胖、运动缺乏、吸烟、酗酒等，在我国尚未得到充分的重视和有效的控制。这就需要在发展医疗服务的同时，大力发展健康管理和促进服务，把住慢性病的预防关。

（二）供给现状

我国的健康服务提供以医疗卫生机构为主。《2013中国卫生统计年鉴》数据显示，截至2012年末，全国医疗卫生机构总数达到950 297个，其中医院23 170家，社区卫生服务中心

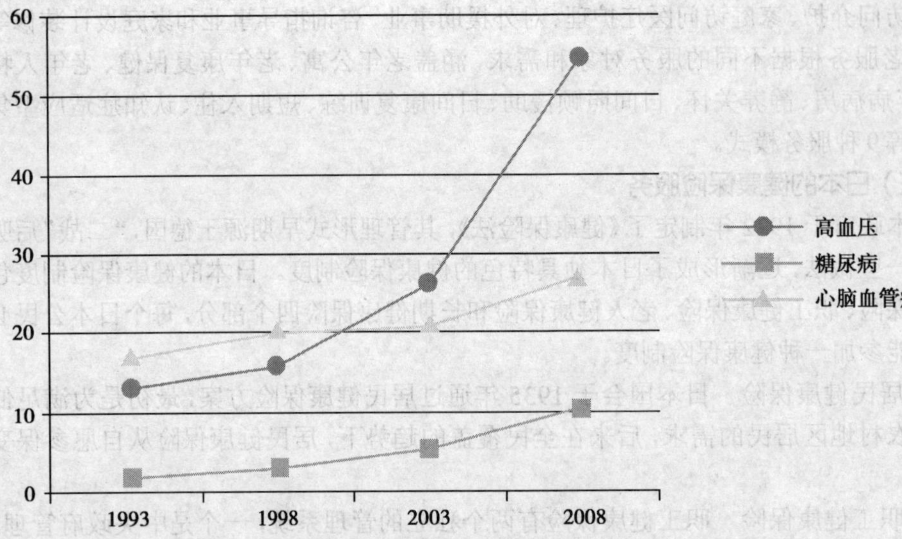

图 1-1 我国高血压、糖尿病、心脑血管病患病率(‰)趋势

(站)33 562 个，卫生院 37 097 个，村卫生室 653 419 个，门诊部 187 932 个，疾病预防控制中心 3490 个，妇幼保健院(所、站)3044 个，专科疾病防治院(所、站)1289 个。东、中、西部医疗卫生机构分布，见表 1-1。

表 1-1 2012 年中国东、中、西部医疗卫生机构分布情况

地区	医院	基层医疗卫生机构	专业公共卫生机构	疗养院
东部	8965	328 824	4042	113
中部	6998	295 390	3870	37
西部	7207	288 406	4171	44
总计	23 170	912 620	12 083	194

数据来源：2013 中国卫生统计年鉴

医院作为医疗服务主体，其床位数呈现快速增长趋势，医院诊疗住院人次增加，特别是综合医院发展迅速，而中医医院和专科医院发展速度较为缓慢。我国医院床位数变化趋势，见图 1-2。

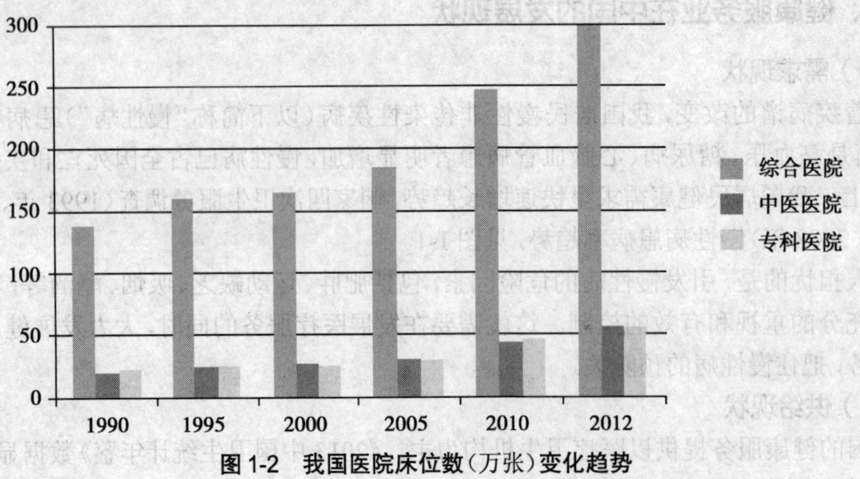

图 1-2 我国医院床位数（万张）变化趋势

数据来源：2013 中国卫生统计年鉴

目前，中国的健康服务业年产值占国内生产总值的6%左右，其中医疗服务和医药业大约占60%，而健康管理仅占到1.5%。

三、健康服务业在中国的发展趋势

我国健康服务业的发展趋势是以维护和促进人民群众的身心健康为目标，覆盖医疗服务、健康管理与健康促进、健康保险以及相关服务，涉及药品、医疗器械、保健用品、保健食品、健身产品等支撑产业。《国务院关于促进健康服务业发展的若干意见》(国发[2013]40号)指出了健康服务业的发展方向，政府会持续加大对健康服务领域的投入，引导和保障健康消费可持续增长，同时强化相关的政策措施，促进健康服务业有序发展。加快发展健康服务业，是改善民生和提升全民健康素质的必然要求，是进一步扩大内需、促进就业、转变经济发展方式的重要举措，对稳增长、调结构、促改革、惠民生、全面建成小康社会具有重要意义。

第三节 健康服务业在国民经济中的地位

一、国民经济的运行情况

1. 国内生产总值　国内生产总值(gross domestic product，以下简称GDP)是指在一定时期内(一个季度或一年)，一个国家或地区的经济中所生产出的全部最终产品和劳务的价值。GDP被公认为衡量国家经济状况的最佳指标。中国的国民经济一直在稳步增长(表1-2)。

表1-2　中国国内生产总值及其构成情况

年份	国内生产总值(亿元)	构成比(%)		
		第一产业	第二产业	第三产业
1978	3645.2	28.2	47.9	23.9
1980	4545.6	30.2	48.2	21.6
1985	9016.0	28.4	42.9	28.7
1990	18 667.8	27.1	41.3	31.6
1995	60 793.7	20.0	47.1	32.9
2000	99 214.6	15.1	45.9	39.0
2005	184 937.4	12.1	47.4	40.5
2010	401 512.8	10.1	46.7	43.2
2013	568 845.2	10.0	43.9	46.1

数据来源：2014中国统计年鉴

2. 三个产业情况　世界各国把各种产业划分为三大类：第一产业、第二产业和第三产业。第一产业是指提供生产资料的产业，包括种植业、林业、畜牧业、水产养殖业等直接以自然物为对象的生产部门。第二产业是指加工产业，利用基本的生产资料进行加工并出售。第三产业又称服务业，它是指第一、第二产业以外的其他行业。第三产业行业广泛，包括交通运输业、通信业、商业、餐饮业、金融保险业、行政、家庭服务等非物质生产部门。

各国对产业划分不完全一致。我国《国民经济行业分类(GB/T 4754—2011)》规定了三次产业分类,见表1-3。

表1-3 三次产业分类

类别	门类	名称
第一产业	A	农、林、牧、渔业
第二产业	B	采矿业
	C	制造业
	D	电力、热力、燃气及水生产和供应业
	E	建筑业
第三产业	F	批发和零售业
	G	交通运输、仓储和邮政业
	H	住宿和餐饮业
	I	信息传输、软件和信息技术服务业
	J	金融业
	K	房地产业
	L	租赁和商务服务业
	M	科学研究和技术服务业
	N	水利、环境和公共设施管理业
	O	居民服务、修理和其他服务业
	P	教育
	Q`	卫生和社会工作
	R	文化、体育和娱乐业
	S	公共管理、社会保障和社会组织
	T	国际组织

二、第三产业对国民经济增长的贡献

(一)第三产业发展情况

在工业化、信息化和居民消费升级的多重因素推动下,服务业主导趋势明显。如表1-2所示,第三产业在20年来呈现飞速发展趋势,促进了我国国民经济的稳步发展。2014年第三产业增加值占国内生产总值比重为48.2%,比第二产业高5.6%。第三产业增加值占比2013年首次超过第二产业。

(二)第三产业对国民经济的贡献

改革开放以来,我国的国民经济保持快速增长,综合国力大大增强。第三产业是我国国民经济的重要组成部分,其对国民经济的影响具有特殊的地位和作用。

第三产业在国民经济中的重要作用:

1. 可以推动第一产业和第二产业的发展 第三产业主要集中在服务行业,可以为第一产业和第二产业的发展提供必不可少的服务。随着产业转型,第三产业的发展可以吸纳从第一产业和第二产业转移出来的富余劳动力,不仅推动了经济发展,还能促进社会和谐。

2. 扩大内需,加快经济发展速度 人们的生活水平不断提高,越来越多的家庭消费社会化，消费需求的变化为第三产业的发展奠定了坚实基础。现代服务业给人们的生活带来了很大便利，也日益成为经济持续快速发展的主要产业，对未来社会经济走向的影响越来越大。

3. 可以拓宽就业门路　第三产业既是劳动密集型产业，又是知识技术密集型产业，就业领域宽泛，对就业者需求较宽，对标准化程度的要求相对较低，可以吸纳不同知识层次的劳动力，具有较强的劳动力吸纳能力。

4. 有利于缩小贫富差距　我国“西部大开发战略”的提出，为第三产业的发展提供了政策和环境。在国家政策的指导下，乡村第三产业得到大力发展，在很大程度上改变了农村产业结构单一的状况，增加了农民收入，有利于缩小城市和农村之间的贫富差距。

5. 有利于拓展经济发展空间　第三产业发展有利于培育新的行业，促进产业结构优化升级，拓展经济发展空间。

三、健康服务业在第三产业中的地位

服务业的发展是衡量一个国家或地区经济发达程度的重要标志，健康服务业是现代服务产业中的重要内容。中等以上发达国家的健康服务消费总量为 GDP 的 5%～10%，美国超过 15%，目前中国的健康服务消费总量仅刚达到中等发达国家的最低水平。随着我国居民收入水平的不断提高和健康意识的不断增强，健康服务业的发展空间和经济潜力巨大，在第三产业中的地位也越来越重要。

第四节　健康服务业对提升国民生命质量与幸福指数的作用

一、健康服务业的需求

近年来，随着人们生活水平的不断提高，广大群众对健康服务的需求持续增长，我国的健康服务业也随之获得长足发展，但与人民群众日益增长的健康需求相比，仍存在较大差距。健康服务业是我国的朝阳产业，起步较晚，但市场需求日益旺盛，发展空间巨大。以养老服务为例，2010 年第六次人口普查数据显示我国 60 周岁以上老年人口达到 1.78 亿，2014 年 60 周岁以上老年人口已逾 2 亿，并且越来越多的老年人正在追求更高层次的“以身心健康为主”的养老服务，人口老龄化的快速发展带来了养老保障和服务需求的迅速增加。2014 年全国养老机构床位数共 493.7 万，平均每千名老年人拥有社会养老床位数为 24.4 张，城乡养老机构“一床难求”的情况相当普遍，养老服务和产品供给还很不足。可见老年人需求迫切的生活照料、精神慰藉、文化娱乐等养老服务领域发展比较缓慢。

不仅是养老服务业，包括医药医疗、康复体检、健身养生、健康咨询在内的整个健康服务业的发展空间和潜力都很大，中国的健康服务业已经形成一个相对完整的产业体系。满足城乡居民不同层次的健康服务需求将孕育巨大的国内需求市场，符合内需驱动的经济和社会发展战略。健康服务业是现代服务业的重要内容，是劳动密集型行业，不需要消耗大量的能源资源，促进健康服务业的健康发展有利于我国产业结构的优化。健康服务业以维护和促进人民群众的身心健康为目标，和民生问题息息相关。发展健康服务业不仅是积极应对人口老龄化、保障和改善民生的重要举措，也将成为扩大内需、增加就业、推动经济转型升级、促进经济社会持续发展的重要支点。

二、生命质量与幸福指数

（一）生命质量

生命质量（quality of life，简称 QOL）又称为生存质量或生活质量，是对个人或群体所感受到生理、心理、社会各方面良好适应状态的一个综合测量。生命质量有别于生活水平的概念，生命质量以生活水平为基础，但其内涵具有更大的复杂性和广泛性，生命质量更侧重于对人的精神文化等高级需求满足程度和环境状况的评价。

对生命质量的研究始于 20 世纪 30 年代的美国，最初侧重于社会指标研究。现在的生命质量是一个多学科共同探讨的概念，并且开始应用于不同的领域，如社会学、临床医学、预防医学、药学、管理学等。从总体上看，生命质量可以归纳为主观感受型生命质量、客观条件型生命质量和综合型生命质量三种类型。

1. 主观感受型生命质量　主观感受型生命质量反映人们所感知到的生命质量，强调个体对社会的内在感受和评价。世界卫生组织生命质量研究组于 1993 年将生命质量定义为："不同文化和价值体系中的个体对自身生活的主观评价，它受个体的目标、期望值、标准和关注点等因素的影响。"

2. 客观条件型生命质量　客观条件型生命质量的研究重点放在影响人们物质与精神生活条件的客观指标方面，即着重进行社会指标研究。客观条件型生命质量的优点是能客观地反映和测量。

3. 综合型生命质量　综合型生命质量是对主观感受型生命质量和客观条件型生命质量的综合，将反映人们生活状况的客观条件和人们对生活状况的主观感受结合起来，是较为全面和完善的一种定义方式。

生命质量指标体系主要分为两类：①客观条件指标，包括人口出生率和死亡率、居民收入和消费水平、教育程度、卫生设备和条件、产品的种类和质量、就业情况、居住条件、环境状况、社会安全、社会保障等；②主观感受指标，包括人们由经济条件、健康状况、人口结构、社会环境、人际关系等因素决定的生活满意度和幸福感。

（二）幸福指数

幸福是人们对生活满意程度的一种主观感受，幸福指数就是衡量人们这种感受具体程度的主观指标。幸福指数是对幸福感的量化，其作为评价社会发展的一个重要指标，不仅体现了人民群众对社会发展的满意度，也逐渐成为各级政府决策的重要依据。

幸福指数最早由美国经济学家萨缪尔森提出，他认为幸福与效用成正比、与欲望成反比，影响效用的因素分为物质财富、健康长寿、环境改善、社会公正、人的自尊五大类。澳大利亚心理学家库克将幸福指数分为两种形式：①个人幸福指数，包括个人对其生活水平、健康状况、取得的成就、人际关系、安全状况、社会参与、未来保障等方面的评价；②国家幸福指数，包括人们对国家当前的经济形势、自然环境、社会状况、政府治理、商业形势、国家安全等方面的评价。

三、健康服务业对提升国民生命质量与幸福指数的作用

民生幸福既是经济发展的目的，也是社会和谐的基础。近年来，国家坚持把提高人民生活水平作为一切工作的出发点和落脚点，统筹推进各项民生事业协调发展，大力提升人民群众的生命质量和幸福指数，努力使人民安居乐业、社会和谐稳定。国民健康是社会进

步、经济发展和民族兴旺的重要保障，而健康服务业的发展则是人类健康水平提高的重要决定因素之一。研究表明，发达国家的人均期望寿命均随着健康服务业的发展而明显增加。健康服务业一头连着经济发展，一头连着民生幸福。健康服务业的发展，对于调整经济结构、扩大内需、促进就业、增加税收、保障民生，提高人们的健康水平，推动经济健康、稳定和可持续发展都会起到重要的作用。

本章小结

健康服务业是一个新兴产业，以预防疾病和促进健康为核心。本章先重点介绍了健康服务业的起源，美国、英国、日本健康服务业的发展情况，以及健康服务业在中国的兴起。中国政府重视健康服务业，并为健康服务业的发展指明方向，加大对健康服务领域的投入，强化相关的政策措施，促进健康服务业有序发展。本章后面重点介绍了健康服务业在促进国民经济发展和改善民生方面的作用。第三产业是我国国民经济的重要组成部分，而健康服务业因其巨大的发展潜力和特殊性在第三产业中的地位显得越来越重要。健康服务业一头连着经济发展，一头连着民生幸福，健康服务业的发展对于提高人们的健康水平，推动经济健康、稳定和可持续发展都会起到重要的作用。

复习思考题

1. 发展健康服务业的意义是什么？
2. 发展健康服务业对国民经济增长的贡献是什么？

（刘树琪）

第二章

健康服务与管理概论

学习目标

通过学习健康服务与管理概论，掌握健康与健康服务的概念、健康服务业的发展原则和目标、健康服务产业的特点；熟悉健康服务的特征和分类、传统的健康服务业、智慧健康服务业、健康服务产业的现状；了解政府在健康服务产业发展中的作用。

学习重点

健康服务的概念和特征，健康服务业的发展原则和目标，健康服务产业的特点和现状。

第一节　健康服务概述

一、健康及健康服务的概念

（一）健康的概念

世界卫生组织（World Health Organization，WHO）最早于1948年提出关于健康的概念："健康不仅仅是没有疾病或者不虚弱，而是一种躯体、心理和社会适应的完美状态。"随着医学模式由传统的生物医学模式逐渐发展成为"生物-心理-社会"医学模式，WHO先后几次完善了健康概念，于1989年又进一步提出四维健康观，认为健康应该是躯体健康、心理健康、社会适应良好和道德健康的完好状态。

（二）健康服务的概念

健康服务概念的提出分为狭义和广义两方面。所谓狭义的"健康服务"基本等同于卫生服务，是指医疗卫生机构利用现有的卫生资源向居民提供公共卫生、预防保健、医疗、康复等各种服务的总称。狭义的健康服务概念比较局限，没有从"大健康"的层面考虑，而仅仅将健康服务框定在医疗卫生系统内部，没有将与健康相关的非医疗卫生领域纳入进来，如健康保障、体育健身等。广义的"健康服务"则是指所有与健康相关服务的总称。

二、健康服务的特征

健康服务的本质属性是一种服务活动，因此它具有服务活动的一般特性。健康服务的特性具体表现为无形性、不可分割性、可变性、易损性和时间性。

1. 无形性　服务效果是无形的，在提供健康服务之前，服务提供者只能通过描述让服务对象了解服务后可能带来的效果，但这种效果实际上是看不见、摸不着的。

2. 不可分割性　指服务与其来源密不可分，不管这种来源是人或是设备。比如去三级医院看专家门诊和去社区医院看普通门诊，服务效果来源于医生的诊疗水平和医院的检查设备。

3. 可变性　也称差异性，就是同样的一项健康服务，由不同的服务提供者提供，或是同一个服务提供者在面对不同的服务对象时，其服务效果也会是不同的。

4. 易损性　服务是易损的，它不可能像物品一样被储存起来以后再销售，服务会随着时间流逝而消失，也会随着需求的波动而波动。

5. 时间性　服务是不能贮存的，服务提供的过程也是服务消费的过程，因此，服务的价值具有时间性。

三、健康服务的分类

(一) 医疗卫生服务

医疗卫生机构是依法成立的从事疾病诊断、治疗、康复、保健活动的卫生机构。医院、卫生院是我国医疗卫生机构的主要形式，此外，还有疗养院、门诊部、诊所、卫生所(室)以及急救站等，共同构成了我国的医疗卫生机构。

我国的医疗卫生服务体系由医院服务、基层医疗卫生服务以及专业公共卫生服务组成：

1. 医院服务包括综合医院服务、中医医院服务和其他医院服务。

2. 基层医疗卫生服务包括社区卫生服务、卫生院服务和门诊服务。

3. 专业公共卫生服务包括疾病预防控制服务、专科疾病防治服务、其他专业公共卫生服务。

(二) 健康管理与促进服务

1. 健康管理服务包括健康风险检测评估、健康档案、健康处方、健康咨询指导、调理康复等服务。

2. 健康科学研究和技术服务包括健康产品研发、健康知识产权、健康产品质量检验等服务。

3. 健康教育服务包括医院健康教育、社区健康教育、家庭健康教育、心理健康教育、重要健康问题的健康教育等服务。

4. 健康出版服务包括健康类图书出版服务、健康类报刊出版服务、健康类音像制品出版服务、健康类电子出版物出版服务。

5. 社会健康服务包括健康护理服务、精神康复服务、健康保健服务和特殊人群服务。

6. 健康咨询服务包括医疗咨询服务、医药咨询服务、心理咨询服务和其他健康咨询服务。

(三) 健康保险和保障服务

1. 健康保险服务包括商业健康保险服务和其他健康保险服务。

2. 健康保障服务包括基本医疗保障服务、补充医疗保障服务、工伤和生育保险服务等。

(四) 健身养生服务

养生是指通过各种方法颐养生命、增强体质、预防疾病，从而达到延年益寿的一种医事活动。健身养生服务包括休闲健身、生态养生、养生保健等服务。

（五）中医药健康服务

中医药健康服务是运用中医药理念、技术、方法和手段，为维护和增进人民群众身心健康提供的服务。中医药健康服务包括中医养生、医疗、康复，以及健康养老、中医药文化、健康旅游等相关服务。

四、健康服务包

（一）基本公共卫生服务包

我国的基本公共卫生服务包由11个项目服务包组成：居民健康档案管理项目服务包、健康教育项目服务包、预防接种项目服务包、儿童健康管理项目服务包、孕产妇健康管理项目服务包、老年人健康管理项目服务包、高血压患者健康管理项目服务包、2型糖尿病患者健康管理项目服务包、重性精神疾病患者健康管理项目服务包、传染病及突发公共卫生事件报告和处理项目服务包、卫生监督协管项目服务包。实施国家基本公共卫生服务项目是促进基本公共卫生服务逐步均等化的重要内容，也是我国公共卫生制度建设的重要组成部分。

（二）健康管理服务包

每年为服务对象提供至少1次健康管理服务，包括生活方式和健康状况评估、体格检查、辅助检查和健康指导。

1. 生活方式和健康状况评估　通过问诊及服务对象健康状态自评了解其基本健康状况、饮食、运动、睡眠、吸烟、饮酒、慢性病常见症状、既往病史和治疗、目前用药、生活自理能力等情况。

2. 体格检查　包括身高、体重、腰围、体温、脉搏、血压、皮肤、浅表淋巴结、心脏、肺部、腹部等常规体格检查，并对口腔、视力、听力和运动功能等进行粗测判断。

3. 辅助检查　包括血常规、尿常规、肝功能、肾功能、空腹血糖、血脂和心电图检测等。

4. 健康指导　告知服务对象健康体检结果并进行相应的健康指导。

（1）对发现已确诊的高血压和糖尿病等患者纳入相应的慢性病患者健康管理。

（2）对体检中发现有异常的情况建议定期复查。

（3）进行健康生活方式以及疫苗接种、骨质疏松预防、防跌倒措施、意外伤害预防和自救等健康指导。

（4）告知或预约下一次健康管理服务的时间。

第二节　健康服务业概述

以控制医疗支出、促进生命质量为主要目标的健康服务，逐渐成为公众和各国政府的共识和选择，健康服务业成为继IT产业后新兴、快速发展和成长的产业。因此，在“大健康观”引领下，健康服务业不仅仅是一个单一的产业，更可以看作是包括所有与健康有直接或间接关系的产业链和产业体系。《国务院关于促进健康服务业发展的若干意见》（国发[2013]40号）（下文简称《意见》）中对健康服务业的概念有明确的界定，即：健康服务业是以维护和促进人民群众身心健康为目标，主要包括医疗服务、健康管理与促进、健康保险以及相关服务，涉及药品、医疗器械、保健用品、保健食品、健身产品等支撑产业，覆盖面广，产业链长。这一定义明确了健康服务业涵盖的具体内容，是指导我国健康服务业发展的核心。

一、国务院促进健康服务业发展的意见

（一）发展原则

《意见》为我国健康服务业的发展提出了三个基本原则：

1. 坚持以人为本、统筹推进。把提升全民健康素质和水平作为健康服务业发展的根本出发点、落脚点，切实维护人民群众健康权益。区分基本和非基本健康服务，实现两者协调发展。统筹城乡、区域健康服务资源配置，促进均衡发展。

2. 坚持政府引导、市场驱动。强化政府在制度建设、规划和政策制定及监管等方面的职责。发挥市场在资源配置中的基础性作用，激发社会活力，不断增加健康服务供给，提高服务质量和效率。

3. 坚持深化改革、创新发展。强化科技支撑，拓展服务范围，鼓励发展新型业态，提升健康服务规范化、专业化水平，建立符合国情、可持续发展的健康服务业体制机制。

（二）发展目标

在综合分析人民群众健康服务需求，以及我国健康服务业发展现状和前景的基础上，《意见》提出，到2020年，基本建立覆盖全生命周期、内涵丰富、结构合理的健康服务业体系，打造一批知名品牌和良性循环的健康服务产业集群，并形成一定的国际竞争力，基本满足广大人民群众的健康服务需求。健康服务业总规模达到8万亿元以上，成为推动经济社会持续发展的重要力量。

1. 大力发展医疗服务　加快形成多元办医格局。切实落实政府办医责任，合理制定区域卫生规划和医疗机构设置规划，明确公立医疗机构的数量、规模和布局，坚持公立医疗机构面向城乡居民提供基本医疗服务的主导地位。同时，鼓励企业、慈善机构、基金会、商业保险机构等以出资新建、参与改制、托管、公办民营等多种形式投资医疗服务业。大力支持社会资本举办非营利性医疗机构、提供基本医疗卫生服务。进一步放宽中外合资、合作办医条件，逐步扩大具备条件的境外资本设立独资医疗机构试点。各地要清理取消不合理的规定，加快落实对非公立医疗机构和公立医疗机构在市场准入、社会保险定点、重点专科建设、职称评定、学术地位、等级评审、技术准入等方面同等对待的政策。对出资举办非营利性医疗机构的非公经济主体的上下游产业链项目，优先按相关产业政策给予扶持。鼓励地方加大改革创新力度，在社会办医方面先行先试，国家选择有条件的地区和重点项目作为推进社会办医联系点。

优化医疗服务资源配置。公立医院资源丰富的城市要加快推进国有企业所办医疗机构改制试点；国家确定部分地区进行公立医院改制试点。引导非公立医疗机构向高水平、规模化方向发展，鼓励发展专业性医院管理集团。二级以上医疗机构检验对所有医疗机构开放，推动医疗机构间检查结果互认。各级政府要继续采取完善体制机制、购买社会服务、加强设施建设、强化人才和信息化建设等措施，促进优质资源向贫困地区和农村延伸。各地要鼓励以城市二级医院转型、新建等多种方式，合理布局，积极发展康复医院、老年病医院、护理院、临终关怀医院等医疗机构。

推动发展专业、规范的护理服务。推进临床护理服务价格调整，更好地体现服务成本和护理人员技术劳动价值。强化临床护理岗位责任管理，完善质量评价机制，加强培训考核，提高护理质量，建立稳定护理人员队伍的长效机制。科学开展护理职称评定，评价标准侧重临床护理服务数量、质量、患者满意度及医德医风等。加大政策支持力度，鼓励发展康

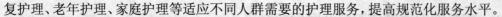

复护理、老年护理、家庭护理等适应不同人群需要的护理服务，提高规范化服务水平。

2. 加快发展健康养老服务　推进医疗机构与养老机构等加强合作。在养老服务中充分融入健康理念，加强医疗卫生服务支撑。建立健全医疗机构与养老机构之间的业务协作机制，鼓励开通养老机构与医疗机构的预约就诊绿色通道，协同做好老年人慢性病管理和康复护理。增强医疗机构为老年人提供便捷、优先、优惠医疗服务的能力。推动二级以上医院与老年病医院、老年护理院、康复疗养机构等之间的转诊与合作。各地要统筹医疗服务与养老服务资源，合理布局养老机构与老年病医院、老年护理院、康复疗养机构等，形成规模适宜、功能互补、安全便捷的健康养老服务网络。

发展社区健康养老服务。提高社区为老年人提供日常护理、慢性病管理、康复、健康教育和咨询、中医保健等服务的能力，鼓励医疗机构将护理服务延伸至居民家庭。鼓励发展日间照料、全托、半托等多种形式的老年人照料服务，逐步丰富和完善服务内容，做好上门巡诊等健康延伸服务。

3. 积极发展健康保险，丰富商业健康保险产品　在完善基本医疗保障制度、稳步提高基本医疗保障水平的基础上，鼓励商业保险公司提供多样化、多层次、规范化的产品和服务。鼓励发展与基本医疗保险相衔接的商业健康保险，推进商业保险公司承办城乡居民大病保险，扩大人群覆盖面。积极开发长期护理商业险以及与健康管理、养老等服务相关的商业健康保险产品。推行医疗责任保险、医疗意外保险等多种形式医疗执业保险。

发展多样化健康保险服务。建立商业保险公司与医疗、体检、护理等机构合作的机制，加强对医疗行为的监督和对医疗费用的控制，促进医疗服务行为规范化，为参保人提供健康风险评估、健康风险干预等服务，并在此基础上探索健康管理组织等新型组织形式。鼓励以政府购买服务的方式委托具有资质的商业保险机构开展各类医疗保险经办服务。

4. 全面发展中医药医疗保健服务　提升中医健康服务能力。充分发挥中医医疗预防保健特色优势，提升基层中医药服务能力，力争使所有社区卫生服务机构、乡镇卫生院和70% 的村卫生室具备中医药服务能力。推动医疗机构开展中医医疗预防保健服务，鼓励零售药店提供中医坐堂诊疗服务。开发中医诊疗、中医药养生保健仪器设备。

推广科学规范的中医保健知识及产品。加强药食同用中药材的种植及产品研发与应用，开发适合当地环境和生活习惯的保健养生产品。宣传普及中医药养生保健知识，推广科学有效的中医药养生、保健服务，鼓励有资质的中医师在养生保健机构提供保健咨询和调理等服务。鼓励和扶持优秀的中医药机构到境外开办中医医院、连锁诊所等，培育国际知名的中医药品牌和服务机构。

5. 支持发展多样化健康服务　发展健康体检、咨询等健康服务。引导体检机构提高服务水平，开展连锁经营。加快发展心理健康服务，培育专业化、规范化的心理咨询、辅导机构。规范发展母婴照料服务。推进全科医生服务模式和激励机制改革试点，探索面向居民家庭的签约服务。大力开展健康咨询和疾病预防，促进以治疗为主转向预防为主。

发展全民体育健身。进一步开展全民健身运动，宣传、普及科学健身知识，提高人民群众体育健身意识，引导体育健身消费。加强基层多功能群众健身设施建设，到 2020 年，80% 以上的市（地）、县（市、区）建有“全民健身活动中心”，70% 以上的街道（乡镇）、社区（行政村）建有便捷、实用的体育健身设施。采取措施推动体育场馆、学校体育设施等向社会开放。支持和引导社会力量参与体育场馆的建设和运营管理。鼓励发展多种形式的体育健身俱乐部和体育健身组织，以及运动健身培训、健身指导咨询等服务。大力支持青少年、儿童体育健身，鼓励发展适合其成长特点的体育健身服务。

发展健康文化和旅游。支持健康知识传播机构发展，培育健康文化产业。鼓励有条件的地区面向国际国内市场，整合当地优势医疗资源、中医药等特色养生保健资源、绿色生态旅游资源，发展养生、体育和医疗健康旅游。

6. 培育健康服务业相关支撑产业　支持自主知识产权药品、医疗器械和其他相关健康产品的研发制造和应用。继续通过相关科技、建设专项资金和产业基金，支持创新药物、医疗器械、新型生物医药材料研发和产业化，支持到期专利药品仿制，支持老年人、残疾人专用保健用品、康复辅助器具研发生产。支持数字化医疗产品和适用于个人及家庭的健康检测、监测与健康物联网等产品的研发。加大政策支持力度，提高具有自主知识产权的医学设备、材料、保健用品的国内市场占有率和国际竞争力。

大力发展第三方服务。引导发展专业的医学检验中心和影像中心。支持发展第三方的医疗服务评价、健康管理服务评价，以及健康市场调查和咨询服务。公平对待社会力量提供食品药品检测服务。鼓励药学研究、临床试验等生物医药研发服务外包。完善科技中介体系，大力发展专业化、市场化的医药科技成果转化服务。

支持发展健康服务产业集群。鼓励各地结合本地实际和特色优势，合理定位、科学规划，在土地规划、市政配套、机构准入、人才引进、执业环境等方面给予政策扶持和倾斜，打造健康服务产业集群，探索体制创新。要通过加大科技支撑、深化行政审批制度改革、产业政策引导等综合措施，培育一批医疗、药品、医疗器械、中医药等重点产业，打造一批具有国际影响力的知名品牌。

7. 健全人力资源保障机制　加大人才培养和职业培训力度。支持高等院校和中等职业学校开设健康服务业相关学科专业，引导有关高校合理确定相关专业人才培养规模。鼓励社会资本举办职业院校，规范并加快培养护士、养老护理员、药剂师、营养师、育婴师、按摩师、康复治疗师、健康管理师、健身教练、社会体育指导员等从业人员。对参加相关职业培训和职业技能鉴定的人员，符合条件的按规定给予补贴。建立健全健康服务业从业人员继续教育制度。各地要把发展健康服务业与落实各项就业创业扶持政策紧密结合起来，充分发挥健康服务业吸纳就业的作用。

促进人才流动。加快推进规范的医师多点执业。鼓励地方探索建立区域性医疗卫生人才充分有序流动的机制。不断深化公立医院人事制度改革，推动医务人员保障社会化管理，逐步变身份管理为岗位管理。探索公立医疗机构与非公立医疗机构在技术和人才等方面的合作机制，对非公立医疗机构的人才培养、培训和进修等给予支持。在养老机构服务的具有执业资格的医护人员，在职称评定、专业技术培训和继续医学教育等方面，享有与医疗机构医护人员同等待遇。深入实施医药卫生领域人才项目，吸引高层次医疗卫生人才回国服务。

8. 夯实健康服务业发展基础　推进健康服务信息化。制定相关信息数据标准，加强医院、医疗保障等信息管理系统建设，充分利用现有信息和网络设施，尽快实现医疗保障、医疗服务、健康管理等信息的共享。积极发展网上预约挂号、在线咨询、交流互动等健康服务。以面向基层、偏远和欠发达地区的远程影像诊断、远程会诊、远程监护指导、远程手术指导、远程教育等为主要内容，发展远程医疗。探索发展公开透明、规范运作、平等竞争的药品和医疗器械电子商务平台。支持研制、推广适应广大乡镇和农村地区需求的低成本数字化健康设备与信息系统。逐步扩大数字化医疗设备配备，探索发展便携式健康数据采集设备，与物联网、移动互联网融合，不断提升自动化、智能化健康信息服务水平。

加强诚信体系建设。引导企业、相关从业人员增强诚信意识，自觉开展诚信服务，加强行业自律和社会监督，加快建设诚信服务制度。充分发挥行业协会、学会在业内协调、行业发展、监测研究，以及标准制订、从业人员执业行为规范、行业信誉维护等方面的作用。建立健全不良执业记录制度、失信惩戒以及强制退出机制，将健康服务机构及其从业人员诚信经营和执业情况纳入统一信用信息平台。加强统计监测工作，加快完善健康服务业统计调查方法和指标体系，健全相关信息发布制度。

二、传统健康服务业

（一）医疗服务行业

中国的医疗服务体系形成非营利性医疗机构为主体、营利性医疗机构为补充，公立医疗机构为主导、非公立医疗机构共同发展的多元办医格局。近些年，我国医疗服务业在资源投入、服务提供、制度改革、健康状况改善等方面都有持续发展。

1. 卫生资源持续增长　2012 年末全国共有医疗卫生机构 95.0 万个，其中医院 2.3 万个，乡镇卫生院 3.7 万个，社区卫生服务中心（站）3.3 万个，诊所（卫生所、医务室）17.8 个，村卫生室 65.3 万个，专业公共卫生机构 1.2 万个。卫生技术人员 667.6 万人，其中执业医师和执业助理医师 261.6 万人，注册护士 249.7 万人。医疗卫生机构床位 572.5 万张，其中医院 416.2 万张，乡镇卫生院 109.9 万张。

2. 医疗服务数量增加　2012 年，全国医疗卫生机构总诊疗人次达 68.9 亿人次，比 2011 年增加 6.2 亿人次（增长 9.9%）。2012 年总诊疗人次中，医院 25.4 亿人次（占 36.9%），基层医疗卫生机构 41.1 亿人次（占 59.6%），其他医疗机构 2.4 亿人次（占 3.5%）。2008—2012 年医疗卫生机构诊疗服务持续增加，见图 2-1。

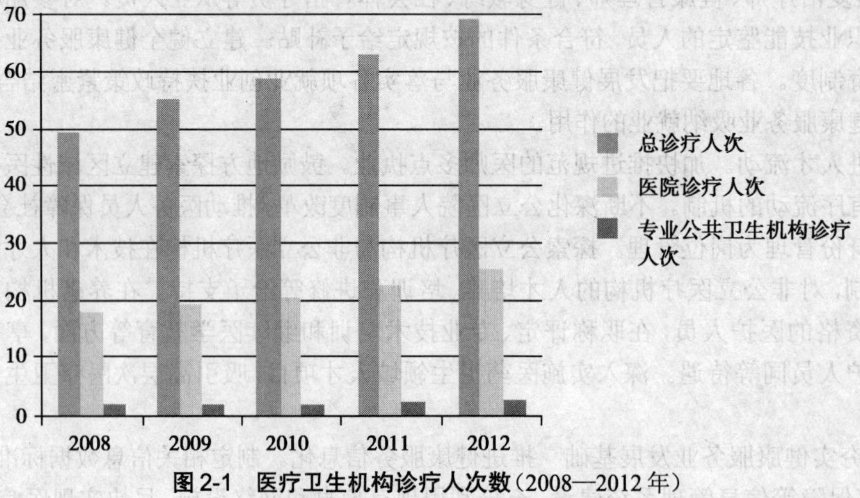

图 2-1　医疗卫生机构诊疗人次数（2008—2012 年）

数据来源：2013 中国卫生统计年鉴

3. 公立医院改革推进　公立医院是我国医疗服务体系的主体，目前全国各地分布着约 6800 家城市公立医院。2010 年，我国开始在 17 个国家联系试点城市推行公立医院改革，在服务体系完善、体制机制创新、内部管理加强等方面进行积极探索，2014 年试点城市扩大到 34 个。2015 年，国务院办公厅印发《关于城市公立医院综合改革试点的指导意见》提出：公立医院综合改革的基本目标是，破除公立医院逐利机制，落实政府的领导责任、保障责任、管理责任、监督责任，构建起布局合理、分工协作的医疗服务体系和分级诊疗就医格局，有效缓解群众看病难、看病贵问题。至2017年，城市公立医院综合改革试点全面推开。

4．居民健康状况改善　中国人均期望寿命从2000年的71岁提高到2011年的76岁。孕产妇死亡率从2000年的53.0/10万下降到2012年的24.5/10万。婴儿死亡率从2000年的32.2‰下降到2012年的10.3‰，5岁以下儿童死亡率从2000年的39.7‰下降到2012年的13.2‰，提前实现第四个联合国千年发展目标。

（二）医药行业

医药行业是国民经济的重要组成部分，是传统产业和现代产业的结合体。改革开放以来，我国医药产业取得了长足的发展。2013年我国医药制造业总资产达到18 479.9亿元，同比增长19.9%；医药行业利润总额为2071.7亿元，同比增长19.6%。但与国际医药企业的发展相比，我国医药产业仍处于初级发展阶段，国内医药企业的新药创新能力弱，普药市场超过90%，而发达国家药品市场中专利药份额超过了七成。

目前，我国医药制造业处于内部结构调整期，中药及生物制药等子行业快速发展，导致化学药品所占比重下降。今后医药企业的发展方向是激发中药和生物制药的创新产出潜能，增加专利药的比重。

（三）健康保险行业

中国的医疗保障制度不断完善，逐步建立起以新型农村合作医疗（新农合）、城镇居民基本医疗保险、城镇职工基本医疗保险为主体，以商业健康保险为补充，以大病医疗救助为兜底的全民医疗保障体系。

我国的商业健康保险始于20世纪80年代，经过30年的发展，商业健康保险在市场覆盖、保费收入、赔付支出、风险控制、行业监管等方面都取得了一定进展。与发达国家相比，我国的商业健康保险市场发育程度还不充分，还有很大的发展空间。2012年我国城乡居民大病医疗保险新政为商业保险机构承办城乡居民大病医疗保险提供了政策支持，商业健康保险的进一步发展有了良好的政策环境。

我国的商业健康保险发展前景面临两大矛盾：

1．供求矛盾　即社会公众日益增长的健康保险需求与保险市场有效供给严重不足之间的矛盾。各保险公司开展的健康保险业务规模小、数量少、险种单一，远远不能满足多层次的市场需求。

2．市场潜力与市场风险的矛盾　即所有寿险公司都看到了健康保险市场蕴含的无限商机，但出于对医疗费用失控风险的顾虑，健康保险险种与销售规模都未有质的突破。

（四）健康管理行业

健康管理在中国的兴起时间短，以健康体检为主要形式逐渐发展起来。健康体检是指一个人在自认为身体健康的情况下，主动到医院或专门的体检机构通过医学检查手段进行的全面身体检查和健康评价的医学服务过程。健康体检的主要目的是通过身体检查了解自身的健康状况，及时发现身体的疾病和隐患，从而尽早采取医疗保健措施，使身体保持良好的健康状态。健康体检最早起源于20世纪40年代的美国，由医疗机构提供体检服务。1961年，日本出现将“健康体检”从医疗机构中分离出来、由专门从事体检的医务人员提供专业服务的体检模式，这种模式对健康产业发展起到了巨大的推动作用。20世纪80年代，专业健康体检行业在韩国、中国台湾等地兴起，20世纪90年代后期传入中国大陆。

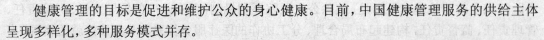

健康管理的目标是促进和维护公众的身心健康。目前，中国健康管理服务的供给主体呈现多样化，多种服务模式并存。

1. 医疗机构提供健康管理服务 医院或疗养院开设健康管理中心，提供专业的健康管理服务。社区卫生服务中心提供儿童健康管理服务、孕产妇健康管理服务、老年人健康管理服务、高血压患者健康管理服务、2 型糖尿病患者健康管理服务、重性精神疾病患者健康管理服务。

2. 专业健康体检中心提供服务 专业健康体检中心包括公立医院开设的体检中心、民营企业创办的体检中心，以及疗养院开设的体检中心等，它们根据体检者的需求提供专业的健康体检服务。

3. 第三方服务机构提供健康管理相关服务 第三方服务机构主要包括健康技术软件开发、健康咨询、健身康体、休闲养生、健康养老地产、健身俱乐部等机构，它们为公众提供形式多样的个性化健康管理相关服务。

三、智慧健康服务业

随着第四代无线网络、物联网、云计算、数据挖掘等技术的高速发展，人们可以用各种设备采集个人健康信息，感知健康；可以动态记录个人健康信息，从婴儿保健到成人保健，建立系统化、标准化的居民电子健康档案；在云平台上汇集健康数据，实现健康分析、疾病预警和决策支持。健康管理正在历经一条从 e-Health（电子健康）到 m-Health（移动健康），再到 i-Health（智能健康）的发展之路。

IBM《智慧的城市在中国》白皮书认为："21 世纪的智慧城市，能够充分运用信息和通信技术手段，感测、分析、整合城市运行核心系统的各项关键信息，从而对于包括安居、医疗、环保、公共安全、城市服务等活动在内的各种需求，做出智能的响应，为人类创造更美好的城市生活。"由此可见，智慧健康服务是智慧城市的重要组成部分，具有丰富的内涵。

健康服务信息化可以分为三个阶段：第一个阶段是数字化阶段，实质是人操作机器，即健康管理师将检测得到的健康数据录入信息系统，并根据自身专业知识做出健康评估和健康干预方案；第二个阶段是智能化阶段，实质是通过人操作机器使机器服务于人，强调健康管理师通过机器提供健康服务；第三个阶段是智慧化阶段，实质是机器主动服务于人，强调健康信息的自动采集、传输、统计和决策，模拟专家自动做出健康评估和健康干预方案，甚至直接引导用户执行健康干预方案。

智慧健康服务是健康服务信息化的发展方向，是以健康云数据为中心，以电子健康档案、电子病历和健康物联网为基础，综合应用健康物联网、多种形式数据传输交换、移动计算、云计算和大数据计算等技术，超越原有医疗和健康服务的时空限制，构建健康管理和健康服务最优化的体系。

"宽带中国"战略实施进程加快。2014 年互联网普及率达到 47.9%，移动互联网势头强劲，手机上网人数达到 5.57 亿人。随着高科技产品的日益普及，移动互联网正在悄然改变着人们的生活方式，现在使用手机上网的人数已经超过了传统电脑上网的人数，移动互联网主导整个互联网领域是必然的趋势。现代科技的发展让健康服务与管理找到了一种新方向——利用移动互联网提供健康服务与管理，移动互联装备能够协助完成经过科学设计的个性化健康服务。

移动健康服务与管理系统是针对智能手机用户开发的特色服务平台，通过移动通信网络实现对用户的移动健康服务与管理。目前国内市场上有一些信息技术公司开发的移动健康管理系统，但存在应用模式单一、综合管理力度较差、健康信息技术与网络化服务标准缺乏等问题。移动健康服务与管理产业较分散，提供了产业优化和资源整合方面的需求，蕴含大量的整合机会，亟待研究探索一个行之有效的基于移动互联网的综合健康服务与管理模式。

智慧健康包括智能医疗、智慧健康管理与服务等，智慧健康产业涉及医疗器械、保健用品、健身产品等周边产业，设备和产品种类繁多，其发展影响力将不仅仅限于终端产品的软硬件本身，还将带动包括社区化健康服务、大数据存储 / 处理产业、通信产业等多个产业的全新布局。智慧健康服务业是一个多领域、多学科、多行业与现代信息技术相互融合、相互促进的综合性服务大产业。随着智慧健康服务市场的逐步发展，不仅会促进医疗服务行业本身的发展，同时还将有效促进智慧健康终端产业、智慧健康软件产业、智慧健康社会化服务产业的快速发展，同时会深刻地影响通信产业的现有布局，有效推动物联网、云计算、移动互联网、健康信息技术在智慧健康领域的普及与应用。

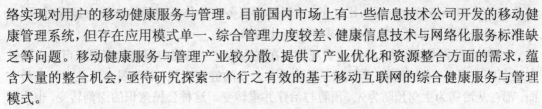

第三节 健康服务产业

一、健康服务产业概述

（一）健康服务产业特点

健康服务产业是一个与健康直接或间接相关的产业体系，主要有以下四个特点：

1. 产业链条长　健康服务产业包括医疗服务、健康管理、健康保险以及相关服务等多个与公众健康紧密相关的生产和服务领域，是涉及第三产业的综合产业。健康服务产业划分为前端产业、传统产业和后端产业，分别服务于维持健康、修复健康和促进健康的目的，具有产业链长的特点。

2. 技术含量高，投资大　现代健康服务业的发展与信息技术、生命科学、生物工程等高新技术密切相关，是众多领域最新研究成果的展示与运用。健康服务业中的产品与服务具有很高的技术含量，这就决定了其技术研发与产品开发所需软硬件设备费用高，相关人力资源的成本也很高。因此，健康服务业具有技术含量高、投资大的特征。

3. 与全民健康水平密切相关　健康服务产业提供给市场的产品和服务均受到人群疾病谱及死亡谱、消费者健康需求和偏好、国家医疗卫生制度及体制等因素的影响，其市场竞争规律与其他产业有着明显的区别。消费者购买健康服务产业中的产品和服务，无论是被动消费还是主动消费，都是为了促进和维护自身健康。因此，健康服务产业与全民健康水平密切相关。

4. 具有经济和社会双重效益　健康服务产业的市场需求巨大，有着良好的经济效益，发展具有可持续性。健康服务产业为消费者提供的预防、医疗、保健、康复等相关产品、技术和服务，是提高全民健康水平的基本保障，与人口素质和社会和谐息息相关。因此，健康服务产业的发展具有显著的经济效益和社会效益。

（二）健康服务产业现状

以提高国民健康素质，维护、改善、促进和管理健康为核心的中国健康服务产业虽然刚起步，但服务需求明显，产业发展前景广阔，行业推进速度和市场化进程加快，表现出强劲的发展势头和经济潜力。而相比之下，中国健康服务产业体系建设的步伐明显滞后，不能很好地适应健康服务产业发展的需求和市场化要求。

1. 健康服务市场巨大，健康消费观念正在发生转变　以前中国的健康服务市场主要针对的是医疗服务，有病治病；但现在，无论是从公众的健康意识、消费观念还是商业态势方面，都在从治病为主向预防为先、预防与治疗并重转变。这种公民意识的深刻转变，也为健康产业的发展提供了更广阔的空间。

2. 经营服务主体多元化，服务形式多样化　我国的医疗卫生机构分为非营利性和营利性两大类进行管理，除公立医疗服务机构外，民营、外资（合资）医疗服务机构也面向市场提供各类医疗健康服务，服务主体呈现多元化。由于经济条件与消费方式的不同，市场上对健康服务产品的需求也存在较大的差异性，要满足市场需求，就必须提供多样化的健康服务和产品。随着信息技术的发展，健康服务机构不断推出远程服务、网络医生、家庭监护等全新健康服务模式，多样化的服务形式使得健康服务市场异彩纷呈。

3. 健康服务市场由供方向需方转变，市场竞争日趋激烈　随着我国医药卫生体制改革的深化以及加入 WTO 以后医疗服务领域的逐步开放，各种类型的医疗机构和健康服务机构涌入中国市场，在一定程度上造成健康服务机构的过剩，使健康服务市场由供方向需方转变。健康服务机构之间的竞争日趋激烈，健康服务机构只有全面更新服务理念，找准市场定位，提供个性化和特色化的服务才能赢得市场。

4. 随着社会的发展，健康服务内容不断发生转变　随着社会的发展、人口老龄化进程的加快、亚健康人群的增多、慢性非传染性疾病患病率的增加，健康服务的主要群体和内容不断发生转变。如以城市白领阶层服务主体向中老年服务主体转型，以机构企业为服务重点向社区为服务重点转型，以体检环节为主要增值点向客户再开发为主要增值点转型等。未来的健康服务市场中，全科医生、心理医生、健康顾问将大量涌现，实现为不同群体提供全方位的健康服务。

5. 人才争夺成为健康服务机构发展的重要选择　健康服务需求的多样性、健康服务内容的广泛性、医疗和信息技术的快速发展以及经济的全球化，都要求健康服务机构只有不断创新才能在健康服务市场中获取竞争优势，保持竞争活力。而创新就需要培养和引进人才，人才是健康服务产业中的重要资源，人才争夺也就势必成为健康服务机构长期发展战略的重要组成。

6. 健康服务机构更加注重品牌推广和形象宣传　健康服务机构的社会知名度和公众美誉度直接关系到其客源量，进而影响其经济效益和社会效益。因此，在健康服务市场中，一些健康服务机构开始更加注重品牌推广和形象宣传，以增强社会公众的认知，从而保持持久的市场竞争力。

7. 健康产业分散，蕴含大量整合机会　目前中国的健康产业呈现相对分散的局面，集中度不高，蕴含着大量的整合机会。与国外成熟产业整合机会相类似，中国多样化的整合机会本身就蕴含着大量的投资机会。比如一些科研创新实力强的企业可以利用资本市场的平台和自身的核心竞争力，进行健康产业链条上的整合。

8. 产品升级、产业升级、市场升级将成为健康产业的新焦点　随着中国经济的高速成长，中国的医疗健康支出已成为继食品、教育之后的第三大消费支出，但中国健康产业的总体规模与发达国家还有着很大的差距。这也使医疗健康产业成为中国最有投资价值的产业之一，产品升级、产业升级、市场升级将成为健康产业发展的新焦点。

二、健康服务产业与国民经济发展

（一）经济环境对健康服务产业的影响

健康服务产业作为一个新兴产业，在经济快速发展的大背景下，其发展同样也受到经济环境的影响，国民经济状态是发展健康服务业的重要基础。

随着经济社会的发展，医疗卫生资源配置日趋合理。从2000年到2012年，政府卫生支出由709.5亿元增加到8366.0亿元，占卫生总费用的比重由15.5%上升到30.0%；医院数量从16318家增加到23170家，增长了42.0%；卫生技术人员由449.1万人增加到667.6万人，增长了48.7%，每千人口卫技人员数从3.6人增加至4.9人。政府卫生支出占卫生总费用的比重不断提高，但卫生总费用占GDP的比重却变化不大，始终保持在5%左右，见图2-2。

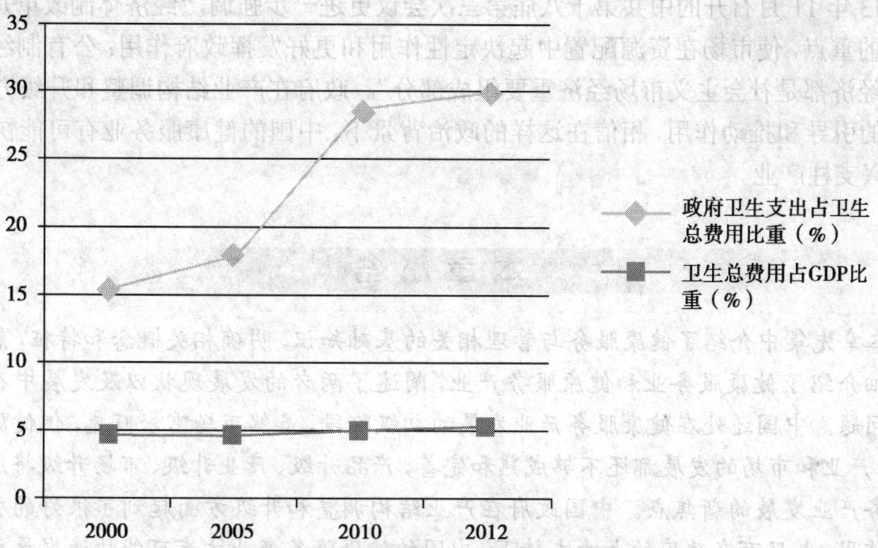

图2-2　政府卫生支出占卫生总费用比重（%）

数据来源：2013中国卫生统计年鉴

经济发展水平较高的地区，由社会资本投资的民营医院数量较多、规模较大。2012年，我国民营医院总量为9786家，其中东部地区4061家、中部地区2541家、西部地区3184家。在经济发展多元化的格局中，健康服务业的相关产业也得以蓬勃发展，各类养老机构、体检机构、健康管理公司以及保健品生产企业的数量越来越多。

（二）健康服务产业将成为国民经济新的增长点

中国在全球创造了“中国经济奇迹”，2010年中国的GDP已经超过日本，位居世界第二位，这标志着中国正式取代日本成为世界第二大经济体。服务业的发达程度代表了一个国家经济社会的发展水平，目前服务业占GDP的比例世界平均水平为60%，其中低收入国家为36%，高收入国家为70%。中国目前服务业所占比例不足50%，说明与世界发达国家相比还有差距，但同时也说明中国的服务业还有巨大的发展空间。

随着收入水平的提高以及民生福利的改善，无论是中高收入阶层，还是低收入阶层，他们对健康的关注都会增加，对生命质量和生活品质的要求也会越来越高。中国将逐渐从“财富社会”向“健康社会”转型，这决定了健康服务的市场需求会不断增长而且势头强劲。顺应市场需求，各种类型的健康管理、健康咨询、健康保险、养生保健、保健品公司、美容保健中心、养生馆、足疗馆、按摩中心、健身俱乐部、养老地产、健康技术软件开发、互联网信息技术平台等服务公司层出不穷，健康服务业势必成为国民经济新的增长点。

三、政府在健康服务产业发展中的作用

2013年9月国务院印发《关于促进健康服务业发展的若干意见》，这是新一届政府大力巩固和扩大医药卫生体制改革成效，统筹稳增长、调结构、促改革，保障和改善民生的又一重大举措，对于满足人民群众多层次、多样化的健康服务需求，提升全民健康素质，提高服务业水平，有效扩大就业，促进经济转型升级和形成新的增长点，具有重要意义。《意见》明确“非禁即入”等七大举措促进健康服务业发展，从鼓励扩大供给、刺激消费需求两个维度提出了放宽市场准入、加强规划布局和用地保障、完善财税价格政策等具体措施。

2013年11月召开的中共第十八届第三次会议更进一步强调，“经济体制改革是全面深化改革的重点，使市场在资源配置中起决定性作用和更好发挥政府作用；公有制经济和非公有制经济都是社会主义市场经济重要组成部分”。政府在产业结构调整和升级方面起到了很好的引导和推动作用，相信在这样的政治背景下，中国的健康服务业有可能快速发展成为新兴支柱产业。

本章小结

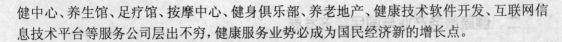

本章先集中介绍了健康服务与管理相关的基础知识，明确相关概念和特征，然后分别详细介绍了健康服务业和健康服务产业，阐述了两者的发展现状以及发展中存在的主要问题。中国还处在健康服务产业发展的初级阶段，虽然市场需求旺盛，但健康服务产品、产业和市场的发展都还不够成熟和完善，产品升级、产业升级、市场升级将成为健康服务产业发展的新焦点。中国政府在产业结构调整和升级方面起到了很好的引导和推动作用，也只有在政府的大力支持下，中国的健康服务产业才有可能快速发展成为新兴支柱产业。

复习思考题

1. 传统的健康服务业与智慧健康服务业的区别是什么？
2. 我国目前健康服务产业发展的主要问题是什么？
3. 政府在健康服务产业的发展中应当发挥什么作用？

（刘树琪）

第三章

健康服务与管理相关政策、法规及伦理问题

学习目标

通过学习健康服务与管理相关政策、法规及伦理问题，掌握目前健康服务与管理的主要政策、法规和面临的伦理问题；熟悉健康服务与管理相关政策和法规的发展趋势；了解生命伦理学在健康服务与管理中的应用。

学习重点

健康服务与管理相关政策、法规与伦理问题，与健康服务有关的医疗保险，健康服务与健康管理中存在的伦理学问题。

第一节　健康服务与管理相关政策

一、健康服务与管理相关政策概述

为了支持、鼓励和规范健康服务产业的发展，全国性和地方性的健康服务与管理政策陆续出台，如《中共中央、国务院关于卫生改革与发展的决定》(中发[1997]3号)、《中共中央国务院关于深化医药卫生体制改革的意见》(中发[2009]6号)，对促进人人享有基本医疗卫生服务的目标，满足人民群众不断增长的健康服务需求具有重要意义。同时，为坚定不移地深化医药卫生体制改革，坚持把基本医疗卫生制度作为公共产品向全民提供的核心理念，按照保基本、强基层、建机制的基本原则，加快健全全民医保体系，巩固完善基本药物制度和基层运行新机制，积极推进公立医院改革，统筹推进基本公共卫生服务均等化等相关领域改革，国务院发布《关于促进健康服务业发展的若干意见》(国发[2013]40号)。各地也纷纷制定了配套政策，如《深圳市生命健康产业发展规划(2013—2020)》、《成都市健康产业发展规划(2010—2017)》、《关于推进北京国际医疗服务区试点工作的若干意见》等。

按照国外发达国家的分类，健康产业包括制药与药品(pharmaceuticals and drugs)、医疗仪器与设备(medical devices and equipment)以及健康服务(health services)三大部分。根据我国健康产业发展规划，健康服务业主要包括医疗服务、健康管理与促进、健康保险以及相关服务，涉及药品、医疗器械、保健用品、保健食品、健身产品等支撑产业，覆盖面广，产业链长，涉及的相关政策非常多。其中对健康管理和服务影响比较大的相关政策主要有：医生多点执业相关规定、城镇职工基本医疗保险、城镇居民基本医疗保险、新型农村合作医疗等。

二、医生多点执业相关规定

（一）定义

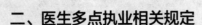

医师多点执业是指符合条件的执业医师经卫生行政部门注册后，受聘在两个及以上医疗机构执业的行为。医师多点执业对于缓解我国医疗资源的分布不平衡、调动医务人员工作积极性以及加强基层卫生人才队伍建设等具有重要意义。

（二）政策支持

1999 年 7 月《医师执业注册暂行办法》第二十五条提出：医师执业地点在两个以上的管理规定另行制定。2009 年 4 月《中共中央国务院关于深化医疗卫生体制改革的意见》提出：稳步推动医务人员合理流动，促进不同医疗机构之间人才纵向和横向的合理流动，研究探索注册医师多点执业。2009 年 9 月《卫生部关于医师多点执业有关问题的通知》规定：医师执业地点限制在同一省级辖区不超过 3 家医疗机构。2010 年 12 月《医师多点执业管理暂行办法（征求意见稿）》对医师执业地点、执业监管及执业“协议书”具体内容等作出规范。广东省于 2010 年 1 月 1 日颁布实施了《广东省卫生厅关于医师多点执业的实行管理办法》，要求医师多点执业须经本院同意，医师多点执业地域范围仅限广东省辖区内。昆明市于 2010 年 7 月 23 日颁布实施了《昆明市医师多点执业管理实施办法（2010 版）》，规定了不同职称级别的医师申请程序各异；规定了多点执业医师在依法执业过程中发生医疗争议事件的，由发生医疗争议事件的医疗机构按《医疗事故处理条例》处理；规定了多点执业医师定期考核工作，由第一执业地点负责。北京市于 2010 年 12 月 1 日颁布了《北京市医师多点执业管理办法（试行）》规定了多点执业医师档案信息的归口管理，医疗争议事件的处置条款等。2011 年 7 月 25 日，原卫生部医政司公布了《卫生部办公厅关于扩大医师多点执业试点范围的通知》，扩大医师多点执业试点地区包括：公立医院改革国家联系试点城市和省级联系试点地区，每个省（区、市）除上述城市外的两个地级城市。

为促进优质医疗资源平稳有序流动和科学配置，更好地为人民群众提供医疗卫生服务，2014 年 11 月 5 日国家卫生计生委、国家发展改革委、人力资源社会保障部、国家中医药管理局、中国保监会制定了《关于印发推进和规范医师多点执业的若干意见的通知》（国卫医发［2014］86 号），就推进和规范医师多点执业提出以下意见：

1. 推进医师合理流动。加快转变政府职能，放宽条件、简化程序，优化医师多点执业政策环境。发挥政策导向作用，鼓励医师到基层、边远地区、医疗资源稀缺地区和其他有需求的医疗机构多点执业。

2. 规范医师多点执业。坚持放管结合，制定完善医师多点执业管理政策，明确相关各方权利义务，促进医师多点执业有序规范开展，逐步建立符合国情的医师执业和管理制度，维护正常工作秩序。

3. 确保医疗质量安全。强化卫生计生行政部门和医疗机构对医师多点执业的监督管理，严格医师岗位管理，加强行业自律和社会监督，确保医疗服务的安全性、有效性和连续性。

三、城镇职工基本医疗保险

（一）背景

为贯彻落实《国务院关于建立城镇职工基本医疗保险制度的决定》（国发［1998］44 号），

加快推进医疗保险制度改革，按照系统化、规范化、科学化的要求，我国制定了《城镇职工基本医疗保险业务管理规定》(劳社部函[2000]4号)。

(二)定义

城镇职工基本医疗保险是我国医疗保险的组成之一，是为补偿劳动者因疾病风险遭受经济损失而建立一项社会保险制度。通过用人单位和个人缴费，建立医疗保险基金，参保人员患病就诊发生医疗费用后，医疗保险经办机构给予一定的经济补偿，以避免或减轻劳动者因患病、治疗等所承受的经济风险。

(三)原则

城镇职工基本医疗保险的水平要与社会主义初级阶段生产力发展水平相适应。城镇所有用人单位及其职工都要参加基本医疗保险，实行属地管理。基本医疗保险费由用人单位和职工双方共同负担。基本医疗保险基金实行社会统筹和个人账户相结合。

(四)缴费办法

城镇所有用人单位，包括企业(国有企业、集体企业、外商投资企业、私营企业等)、机关、事业单位、社会团体、民办非企业单位及其职工，都要参加基本医疗保险。乡镇企业及其职工、城镇个体经济组织业主及其从业人员是否参加基本医疗保险，由各省、自治区、直辖市人民政府决定。基本医疗保险费由用人单位和职工共同缴纳。

基本医疗保险基金由统筹基金和个人账户构成。职工个人缴纳的基本医疗保险费，全部计入个人账户。用人单位缴纳的基本医疗保险费分为两部分，一部分用于建立统筹基金，一部分划入个人账户。划入个人账户的比例一般为用人单位缴费的30%左右，具体比例由统筹地区根据个人账户的支付范围和职工年龄等因素确定。

(五)保险报销

需要到当地医疗管理中心或指定医疗机构医保结账窗口报销。其手续包括：本人身份证，医保卡，原始发票，用药清单，病历本，清单，入/出院证等其他材料。医疗保险的报销是按比例进行的，一般在70%左右浮动。

(六)管理和监督机制

基本医疗保险基金纳入财政专户管理，专款专用，不得挤占挪用。社会保险经办机构负责基本医疗保险基金的筹集、管理和支付，并要建立健全预决算制度、财务会计制度和内部审计制度。

四、城镇居民基本医疗保险

(一)背景

1998年我国开始建立城镇职工基本医疗保险制度，之后又启动了新型农村合作医疗制度试点，建立了城乡医疗救助制度。为实现基本建立覆盖城乡全体居民的医疗保障体系的目标，2007年起开展城镇居民基本医疗保险试点，即《国务院关于开展城镇居民基本医疗保险试点的指导意见》(国发[2007]20号)。

(二)定义

城镇居民基本医疗保险是社会医疗保险的组成部分，具有强制性，采取以政府为主导，以居民个人(家庭)缴费为主，政府适度补助为辅的筹资方式，按照缴费标准和待遇水平相一致的原则，为城镇居民提供医疗需求的医疗保险制度。

（三）优点

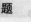

一是参保人患病特别是患大病时，一定程度地减轻经济负担；二是参保人身体健康时，缴交的保险费可以用来济助其他参保病人，体现出互助共济精神。

（四）保险待遇

城镇居民基本医疗保险基金主要用于支付参保居民的住院和门诊大病、门诊抢救医疗费，支付范围和标准按照城镇居民基本医疗保险药品目录，诊疗项目和医疗服务设施范围和标准执行。

（五）就医管理

城镇居民基本医疗保险参保居民就医实行定点首诊和双向转诊制度，将社区卫生服务中心、专科医院、院店合作和二级及其以下医疗机构确定为首诊医疗机构，将部分三级综合和转科医疗机构确定为定点转诊医疗机构，参保居民就医时应首先在定点首诊医疗机构就诊，因病情确需转诊转院治疗的，由定点首诊医疗机构出具转院证明，方可转入定点转诊医院接受住院治疗，等病情相对稳定后，应转回定点首诊医院。

（六）新进展

为落实中央经济工作会议精神，完成“十二五”期间深化医药卫生体制改革规划暨实施方案的有关任务，人力资源与社会保障部与财政部联合下发了《就做好2015年城镇居民基本医疗保险工作通知》，主要内容如下：

1．完善筹资和待遇调整机制

(1) 建立稳定可持续的筹资机制。2015年各级财政对城镇居民基本医疗保险（以下简称居民医保）的补助标准在2014年的基础上提高60元，达到人均380元。其中，中央财政对120元基数部分按原有比例补助，对增加的260元按照西部地区80%和中部地区60%的比例给予补助，对东部地区各省份分别按一定比例给予补助。

(2) 完善与筹资水平相适应的待遇调整机制。实施全民参保登记计划，实现应保尽保，减少重复参保。完成“十二五”医改规划的任务目标，落实基本医保和大病保险待遇政策，实现居民医保政策范围内住院费用报销比例达到75%左右，逐步缩小与实际住院费用支付比例之间的差距。

2．完善居民医保制度，强化管理服务

(1) 全面推进大病保险制度。2015年底所有地级以上统筹地区全面启动实施城乡居民大病保险，覆盖所有居民医保参保人员。

(2) 建立和完善基金运行分析与风险预警机制。巩固完善市级统筹，探索省级统筹，增强基金抗风险能力。

(3) 深化支付方式改革，加强医疗服务监管。按照《人力资源社会保障部关于进一步推进医疗保险付费方式改革的意见》（人社部发[2011]63号）和《人力资源社会保障部 财政部 卫生部关于开展基本医疗保险付费总额控制的意见》（人社部发[2012]70号），加大改革力度，加快改革步伐，全面推进按人头付费、按病种付费和总额控制等复合付费方式，切实控制医疗费用过快增长。

(4) 强化医保信息化管理手段。加快推进金保工程二期建设，全面推进社会保障卡应用和服务，建设和完善基本医疗保险信息系统，逐步提高系统集中层级；优化信息化监控手段，建立医疗保险监控系统。

五、新型农村合作医疗

（一）背景

农村合作医疗保险是由我国农民（农业户口）自己创造的互助共济的医疗保障制度，在保障农民获得基本卫生服务、缓解农民因病致贫和因病返贫方面发挥了重要的作用。合作医疗先后经历了20世纪40年代的萌芽阶段、50年代的初创阶段、60～70年代的发展与鼎盛阶段、80年代的解体阶段和90年代以来的恢复和发展阶段。随着我国经济与社会的不断发展，在农村建立新型合作医疗制度势在必行。新型农村合作医疗制度从2003年起在全国部分县（市）试点，到2010年逐步实现基本覆盖全国农村居民。

（二）进展

2002年10月，《中共中央、国务院关于进一步加强农村卫生工作的决定》明确指出：要逐步建立以大病统筹为主的新型农村合作医疗制度，到2010年，新型农村合作医疗制度要基本覆盖农村居民。2011年政府对新农合和城镇居民医保补助标准均由上一年每人每年120元提高到200元；城镇居民医保、新农合政策范围内住院费用支付比例力争达到70%左右。2012年起，各级财政对新农合的补助标准从每人每年200元提高到每人每年240元。2013年《关于做好2013年新型农村合作医疗工作的通知》：自2013年起，各级财政对新农合的补助标准从每人每年240元提高到每人每年280元。政策范围内住院费用报销比例提高到75%左右，并全面推开20个病种的重大疾病保障试点工作。2014年《关于提高2014年新型农村合作医疗和城镇居民基本医疗保险筹资标准的通知》：2014年各级财政对新农合和居民医保人均补助标准在2013年的基础上提高40元，达到320元。

（三）保障

新型农村合作医疗制度是以大病统筹兼顾小病理赔为主的农民医疗互助共济制度。这个定义显示出新型农村合作医疗制度是救助农民的疾病医疗费用的，而门诊、跌打损伤等不在该保险范围内，这项规定使得农民实际受益没有预想的那么大。

（四）筹资与补偿

充分发挥基层组织的作用，建立稳定的筹资机制。在建立风险基金的基础上，坚持做到合作医疗基金收支平衡，略有结余；新增中央和地方财政补助资金应主要用于大病统筹基金，也可适当用于小额医疗费用补助，提高合作医疗的补助水平；补偿方案要统筹兼顾，邻县之间差别不宜过大；补偿方案的调整应从新的年度实行，以保持政策的连续性和稳定性。

（五）农民就医

要建立和完善农村医疗救助制度，做好与新型农村合作医疗制度的衔接。加大各级政府对医疗救助资金的支持，充分发挥民政部门的主导作用，动员红十字会、基金会等社团组织、慈善机构和各类企事业单位等社会力量，多渠道筹集资金。通过新型农村合作医疗与医疗救助的协调互补，共同解决贫困农民看病就医难的突出问题。

（六）医疗监管

各级卫生行政部门要加强对医疗机构服务行为和费用的监管，采取有效措施遏制农村医药费用不合理增长，减轻农民医药费用负担。

随着社会的发展，为更好地实现社会医疗保险互助共济的社会保障职能和社会公平原则，在“统筹城乡”的思想指导下，国家也陆续出台很多文件，加快推进城乡居民基本医疗保险制度整合，统筹城乡医保体系建设。2009年3月中共中央、国务院明确指出要做好城镇职工医疗保险、城镇居民医疗保险和新农合三种医疗保险制度之间的衔接，进一步完善医保管理体系，逐步提高医保统筹层次，实现覆盖全体居民的医疗保障体系。2012年，国务院出台《“十二五”期间深化医药卫生体制改革规划暨实施方案》，方案中提出加快建立统筹城乡的基本医保管理体制，探索整合职工医保、城镇居民医保和新农合制度管理职能和经办资源。有条件的地区探索建立城乡统筹的居民医疗保险制度。根据中国医疗保险研究会发布的《2014年度全国基本医疗保险评估报告》，截至2014年底，全国有8个省份和其他35个地市开展了医保城乡统筹。城乡医保的整合，增强了制度公平性、可持续性，特别是明显提升了农村居民医疗保障水平。

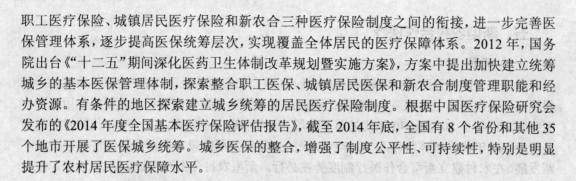

第二节　健康服务与管理相关法律法规

一、健康服务业与管理相关法律法规

（一）宪法中有关健康服务业和管理的内容

健康服务业作为一个庞大的产业，涉及各种所有制经济，既有公立医院、国有保险公司等公有制形式，也有中医医疗保健、健康养老以及健康体检为代表的集体所有制经济，同时还有营利性医疗机构、咨询管理、体质测定、体育健身、医疗保健旅游等个体所有制经济。《宪法》第八条规定“城镇中的手工业、工业、建筑业、运输业、商业、服务业等行业的各种形式的合作经济，都是社会主义劳动群众集体所有制经济”，“国家保护城乡集体经济组织的合法的权利和利益，鼓励、指导和帮助集体经济的发展”；第十一条“在法律规定范围内的个体经济、私营经济等非公有制经济，是社会主义市场经济的重要组成部分”，“国家保护个体经济、私营经济等非公有制经济的合法的权利和利益”。国家鼓励、支持和引导非公有制经济的发展，并对非公有制经济依法实行监督和管理。

另外，从健康服务和管理的内容上，《宪法》第二十一条明确规定：国家发展医疗卫生事业，发展现代医药和我国传统医药，鼓励和支持农村集体经济组织、国家企业事业组织和街道组织举办各种医疗卫生设施，开展群众性的卫生活动，保护人民健康。第四十五条：中华人民共和国公民在年老、疾病或者丧失劳动能力的情况下，有从国家和社会获得物质帮助的权利。国家发展为公民享受这些权利所需要的社会保险、社会救济和医疗卫生事业。这些内容对支持健康服务与管理的快速、规范发展提供是强大的法律支持。

（二）健康服务业与管理相关具体法律法规

健康服务与管理涉及药品、医疗器械、保健用品、保健食品、健身产品等支撑产业，覆盖面广，产业链长，目前尚未有专门的法律进行规范，但具体到某些领域，则有专门的法律，主要包括：《中华人民共和国食品安全法》《中华人民共和国国境卫生检疫法》《中华人民共和国传染病防治法》《中华人民共和国母婴保健法》《中华人民共和国药品管理法》《中华人民共和国职业病防治法》《中华人民共和国执业医师法》《中华人民共和国合同法》《中华人民共和国劳动法》等。

近年有关健康服务业与管理相关的法规，出台数量多，涉及面广，尤其是在国务院发布《关于促进健康服务业发展的若干意见》（国发[2013]40号）前后，相关配套法规陆续出台，如国家卫生和计划生育委员会和国家中医药管理局发布的《关于印发中医药健康管理服务规范的通知》、中国保险监督管理委员会发布的《关于健康保险产品提供健康管理服务有关事项的通知》和《关于印发〈中国保监会关于鼓励和支持民间投资健康发展的实施意见〉的通知》、国家外汇管理局发布的《国家外汇管理局关于鼓励和引导民间投资健康发展有关外汇管理问题的通知》、国家工商行政管理总局《关于充分发挥工商行政管理职能作用鼓励和引导民间投资健康发展的意见》、国家税务总局《国家税务总局关于进一步贯彻落实税收政策促进民间投资健康发展的意见》等，对进一步鼓励、支持和规范健康产业和管理的发展起到了巨大的支持作用。

二、劳动法与合同法

（一）劳动法

1. 概念　劳动法是调整劳动关系以及与劳动关系密切联系的社会关系的法律规范总称。《中华人民共和国劳动法》是国家为了保护劳动者的合法权益，调整劳动关系，建立和维护适应社会主义市场经济的劳动制度，促进经济发展和社会进步，根据宪法而制定颁布的法律。

2. 内容　劳动法内容主要包括：劳动者的主要权利和义务；劳动就业方针政策及录用职工的规定；劳动合同的订立、变更与解除程序的规定；集体合同的签订与执行办法；工作时间与休息时间制度；劳动报酬制度；劳动卫生和安全技术规程等。

3. 权利　包括劳动者的权利和用人单位的权利。

（1）劳动者权利：劳动者的权利包括：①平等就业的权利。凡具有劳动能力的公民，都有平等就业的权利。公民的劳动就业权是公民享有其他各项权利的基础。②选择职业的权利。劳动者有权根据自己的意愿、自身的素质、能力、志趣和爱好，以及市场信息等选择适合自己才能、爱好的职业，即劳动者拥有自由选择职业的权利。③取得劳动薪酬的权利。劳动者有权依照劳动合同及国家有关法律取得劳动薪酬。获取劳动薪酬的权利是劳动者持续行使劳动权不可少的物质保证。④获得劳动安全卫生保护的权利。劳动者有获得劳动安全卫生保护的权利。这是对劳动者在劳动中的生命安全和身体健康，以及享受劳动权利的最直接的保护。⑤享有休息的权利。我国宪法规定，劳动者有休息的权利。为此，国家规定了职工的工作时间和休假制度，并发展劳动者休息和休养的设施。⑥享有社会保险的福利的权利。劳动者享有社会保险和福利的权利，即劳动者享有包括养老保险、医疗保险、工伤保险、失业保险、生育保险等在内的劳动保险和福利。⑦接受职业技能培训的权利。我国宪法规定，公民有教育的权利和义务。⑧提请劳动争议处理的权利。当劳动者与用人单位发生劳动争议时，劳动者享有提请劳动争议处理的权利。⑨法律规定的其他权利。

（2）用人单位权利：用人单位的权利包括：①依法建立和完善规章制度的权利。②根据实际情况制定合理劳动定额的权利。③对劳动者进行职业技能考核的权利。④制定劳动安全操作规程的权利。⑤制定合法作息时间的权利。⑥制定劳动纪律和职业道德标准的权利。⑦其他权利。包括提请劳动争议处理的权利，平等签订劳动合同的权利等。

我国的劳动法是《中华人民共和国劳动法》，共13章，于1995年1月1日起施行。（最新立法为2008年的《劳动合同法》，需配合使用。）

（二）合同法

1. 概念　合同法是调整平等主体之间的交易关系的法律，它主要规范合同的订立、合同的效力、合同的履行、变更、转让、终止、违反合同的责任及各类有名合同等问题，是我国民法的重要组成部分。合同法在为经济交易关系提供准则，保护合同当事人的合法权益，维护正常的交易秩序方面具有重大意义，一部好的合同法能够促进一国经济的发展。合同又称为契约，是市场经济社会最常见的商品交换法律形式。我国的合同法指的是平等主体的自然人、法人、其他组织之间设立、变更、终止民事权利义务关系的协议。

2. 特点

（1）合同是双方的法律行为，即需要两个或两个以上的当事人互为意思表示（意思表示就是将能够发生民事法律效果的意思表现于外部的行为）。

（2）双方当事人意思表示须达成协议，即意思表示要一致。

（3）合同系以发生、变更、终止民事法律关系为目的。

（4）合同是当事人在符合法律规范要求条件下而达成的协议，故应为合法行为。

合同一经成立即具有法律效力，在双方当事人之间就发生了权利、义务关系；或者使原有的民事法律关系发生变更或消灭。当事人一方或双方未按合同履行义务，就要依照合同或法律承担违约责任。

3. 法律性质

（1）合同是一种民事法律行为。

（2）合同是两方或多方当事人意思表示一致的民事法律行为。

（3）合同是以设立、变更、终止民事权利义务关系为目的的民事法律行为。

4. 具体内容　《中华人民共和国合同法》于1999年10月1日起施行，共二篇23章428条。

第三节　生命伦理学概述

随着现代医学、生物学等生命科学的快速发展，以及社会学的巨大进步，传统的伦理观念面临许多前所未有的挑战。现代生命伦理学的出现，很大程度上对生命科学的发展有着重要影响，并深刻改变着人们传统的伦理观念，它在社会生活中的作用不可低估。

一、生命伦理学的基本理论

（一）定义

由于人们的价值观念之间的差异，对生命伦理学的定义存在分歧。多数学者认为应该把生命伦理学的内容扩展到人与动物以及植物的关系问题。如国内有学者把生命伦理学定义为：希望从事生物科学、医学研究和实践的人，能与伦理学家、哲学家、法学家和社会学家一道，以崭新的伦理道德观念对人类所面临的、由生物科学高技术发展所带来的难题作出正确的反应。国内生命伦理学研究者多认可这样的定义：“生命伦理学是根据道德价值和原则对生命科学和卫生保健领域内的人类行为进行系统研究的新兴学科。”但是，从生命伦理学的整个发展历史、当前面临的问题来看，这里的生命应作限制解释，生命形式应限定在与提高人的生命质量有关的生命科学、卫生保健范围内，而不是一切生命形式。

因此，生命伦理学可以定义为，根据道德价值和原则对围绕提高人的生命质量而展开的生命科学和卫生保健领域内的人类行为进行系统研究的新兴学科。

（二）生命伦理学的主要理论

1. 后果论　又被称为目的论或效果论，是以道德行为后果作为确定道德规范的最终依据的伦理学理论。它认为确定道德规范的目的是调整人们的利益，道德所规范的就是人们之间的利益关系，以使道德行为取得好的行为结果。根据道德效用的主体（道德有利的主体）不同，后果论发展到今天主要包括利己主义、功利主义和公益论。以行为的后果判断该行为在伦理上的对错，即：一个行为在伦理上的对错，要看它的后果是什么、后果的好坏如何。某行为能够为大多数人带来最大幸福，在伦理上即是对的；反之则是错的。

2. 道义论　又称义务论，是指人们的行为必须按照某种道德原则或按照某种正当性去行动的道德理论。即一个行为在伦理上的对错，不取决于行为结果，而是由行为本身决定的，即行为本身是否符合规定了义务的伦理原则或规则。

3. 境遇论　该理论坚持从实际情况出发作出道德决断，以具体的境遇和实际经验作出道德评价的标准。以"当下"的境遇判断行动在伦理上的对错，即：一切事物的正当与否，完全由当时的境况来决定。

尽管这些伦理学理论可能存在各种局限性，但对指导健康产业和管理的发展、规范具有重要作用。

二、生命伦理学的基本原则

生命伦理学的基本原则主要包括尊重、不伤害、有利、公正四大原则。

（一）尊重原则

所谓尊重（respect）就是把人放到很高、很重要的位置，包括尊重人格尊严和权利。人是世界上唯一有理性和情感，有能力建立和维系社会关系，有目的性、价值观和信念的实体。尊重包括尊重人格和尊重权利。尊重人格，是指人具有独立的不可侵犯的地位和身份。人格不等同于一个有价值、能够被等价替代的物品，而是超越于一切价值之上，没有等价物可代替。尊重权利，是社会每一个人都被赋予的生命、自由、财产、政治、经济、健康、教育、就业、民主、发展等权利。这是一个国家的公众理应获得的权利，尊重的原则主要体现在以下几方面：

1. 自主性　自主性是一个人按照自己选择的计划决定其自身行动方针的一种理性能力。自主的人是不仅思考和选择这些计划并且能够根据这些考虑采取行动的人。自主性里面要考虑几个问题：

（1）自主能力的确定，主要与年龄与智力状况有关，一个人的自主性受内在和外在的限制。失去理性的行动不是自主的行动。未成年人、精神或智力障碍患者、处于某种疾病状态下自主性受限或缺乏。

（2）自主权的转移，体现着个人的和家庭的自主性，如家庭和社区参与个人决定等。

（3）自主权的限制，如保健品、转基因食品的使用等。

2. 知情同意　知情同意（informed consent）包括：信息的告知：告知哪些信息，如何告知。信息的理解：如何帮助使受试者理解信息。同意的能力：是受试者正确理解信息并能够行使自主决定权的能力；自由的同意：是指不受威胁利诱。相关法律对知情同意进行了规定。如《中华人民共和国执业医师法》第二十六条规定：医师应当如实向患者或者其家属介绍病情，但应注意避免对患者产生不利后果；医师进行实验性临床医疗，应当经医院批准并征得患者本人或者其家属同意。《医疗机构管理条例》第三十三条规定：医疗机构施行手术、特殊检查或者特殊治疗时，必须征得患者同意，并应当取得其家属或者关系人同意并签字；无法取得患者意见时，应当取得家属或者关系人同意并签字；无法取得患者意见又无家属或者关系人在场，或者遇到其他特殊情况时，经治医师应当提出医疗处置方案，在取得医疗机构负责人或者被授权负责人员的批准后实施。《医疗事故处理条例》第十一条规定：在医疗活动中，医疗机构及其医务人员应当将患者的病情、医疗措施、医疗风险等如实告知患者，及时解答其咨询；但是，应当避免对患者产生不利后果。

3．保密和隐私　所谓隐私（privacy），是指私人信息、与他人身体间距离、个人做出决定的自主性。个人的秘密和隐私均与自我意识和个性密切相关，保密和尊重隐私均出于尊重和避免伤害。但保密过程中往往出现被保密者的利益与其他人或社会利益发生冲突等问题，如艾滋病患者或感染者信息的保密与管理控制，婚前体检结果的告知等。保密和隐私把握的原则问题是，当保密的义务与其他的义务发生冲突时，应权衡利弊，在将损害降低到最低程度的情况下，使被保密者和其他人或社会的利益达到最大化。

（二）有利原则

所谓有利原则，是要求对服务对象实施有利的医学行为。有利是指一种义务，即帮助他人促进他们重要的和合法的利益。有利于病人是医学界的目标和传统，《希波克拉底誓言》中包含了“我决尽我之所能与判断为病人利益着想而救助之，永不存一切邪恶之念”。当今时代的有利原则，对病人/服务对象有利，对病人/服务对象相关者有利，对社会公益有利。存在的问题：针对病人/服务对象本人，是延长寿命、减轻消除痛苦，还是最大限度降低费用；对病人/服务对象本人有利与相关者有利发生矛盾，如何解决等。

（三）不伤害原则

不伤害原则又叫无伤原则，就是要求首先考虑到和最大限度地降低对病人或研究对象的伤害，从有利原则的另一个方面到独立的生命伦理学原则。不伤害原则由医学科学和医疗职业的性质决定，医学科学和医疗职业的性质，决定有利于病人是善待病人或服务对象的重要原则。医学的这种特殊性质也决定着应该不伤害病人，最大限度地降低对病人的伤害。生物医学中伤害主要指身体上的伤害，包括疼痛和痛苦、残疾和死亡，精神上的伤害以及其他损害。同时，伤害往往又具有不可避免性，比如，手术的创伤，药物的毒副作用，辅助检查导致的痛苦与不适等。因此，从优先性和至上性角度来说：在实际工作中首先考虑“无伤”，其次对医学行为进行“受益与伤害的权衡”。

（四）公正原则

公正原则也是社会治理的最重要道德原则，也当前我国的社会、理论热点问题，涉及伦理学、政治学、法理学以及经济学。公正、公平、正义、公道在这个层面是一个概念。公正，是行为对象应受的行为，是给予人应得而不给人不应得的行为。不公正，是行为对象不应受的行为，是给人不应得而不给人应得的行为。社会公正原则主要包括：贡献原则，品德、才能原则，需要原则，平等原则。贡献原则是社会公正的总原则，贡献是权利的源泉和依据——社会应该按照贡献分配权利，按照权利分配义务。社会分配给一个人的权利应该与他的贡献成正比，而与它的义务相等。我国初级卫生保健，“人人享有初级卫生保健”的国际卫生战略，是最基本的、人人都能够得到的、体现社会平等权利的、社会公众和政府都能负担得起的卫生保健服务。

三、生命伦理学在健康服务与管理中的应用

健康服务业的产生基于维护“健康权”这一人的基本权利，与生命伦理存在天然的内在关联。健康服务业发展的目标主要是针对的是全社会人群的共同利益，即应把社会公益作为首要原则。国务院发布《关于促进健康服务业发展的若干意见》（国发［2013］40号）提出

要统筹城乡、区域服务业资源配置，促进均衡发展；统筹基本医疗服务和非基本医疗服务，加快建立和完善以基本医疗保障为主体，商业健康保险为补充，覆盖城乡居民的多层次医疗保障体系，以保证健康服务业基本资源配置的人人平等。同时，放宽市场准入，鼓励社会资本、境外资本依法依规以多种形式投资健康服务业，支持发展与基本医疗保险相衔接的商业健康保险，以发展多种非基本健康服务，保证健康服务业非基本资源配置比例平等。更进一步要求健康服务业关注社会弱势群体的健康问题，保证最大限度的公平。

我国健康服务业发展的现行政策在体现公益原则的基础上，也注重了尊重这一生命伦理原则。在健身娱乐、健康检测等预防性健康服务和投资性健康服务中，本着理解人类本身自爱、自尊和希望受到他人尊重的精神，充分尊重每一位服务对象关于提高健康素质和生活品质的个性化需要，使服务对象在享受服务的同时，也能体验到预防性健康服务的优势和必要性。尤其是针对老年、残疾儿童等社会弱势群体，更应优先考虑尊重原则。另外，健康服务业在很多情况下涉及个人的隐私，如在健康检测、健康护理的过程中，服务提供者将不可避免地接触到与服务对象健康相关的，但服务对象不愿让他人知晓的信息，如家族疾病史、身体的健康状况、身体部位残疾、缺陷、个人生活习惯等。服务对象出于健康需要和对服务提供者的信任提供这些信息，服务提供者更应严守上述隐私信息，遵循职业道德，从保护隐私的角度维护服务对象的尊严。

由于我国人口众多，以及城乡、区域发展仍不平衡的社会现实，健康服务业的发展难免存在覆盖不完全的状况。在健康服务业的发展中倡导公平原则，有助于推动形成健康的社会伦理风尚。国家也出台了一系列相关政策支持和鼓励社会和民间资本投资于医疗健康场所、设施的建设，以及健康服务从业人员的培养等，途径主要包括捐助、慈善事业等。大力发展社会经济地位平等的成员之间的健康服务互惠互助活动，包括社区互助、工会等团体互助、邻里互助，以及社会不同行业人员之间的互助、志愿者服务等。

第四节　健康服务与管理工作中常见的伦理问题

一、隐私权保护

公民隐私权保护是健康服务与管理领域常出现的问题。在医疗和康复过程中病人的隐私，即患者不愿意告知或不愿意公开的有关人格尊严的私生活秘密，如患者个人隐私，包括患者的出生、血缘关系（如系非婚生子女、养子女）、生育婚恋史及其他特殊经历；患者的性生活隐私，包括夫妻性生活、未婚先孕、堕胎、性功能缺陷等；患者的家庭生活和社会关系隐私，包括夫妻生活关系、家庭伦理关系、亲属情感状态和其他各种社会关系。

二、尊重人

在健康服务领域，提供和接受治疗或服务的双方的人格或权利都应该获得尊重，即双方的人格具有独立的不可侵犯的地位和身份，而且其生命、健康、经济等权利应得到尊重，在实际工作中，不仅应该保护病人的人格和权利，医生的人格、权利也应获得尊重，但往往会出现尊重病人自主决定与医师的特殊干涉权之间的冲突，以及尊重病人自主决定与医师在医患关系中的主导地位之间的问题。这些问题得不到解决，很容易出现双方利益受侵犯，甚至引起医患矛盾、伤医等事件的发生。

三、知情同意

在医疗实践中，知情同意原则主要是做到使病人或其家属完全知情并有效同意。完全知情是指向病人提供他作出承诺必需的所有医学信息，即通过完整充分的说明和介绍，对病人有关询问的必要回答和解释，使病人全面了解诊治决策的利与弊，为合理选择奠定真实可靠的基础。有效同意是指病人在完全知情后，自主、自愿、理性地作出的负责任的承诺。这种承诺需要满足的条件是：病人具备自由选择的权利、表达承诺的合法权利、作出正确判断的充分的理解能力、作出理性选择的必要的知识水平。应强调的是：病人有权随时收回、终止和要求改变其承诺；有效同意还应遵循特定程序、签写书面协议并保存备查。知情同意程序不能成为医务人员推卸应负责任的手段和凭据，某一诊治虽经病人或其家属知情同意，但医务人员因行为过错而造成对病人的伤害，仍要承担相应的道德责任或法律责任。一位需要手术治疗的病人，如果医生向他介绍的是最先进的、效果最好的、创伤最小的手术方案，但同时又是最昂贵的，其所需费用超过患者的经济能力和心理承受能力，患者手术虽然成功了，但由于背上沉重的心理负担，对健康的恢复并不能达到医生所预期的目标，故充分尊重患者的知情同意权，这不仅是对患者人格的尊重，也是患者恢复健康的需要。

四、利益冲突问题

利益冲突是指个人的利益与其职责之间的冲突，即存在可能过分影响个人履行其职责的经济或其他的利益。当该利益不一定影响个人的判断，但可能导致个人的客观性受到他人质疑时，就存在明显的利益冲突。在医疗过程中利益冲突是医患冲突的核心，是在诊疗、护理过程中，为了自身利益，对某些医疗行为、方法、态度及后果等存在认识、理解上的分歧，以致侵犯对方合法权益的行为。医患冲突的核心问题是利益冲突，主要表现在：疗效和患方的期望值反差大，患者和其亲属多有以花钱购买服务的想法，但经济耗费巨大未能得到自己期盼的医疗效果时，患者心态不平衡，这种利益冲突就会爆发出来，反之则不会。另外，医疗成本居高不下，居民医疗负担重，对医疗机构追求商业利润的行为，如过度检查、过度医疗等甚为反感，造成医患间的敌对情绪。

五、行业诚信问题

当前我国与市场经济体制相适应的体制和管理制度还不完善，支撑诚信原则的作用机制和保障条件也相对滞后，使医方行为得不到有效监管，患方的不正当要求得不到有效遏止。对挑战诚信的违法违纪行为也不能及时予以制裁，在一定程度上助长了一些人（包括医方和患方）利用体制上的空隙和管理上的疏漏以失信的低成本谋不正当利益的气焰。在市场经济条件下，法律和诚信是维持市场有序运行的两个基本机制。法律的基础是国家暴力，而诚信则靠舆论、制度、法律得以实现。我国卫生立法速度仍远远不能适应社会主义市场经济建设的要求。目前还没有统一的卫生法，医疗机构管理和医疗技术操作规程还很不完善，医疗纠纷处理法律适用疑义重重，医德医风建设还只是个软指标。在这种情况下，医患双方各自从自身利益出发诠释法律，很难保证做到诚实守信。市场经济对医院和医生价值观念冲击的最严重的后果不在于医院和医生对经济利益的重视，而在于一部分医院和医生在社会效益和经济效益的选择上发生的严重错位。医患关系中表现出来的医方对患方不诚信的背后折射出的实际是医方对经济利益的不正当追求，而这反过来也加剧了患方对医方的不信任。

六、其他问题

不伤害原则是生命伦理中的重要原则，与之相对的是伤害。在生物医学中“伤害”主要指身体上的伤害，包括疼痛和痛苦、残疾和死亡，也指精神上的伤害以及经济上的损失。伤害有时是不可避免的，如手术的创伤、药物的毒副作用、辅助检查导致的痛苦与不适等。在生命伦理学上首先应该考虑“无伤”，其次对医学行为进行受益与伤害的权衡。过度医疗是违反不伤害原则的，过度医疗包括：过度检查、过度用药和过度治疗。

本章小结

本章首先介绍了健康服务与管理相关政策，以及与健康服务与管理密切相关的几种医疗保险制度的原则、执行情况和我国医生多点执业相关规定的发展历程和目前的政策等。健康服务与管理相关法律法规中介绍了宪法和相关卫生法律法规中涉及健康服务与管理的内容，并从劳动者以及用人单位的角度简要介绍了我国劳动法与合同法的概念、原则和特点。最后介绍生命伦理学概述、原则以及在健康服务和管理中的应用，并对常见的伦理学问题进行了归纳和总结。

复习思考题

1. 简述目前我国主要医疗保险制度对健康服务与管理发展的促进作用。
2. 简述目前我国与健康服务与管理相关的法律有哪些。
3. 我国医生多点执业的相关规定对健康服务产业的发展有哪些影响？
4. 简述我国劳动法和合同法与健康服务与管理的关系。
5. 生命伦理学的主要原则有哪些？列举健康服务与管理中常见的伦理学问题。

案例分析

近年来，美容整形成为新时尚。截至2012年，我国从事医疗整形美容的专业技术人员和相关人员达20余万人，年营业收入超过150亿元人民币，接受过医疗整形美容服务的消费者累计达到300万人次左右。然而，就在我国医学美容事业逐步走向合理化、规范化和科学化时，该产业存在的问题，如医疗事故及医疗纠纷逐渐引起人们的关注，其中以2010年发生的某选秀节目“超女”整容致死事件达到顶峰。经调查实施这场手术的医生并没有医疗美容培训合格证，而法律规定：医学美容医师需要《医师执业证》和《医疗美容主诊医师培训合格证》双证才能执业。该事件仅仅是众多医疗整形事故的一个典型个案，但对我国医学美容行业发展造成巨大冲击的同时，也使得我们深刻反省我国医学美容行业中伦理问题的严峻性，主要体现在以下几个方面：

一是医疗美容机构的不规范经营。一些医疗机构仅仅注册了部分美容经营资格，但为了获取更大的利益经常聘请其他专业医师。另外，一些医疗美容机构本身并不具备更高级的行医条件，却夸大了行医宣传并盲目地开展高难度的行医项目。

二是从业人员素质与技术的参差不齐。一个正规、合格的医疗机构管理者应该经过严格的卫生管理专业知识、医疗管理以及临床管理能力的培训，而很多的医疗管理者不具备此条件。

三是医疗美容药品的使用混乱。一些医疗美容机构就是抓住了人们减肥心切的心理，推出了各式各样的减肥瘦身药。许多药物疗效甚微，甚至副作用极大，这是对人们生命的不尊重。

四是乱收费严重。由于各医疗美容机构都参照各地美容市场的情况自主定价和收费，导致医疗美容在收费上随意性很大，严重影响消费者的合法权益。

由于医疗美容是新近发展的行业，我国对此制定的法律体系并不健全，许多方面与细节并未做出明确规定，致使许多非专业美容医师钻了法律的空子非法行医，最终导致医疗事故的惨痛发生。

思考

1. 总结上述案例中涉及的健康管理和服务相关法规和政策。
2. 上述案例中涉及的生命伦理问题有哪些？

（文育锋）

第四章

健康服务管理的信息化

学习目标

通过学习健康服务管理信息化的相关知识，掌握健康信息系统的概念和功能，掌握健康信息管理的主要技术，了解目前健康服务管理信息化现状和综合应用水平。

学习重点

健康信息系统的概念，健康信息系统的功能，健康信息管理主要技术。

第一节　健康服务管理信息化概述

一、健康信息与健康信息系统的概念

（一）健康信息的概念及界定

根据全美医学图书馆联盟（National Network of Libraries of Medicine）的定义，消费者健康信息（consumer health information）是与大众、患者及其家属有关的健康和医学资讯。Sangel & Wolf（1996）认为健康信息的范围是：应该有计划推广的健康促进或预防性健康行为的知识、特殊的疾病或慢性病所需的治疗与服务、医疗救护提供者的硬件设施与各科医学资料及健康保健的相关资料。因此，从广义角度来看，健康信息即是与健康有关的所有健康或疾病知识、健康消息、健康数据、事实与资料。

（二）健康信息系统的概念及特点

健康信息系统（health information system，HIS）是指利用集健康档案建立、健康评估、健康促进等于一体的综合信息平台，对个人或人群的健康危险因素进行全面管理的过程。

健康信息系统具有以下几个特点：

1. 综合信息　通过专业的健康管理组织对个人和群体的健康状况、生活方式和居住环境进行评估来收集信息。

2. 集中管理　利用综合信息平台对个人和群体的健康信息进行集中管理。

3. 针对服务　为个人和群体提供有针对性的健康指导，为进一步干预实施提供依据。健康服务管理信息平台的建成有助于实现变被动的疾病治疗为主动的管理健康，达到节约医疗费用支出、维护健康的目的。

二、健康服务管理信息化的作用与功能

随着我国医疗卫生事业发展与改革的不断深入，特别是我国正在推行面向全体居民的医疗保障制度，如何更好地实现健康信息的管理与服务并从中发现群体健康的新问题，为医学研究部门和卫生决策部门提供准确的信息已经成为这一趋势下的新课题。目前由于各医疗机构、社区卫生服务机构、卫生防疫机构之间的信息系统相互独立，健康信息一般仅限于在各系统内部流动。而这种健康信息没有实现共享的现实使得居民在多类型机构寻求帮助的情况下医生难以全面、客观了解个体及其家庭健康信息，不利于病情诊断和管理；同时，分散的健康信息也不利于卫生管理部门对居民的健康状况进行分析和统计。因此，构建健康信息系统是信息技术从医疗诊断向健康促进发展的必然。

健康信息系统的主要功能包括：

1. 自动化健康信息采集　通过逐步扩大数字化医疗设备配备，探索发展便携式健康信息采集设备，与物联网、移动互联网融合，不断提升自动化、智能化健康信息服务水平。

2. 集成化信息管理。

3. 医疗保障、医疗服务、健康管理等健康信息资源共享。

4. 健康信息系统集成　支持研制、推广适应广大乡镇和农村地区需求的低成本数字化健康设备与信息系统。健康信息系统可以极大地提高健康工作效率，病历电子化可以实现健康信息方便易用，更为卫生宏观管理提供丰富的原始数据，有助于政策制定。

三、健康服务管理信息化的发展

在国外，以医疗保险理赔应用为目标的医疗信息数据中心起步较早，在疾病谱分析、医疗成本分析等方面也有较多应用。在建立以从出生到死亡，涵盖健康、亚健康到疾病治疗、疾病康复的个人健康档案为核心应用的数据中心方面，美国、欧盟等国也是刚刚起步，应用的深度和广度都还不够。美国早在2004年就推出了医疗信息电子化10年计划，计划用10年时间建设所有美国公民的电子健康档案；加拿大推出了全国病历联网系统；澳大利亚制订了Health Connect计划；谷歌也与美国多家医疗机构、医疗保险公司、连锁药店签署了协议，将为大众提供在谷歌服务器上存储健康档案的服务，其目标是推动健康信息共享；中国台湾第二代医疗信息网计划和电子病历信托中心的建立，其目标也是实现病历信息的整合与共享。

我国医疗卫生行业信息化蓬勃发展，各级各类的医疗卫生机构都建设了相应的信息系统并不断发展完善，如社区卫生服务管理系统（community health service system，CHSS）、体检信息系统（physical examination information system，PEIS）、医院信息系统（hospital information system，HIS）等。CHSS汇集了个人出生、计划免疫、慢性病康复、健康教育、老年病管理及死亡等生长发展和个人健康变化的信息；PEIS详细记录了个人的正常体检信息；HIS（包括PACS、LIS、CIS等广泛意义上的HIS）则记录了个人门诊、住院等各种诊疗检查和手术信息。将上述三大系统的数据汇集起来，基本可以形成个人健康信息的全集。从当前我国医疗信息化市场来看，上述各单独的信息系统已有较多的成熟产品，在国内也建成了一批数字化医院应用示范基地，完成了医院级别的多信息平台整合，而关于整合CHSS、PEIS和HIS数据以形成完整个人健康档案的工作，还在探索和实践过程中。2005年医疗卫生信息化行业个别PEIS供应商就开始尝试这种互联互通的信息系统建设模式，将体检中心产生的数据汇总到PEIS供应商建设的数据中心，再进行二次利用，这种模式在实际推广过程中较

难得到用户的认同，至今成效有限。从2007年起，大陆一些医疗集团开始学习台湾医疗集团信息系统建设模式，旗下的多个医疗卫生机构均使用同构HIS，并将HIS产生的数据汇总到总部进行二次利用，取得了一定的成效。其他一些医疗机构或卫生管理机构也在陆续建设单一应用的数据中心，如解放军总医院老年病疾病防控数据中心、河北省卫生厅医院信息管理数据中心等。这些信息系统整合的应用尝试都还停留在单一医疗机构类型或单一业务类型的数据，未能扩展到建立起居民完整的健康档案的层次。

建立健康信息管理平台对于完善我国公共卫生和医疗服务体系，加强疾病防治和预防保健等工作具有重要意义。在健康信息管理平台上，居民只要有一个医疗卡卡号，就能实现到全国各个医院就诊。目前，我国医疗卫生行业信息化正蓬勃发展，由于各信息系统难以互通而不能形成完整的社会健康信息，导致难以实现对健康信息的深度挖掘和利用。因此制订相关信息数据标准，将是加强医院、医疗保障等信息管理系统建设，充分利用现有信息和网络设施，尽快实现医疗保障、医疗服务、健康管理等信息共享，进而实现整合、促进健康服务信息化平台建设的关键之举。

从健康服务功能来看，国内外目前已初步建立了个人健康管理信息系统的概念模型、信息模型和功能模型，进一步普及了现代健康管理理念、提高重大疾病的预防和诊疗的技术水平；初步建立大型电子健康档案库，开展慢性病管理与健康指导；以信息交互平台为依托，开展由综合性医院、社区卫生服务机构、功能社区和体检中心共同参与的公民健康信息系统，已基本为人们提供一种便捷的健康管理服务。在此基础上，通过信息系统集成化服务平台，继续发展在线健康服务、远程医疗服务、健康信息智能化服务。

第二节 健康信息的标准化

健康信息包括个人基本信息、疾病和健康问题摘要、卫生服务记录三大方面，建立完整的健康方案就需要从多个不同系统收集这些信息，因此在不同系统之间实现区域健康信息资源的共建、共享、共用是健康信息管理信息化的基本功能和重要目标。健康信息领域的标准化正是实现这一目标的必经之路。它包括两个方面的标准化：一是信息与通信技术标准化，以促进和实现全球范围的健康信息共享；二是研究制定健康指标体系、健康信息、健康卡数据、电子病历、健康信息安全基础设施、医药电子商务、为残疾人营造无障碍环境等方面的标准。

一、信息与通信技术的标准化

（一）信息与通信技术标准化的概念

信息与通信技术标准化是围绕信息技术开发、信息产品的研制和信息系统建设、运行与管理而开展的一系列标准化工作，其中主要包括信息技术术语、信息表示、汉字信息处理技术、媒体、软件工程、数据库、网络通信、电子数据交换、办公自动化、电子卡、家庭信息系统、信息系统硬件、工业计算机辅助技术等方面标准化。健康信息领域技术标准化工作的推进有利于促进和实现全球范围的健康信息共享。

（二）信息与通信技术标准化的意义

目前已经开发了一些健康管理信息系统和应用软件，并取得了一批研究成果，部分系统和软件得到了较好的应用，但是低水平、重复性开发现象依然比较严重。而造成信息系统和软件重复开发的一个重要原因就是缺乏标准化，导致信息系统和应用软件移植和推广的困难。所以，在健康服务管理的信息化建设中必须重视和加强标准化工作，健全和完善信息系统、数据与信息以及应用软件的标准和规范，以提高信息系统和应用软件的可重复性，避免资源浪费，加快健康服务行业的信息化进程。

（三）信息与通信技术标准化建设的内容

健康服务管理系统的标准化建设要求在健康信息分类编码标准、信息系统开发标准、信息系统接口标准三个方面推进标准化建设。

1. 健康信息分类编码标准化是健康服务管理系统交换和建设的前提，是信息系统运行的保证。信息分类与取值是否科学和合理直接关系到信息处理、检索和传输的智能化水平与效率。因此应遵循国际标准、国家标准、行业标准、企业标准的原则，建立适合和满足健康服务行业需要的信息编码体系和标准。

2. 健康信息系统开发标准化是指在系统开发中遵守统一的系统设计规范、程序开发规范和项目管理规范。系统设计规范规定字段、数据库、程序和文档的命名规则和编制方法，应用程序界面的标准和风格等；程序开发规范对应用程序进行模块划分、标准程序流程的编写、对象或变量命名、数据校验及出错处理等过程和方法作出规定；项目管理规范规定项目组中各类开发人员的职责和权力，开发过程中各类问题的处理规范和修改规则，文档的编写维护，在信息系统开发过程中，必须遵守软件工程的设计规范，实现信息系统开发标准化。

3. 信息交换接口标准化是对信息系统内部和信息系统之间各种接口方式以及信息系统输入和输出的格式制定规范和标准，包括网络的互联标准和通信协议、异种数据库的数据交换格式，不同信息系统之间数据的转换方式，报表文件格式和统计口径标准化，数据文件传送标准化等。信息系统的质量与接口的标准化密切相关，接口标准化是信息标准化的重要环节。

二、健康信息的标准化

（一）健康信息标准化的概念及意义

健康信息标准化是指按照要求的统一格式对健康信息进行收集、管理及利用。在健康信息资源共享的过程中，健康信息的标准化是整个工作的基础，它可以帮助医务工作者更高效地完成一些工作，如社区人群慢性病监测随访以及健康档案的建立和管理；跟踪、评价病人病情，记录各项理化指标及其变化趋势，随时和医疗机构或保健人员取得联系，及时地诊断、治疗和预防；对一些慢性疾病处理繁杂的膳食营养素摄入进行计算及营养配餐；根据运动、膳食、平衡原则向病人提供个体化的运动和膳食分析处方等。

（二）健康信息标准化建设现状

目前由国家卫计委研究的医疗卫生信息相关技术标准，并组织编写的《医院基本数据集采集标准》（征求意见稿）、《公共卫生分类与基本数据集》、《社区卫生信息基本数据集》等数个重要的基本数据集1.0版均已发布，分别定义了医院业务信息描述方式、公共卫生信息数据结构、社区卫生服务信息采集标准等。这几个最新发布的数据标准中，都包含了大量的个人健康信息。此外，HL7、ICD、SNOMED、LOINC等国际编码标准中也可以找到大量的个人健康信息的编码标准。但是，众多的标准存在着分类方式差异、术语内涵和外延不一致等情况，仅以SNOMED与ICD-9为例进行比较，就可以发现各水平间的映射不明确，且多以 n 对1的形式出现，并且还存在着信息分类由细到粗分类过程中的缺失，完善而可行的个人健康信息标准尚未出台。

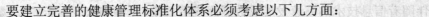

要建立完善的健康管理标准化体系必须考虑以下几方面：

1．制定健康管理标准化体系配套的相关政策措施。健康管理事业涉及国家医疗、预防、保健、保险等各个行业体系，更重要的是贯穿人群的医疗及生命等，因此要建立与国家相关政策相适应的配套措施。而健康管理标准化的建立又是一个循序渐进的过程，必须在疾病的治疗过程中建立。

2．提倡健康管理标准化，提高公众的认知度。健康管理的标准化在我国还是一个新概念，健康管理的服务对象比较狭窄，主要集中在医疗机构健康管理或者经济收入较高的人群，公众的认知度还不高，健康管理的一些理念措施，比如未病先防，治未病，进行早期普查，由于经济水平等客观条件受限，目前还不能被公众所接受，我国多数公民对健康的认识还停留在疾病治疗或者疾病发作后才会意识到自我保健的重要性。

3．进一步健全健康管理标准化机制。当前我国许多医院都在搞信息化建设，但医院间信息不能共享。国家、健康管理公司、医院、消费者、保险公司等相关各方都应该为健康管理进行投资，但目前我国相关各方对此在观念上还未接受，没有建立资源共享的标准化体系，有待进一步探索和建立健康管理标准化的机制。

4．健康管理标准化必须要有客观、公正、无任何损伤的检测。只有对个体的身体状况进行健康无任何损伤测评，客观明确地了解个体身体处于何种状态（如在疾病、疾病临界、亚健康、基本健康），建立标准化的个人健康维护档案，纳入健康管理系统中进行动态跟踪管理，才会具有健康管理标准化的意义。

（三）健康信息国际标准化现状

为了推动健康信息的数字化、网络化和健康信息的全球共享，国际标准化组织（ISO）于1998年成立了ISO/TC 215“健康信息学标准化技术委员会”（Technical Committee 215，TC 215 health informatics），委员会秘书处设在美国，其工作范围是健康信息领域以及健康信息与通信技术领域的标准化，目的是促进独立系统间的相互操作，使健康信息和数据达到兼容和一致，同时减少信息和数据的重复和冗余。健康信息与通信技术范围包括：医疗服务；疾病预防和健康促进；公共卫生和监测；与健康服务有关的临床研究。我国对口联络单位是中国标准化研究院高新技术与信息标准化研究所。通过全面开展健康标准化工作，使相关的健康信息系统、设施和健康信息共享的技术手段相互兼容和互操作，减少重复性工作，避免不协调、不配套等现象的发生，从而推动和促进健康信息在全球的共享。

目前，ISO/TC 215下设8个工作组，分别在健康数据结构、健康数据交换、健康语义内容、健康信息安全（包括健康卡）、电子药房与医药电子商务、设备、标准组织协调等方面开展工作。其正式成员国为27个（中国是其中之一），观察员国20个。截止到2011年1月3日，ISO/TC 215已发布88个国际健康信息标准。

第三节　健康服务管理主要信息技术

一、数据仓库技术

（一）数据管理的相关概念

数据管理（data management，DM）是指对数据进行分类、组织、编码、存储、检索和维护，它是信息处理的中心问题。数据管理先后经历了人工管理、文件系统和数据库系统三个发展阶段。伴随着信息技术的高速发展及数据库应用规模、范围和深度不断扩大，数据管理技术不断升级。数据仓库技术（data warehouse，DW）即基于信息系统业务发展的需要，由数据库系统技术发展而来，并逐步独立的一系列新的应用技术。数据仓库可提供对各类型数据的方便访问和强大的分析工具，并从数据中获取有价值的信息，指导组织决策，提高组织运作效率并挖掘其竞争优势。

（二）数据管理的基本结构

数据仓库的基本体系结构包含数据源、监视器、集成器、数据仓库和客户应用工具等部分，其关系如图 4-1 所示。其中，数据源为数据仓库提供最底层数据的运作数据库系统及外部数据；监视器负责感知数据源发生的变化，并按照数据仓库的需求提供数据；集成器则负责从运作数据库中提取数据，并经过转换、计算、综合等操作集成到数据仓库中；而数据仓库内则存储着已经按照部门级或企业级视图转换的数据供分析处理使用；数据仓库的前端工具主要有联机分析处理工具和数据挖掘工具两大类。

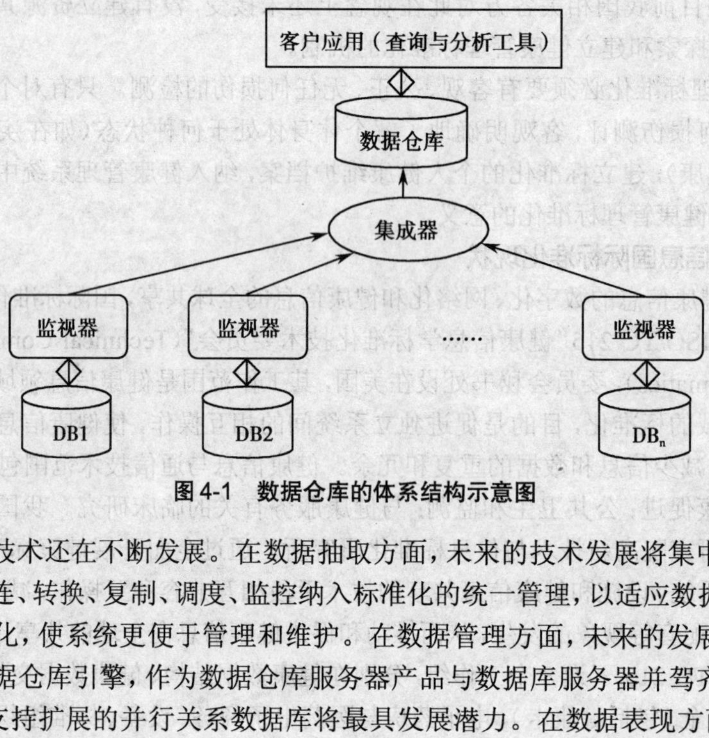

图 4-1　数据仓库的体系结构示意图

数据仓库技术还在不断发展。在数据抽取方面，未来的技术发展将集中在系统集成化方面。它将互连、转换、复制、调度、监控纳入标准化的统一管理，以适应数据仓库本身或数据源可能的变化，使系统更便于管理和维护。在数据管理方面，未来的发展将是数据库厂商明确推出数据仓库引擎，作为数据仓库服务器产品与数据库服务器并驾齐驱。在这一方面，带有决策支持扩展的并行关系数据库将最具发展潜力。在数据表现方面，数理统计的算法和功能将普遍集成到联机分析产品中，并与 Internet/Web 技术紧密结合。按行业应用特征细化的数据仓库用户前端软件将成为产品作为数据仓库解决方案的一部分。数据仓库实现过程的方法论将更加普及，将成为数据库设计的一个明确分支，成为管理信息系统设计的必备。

二、云计算技术

（一）云计算概念

云计算（cloud computing）是一种基于互联网的计算方式，通过这种方式，共享的软硬件资源和信息可以按需提供给计算机和其他设备。典型的云计算提供商往往提供通用的网络业务应用，可以通过浏览器等软件或者其他 Web 服务来访问，而软件和数据都存储在服务器上。云计算服务通常提供通用的通过浏览器访问的在线商业应用，软件和数据可存储在数据中心。

（二）云计算技术在医疗卫生事业中的应用

云计算主要面临数据位置和数据隔离等安全性的挑战。医疗卫生机构引入计算机网络后，人事档案、财会信息、个人诊疗数据等都记录在信息系统内，必须提供措施以保证数据不被非法使用和篡改，这是用户使用云计算的最大阻力。另一个重要问题是云计算平台标准的建立，虽然目前已经提出了一系列的标准，但是这些标准无论是从数量还是深度上，都和卫生行业的实际需求存在一定的差距，有可能在标准还没有完全投入大规模应用时，面临着版本升级的问题。这种版本升级，将使得我们在同一系统中存储多种遵循不同版本的实体数据，如何利用和处理这些数据将成为一个必然要面临的问题。云计算将是下一代卫生信息管理的平台。基于云技术构建一个信息应用服务平台，有希望解决医疗卫生需要的特殊化、复杂化，并满足各个层次医疗卫生机构的个性化需要。中国迫切需要这样的卫生信息平台，云计算将是推动医疗信息化发展的最好平台。

三、物联网技术

（一）物联网概念

物联网（internet of things，IOT）是利用局部网络或互联网等通信技术把传感器、控制器、机器、人员和物等通过新的方式联在一起，形成人与物、物与物相联，实现信息化、远程管理控制和智能化的网络。物联网是互联网的延伸，它包括互联网及互联网上所有的资源，兼容互联网所有的应用，但物联网中所有的元素（所有的设备、资源及通信等）都是个性化和私有化的。

（二）物联网技术在医疗卫生事业中的应用

基于物联网技术，利用现代医学和传统医学的科学理论和成果，并依照当代健康标准和指南，对医疗卫生、物联信息、物联网等优质资源进行整合而构建健康监护、咨询、会诊、信息管理平台，为个人、家庭和企事业单位提供专业的健康管理技术、产品和服务。通过物联网技术将移动设备和传感器捕捉人们的体力活动水平、血压、心跳、葡萄糖水平以及其他重要的生命指数，并将这些数据上传到个人电子健康档案中，供医生或个人随时随地进行调阅。基于云服务的物联网健康管理系统，可以实现提供居民健康状态信息的智能主动实时感知、健康状态信息的安全存储与处理、紧急求助的主动实时告警、紧急救助时最佳路线选择和健康状态信息的实时查询等功能。

第四节　健康服务管理的信息化

健康服务管理信息化是从健康卫生服务的角度出发，将数据仓库、云计算、互联网、物联网等技术手段应用于居民健康服务领域，建立区域健康信息服务中心（包括电子病历、医院间服务互认、医保互通、网络健康教育与咨询等系统），形成统一的标准化健康信息采集、存储、共享技术平台，实现医院之间信息互通、双向转诊、结算简便的统一模式，最大限度地实现健康信息的共建、共享和共用。该中心主要以建立居民健康档案为核心，将区域内的社区卫生服务系统、医疗机构智慧医院系统、公共卫生业务平台进行标准化、规范化的技术整合，实现区域内居民健康信息的共享，解决目前健康卫生服务中普遍存在的信息孤岛。

健康信息管理信息化主要包括居民健康档案系统、综合卫生管理与决策系统、业务协同系统等。一方面能够满足健康档案共享跨机构、跨组织甚至跨区域的业务特点，采用无侵入式的异构系统集成、标准化的数据转换等技术，为实现市民卡一卡通、双向转诊、远程医疗、网上预约等增值服务提供了强大的数据基础，另一方面能结合各区域卫生管理需要，对卫生数据进行信息化管理及业务协同处理。

一、居民健康档案系统

居民健康档案系统以区域内健康档案信息的采集、存储为基础，连接区域内各类医疗卫生机构及各类业务应用系统实现互联互通、信息共享的区域卫生数据中心和公共服务信息平台，能够满足健康档案共享跨机构、跨组织甚至跨区域的业务特点，采用无侵入式的异构系统集成、标准化的数据转换等技术，为实现市民卡一卡通、双向转诊、远程医疗、网上预约等增值服务提供了强大的数据基础。

依托于该系统，自建档伊始就为个人提供所有可能的健康档案，以及相关的父系、母系遗传健康史，收集、组织、管理个人在医疗、保健等过程中产生的相关信息，随时随地保存、补充并提取信息，最大限度地确保为医疗保健提供完整的医疗诊断依据。一般包括基本信息、健康行为资料、临床基本资料、就诊记录（SOAP 记录）、免疫记录、长期用药情况以及慢性病记录、妇女保健记录、儿童健康记录、残疾人的残疾情况等内容。医务人员根据病人的电子健康档案信息及临床表现进行必要的检查，动态观察患者病情变化，并做出诊治处理意见，从而提高医疗效率和质量；同时，还可以为全科医疗教学提供准确、完整、规范、连续的居民健康信息；另外，还有利于政府部门及时、快速合理决策和有效地分配利用卫生资源。

（一）建立电子健康档案

电子健康档案（electronic health record，EHR）是存储在健康档案系统中居民健康的历史信息，包括基本信息、家族病史、主要疾病、历史健康信息、健康问题摘要、个人生活习惯、运动、膳食等内容，并将其进行数字化存储管理（图 4-2）。可随时随地通过健康信息服务中心进行个人健康信息历史查询、趋势查询、最新数据登录和分析等，以满足健康管理需要。

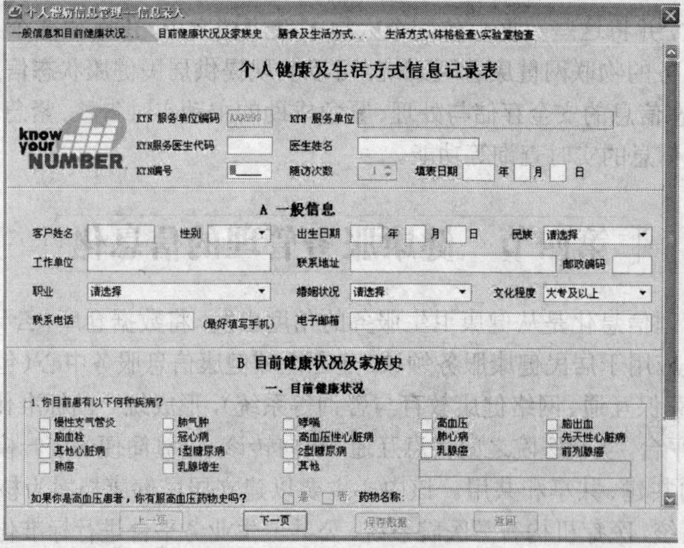

图 4-2　健康信息记录表

（二）电子病历生成和存储

将体检报告或者健康数据测量结果导入健康档案，并生成电子病历，可随时查看或对比历史病历，预测身体健康趋势。

（三）健康历史查询

通过网络随时随地查看血糖、血压、血脂、心电、血氧、心率、肝肾等体检历史数据，以及不同时期的运动建议、心理健康建议、营养膳食建议以及远程干预等历史信息。

（四）健康资讯服务

根据居民需求定制或关注的健康资讯，系统会定时以短信、邮件等方式发送到手机、PAD 等终端接收设备，包括健康知识、最新健康趋势、饮食和运动科学方法等资讯和文章，以便指导居民健康管理和调整。

（五）建立亲情绑定账号

根据需要建立家庭亲情账号，有利于远程监控健康数据变化情况以及干预方案的调整。

（六）基本信息编辑和修改

可随时在网络环境下，编辑和修改居民基本信息，例如电话、地址、密码以及亲情绑定账户等。

二、健康管理与决策系统

综合卫生管理与决策系统，遵照卫计委颁布的区域卫生信息平台建设指南（试行），结合各区域卫生管理需要，健康管理系统的主要任务包括：一是整合平台产品，实现统计报表的快速开发及直观展现，提高对区域卫生数据的可及性，提升科学管理与决策水平；二是实现集社区诊断、社区卫生综合统计为一体的社区综合管理功能，提升对社区的评价能力；三是定义社区卫生服务中的各类工作行为的数量指标和质量指标，形成最终的绩效数据，并智能计算相应的经费补偿机制，实现社区卫生服务工作待遇发放有据可依。

（一）身体健康评估

在系统收集基于个人相关健康信息的基础上，身体健康评估帮助医生将必要信息上传至健康管理中心的数据服务器，以进行统一的慢性病风险评估（图 4-3～图 4-6）。

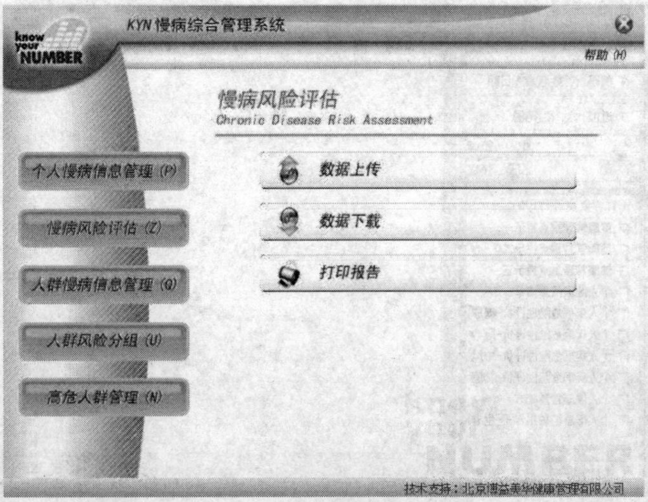

图 4-3　个人慢性病风险评估界面

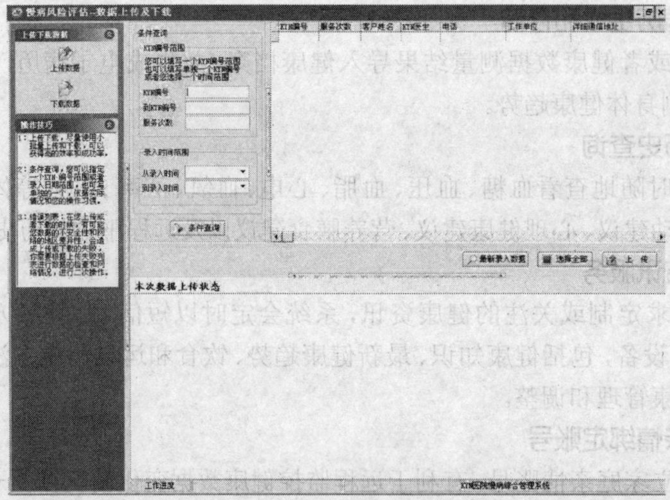

图 4-4　个人慢性病数据上传

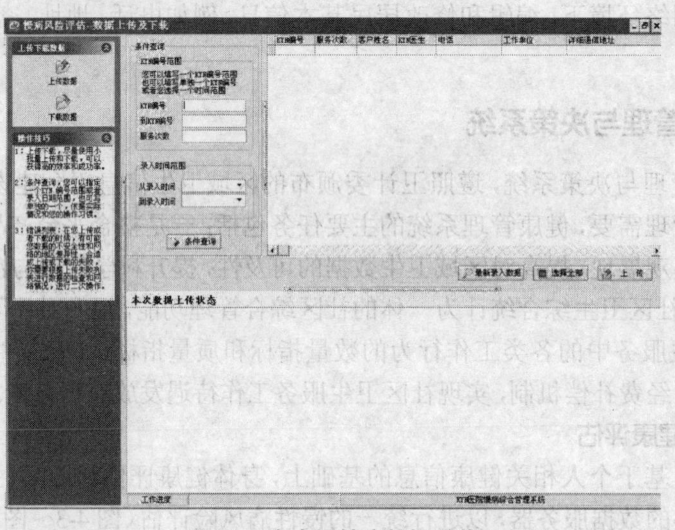

图 4-5　个人慢性病数据下载

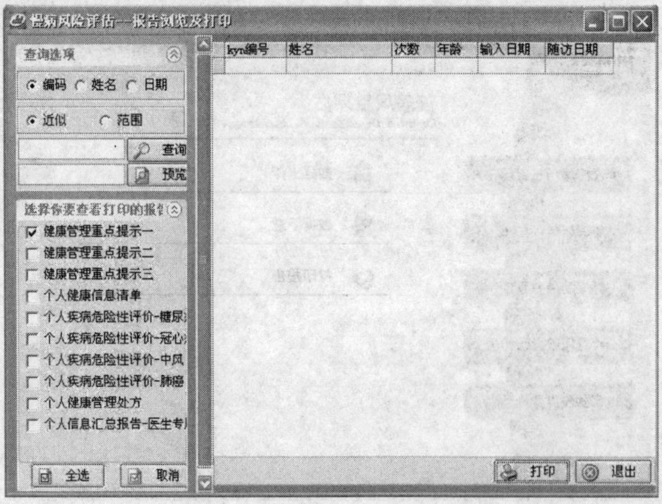

图 4-6　个人慢性病数据查询及打印

1. 动态血压管理　动态血压管理是利用互联网技术，监护人们在医院以外、自然生活条件下的血压参数，特别是慢性病患者的生命活动和病情变化，让人们在家享受健康保健。云端智能血压计为自我健康管理提供科学的依据，使人们及时掌握自己的身体状况，以便采取有效的保健和治疗。

2. 动态血糖管理　动态血糖管理开创了面向未来的血糖管理新模式。利用传感技术、蓝牙无线传输技术和识别智能分析等三大高新技术的“物联网”，使糖尿病患者在医院外特别是日常血糖的检测，随测随传至云健康管理系统，云健康对血糖值进行即时识别、分析和判断，再由健康管理师或医学顾问将诊疗建议无线传输给患者的管理服务，实现患者量化管理、即时沟通、顾客专家紧密联盟及血糖日常管理统计学管理，以便从运动、营养、用药效果等诸多方面实现血糖的系统化立体化调养。

3. BMI 管理　BMI（body mass index）也叫做身体质量指数，是国际上常用的衡量人体胖瘦程度以及是否健康的标准，WHO 标准设定的正常值范围为 18.5～24.9。保持合理体重对身体健康有重要意义，特别是能减少患心脏病、脑卒中、高血压、2 型糖尿病、睡眠呼吸暂停等慢性病的概率。BMI 指数管理最直接的三大关键环节是逐渐改善饮食习惯、规律运动和改变心态。

4. 动态心电管理　经常进行心电图、血压、血氧饱和度等生理参数的检测，使每个人对自身的身体状况有明确的了解，从自身主动地控制饮食改善生活习惯。对检测数据进行长期存储、定期统计并查看数据变化趋势，能有效预测即将发生的病情，正确指导用药使病情得到控制。一些必要的检测信息由专业医师进行分析，得出专业的分析结果，确保正确地阅读检测数据，及时发现病情，使临床医师尽早介入治疗。

还有其他管理功能，诸如动态血氧和运动管理、尿液管理、肺功能管理、营养膳食管理等。

（二）人群健康风险评估

通过了解所管理人群的慢性病患病风险分布情况，从而按照风险水平确定下一步干预方向及为具体干预人群提供决策依据。系统将以图表的方式，分别对糖尿病、冠心病、脑卒中，并按照“性别”和“年龄”进行分组分析；另外还包括对管理人群进行健康管理分级的统计分析。

冠心病患病风险分析：按年龄，我们看到不同年龄段人群，冠心病现患，高、中、低危险性人群的分布情况，如图 4-7。

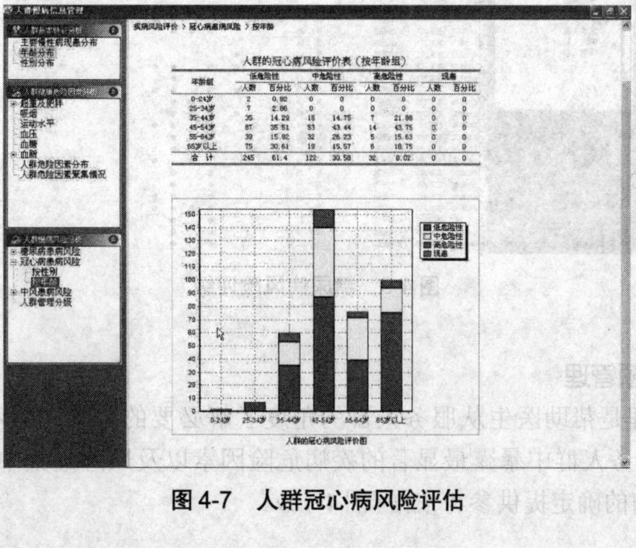

图 4-7　人群冠心病风险评估

人群健康管理分级：利用图表显示男性和女性人群中健康管理Ⅰ、Ⅱ、Ⅲ级的分布情况（图 4-8）：

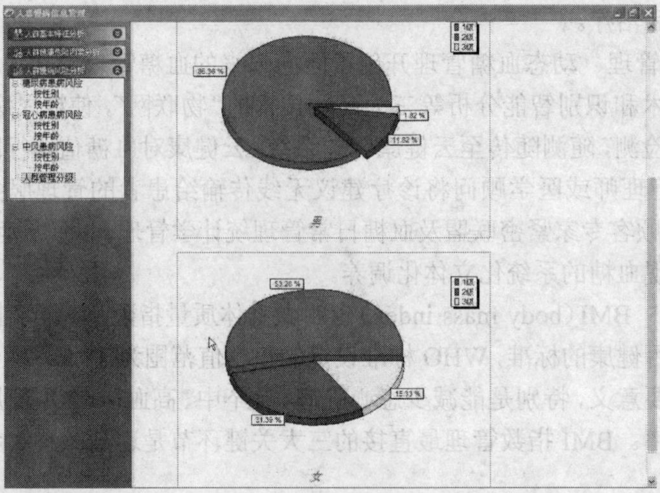

图 4-8 人群健康管理分级

“高危人群管理”模块帮助医生为分组后产生的高风险服务对象制订个人健康管理处方、确定健康改善目标，并可通过短信、电子邮件等功能与服务对象即时沟通。通过后续的健康体重管理、膳食管理、运动指导、体力活动监测等措施可实现健康管理的服务延伸与循环（图 4-9）。

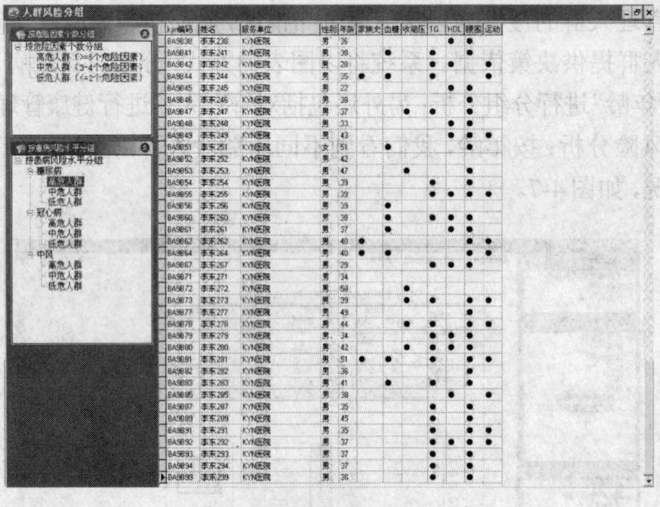

图 4-9 糖尿病风险评级

（三）健康干预管理

健康干预管理是帮助医生从服务人群的角度了解必要的危险因素和疾病风险分布信息，发现医生的服务人群中暴露最显著的疾病危险因素以及风险最集中的特定疾病，为后续的风险干预方向的确定提供参考依据（图 4-10）。

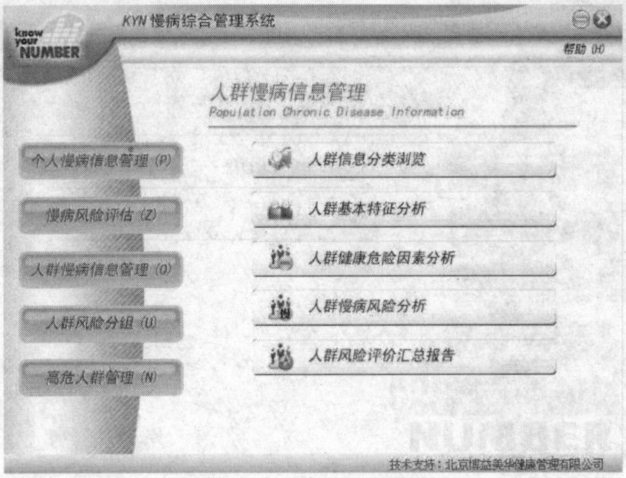

图 4-10 人群慢性病信息管理的内容

图 4-11 是去掉了脑出血、脑血栓、冠心病、1 型糖尿病、2 型糖尿病的现患后，进行的有关分析。

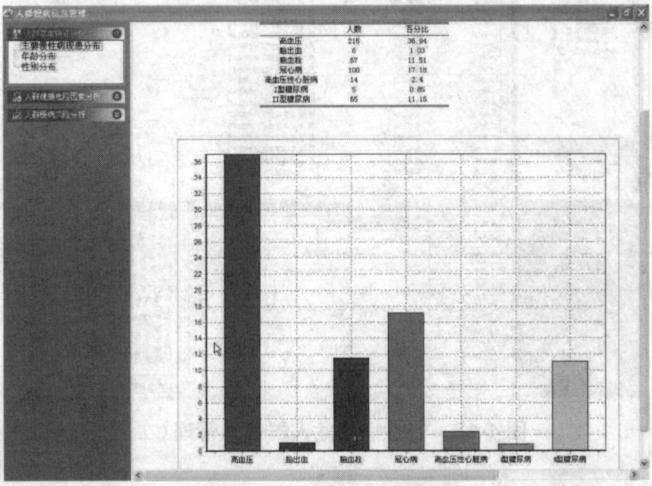

图 4-11 人群慢性病信息统计

在明确了作为干预目标的高危人群后，在具体的个人化干预随访过程中，医生能够利用这一功能模块定义随访时间，获得随访提醒，设置个人化的改善目标并且记录随访过程中的特殊情况，从而使这一模块成为医生实际干预服务过程中的必要工具。主界面如图 4-12：

“预期控制目标”模块提供服务对象的主要健康危险因素的当前结果、医生建议的控制目标和个人计划以及个人健康管理处方。系统提供的不同类别高危人群的分析，包括：超重及肥胖人群、高血糖人群、血脂异常人群、运动不足人群、吸烟人群、糖尿病高危人群、冠心病高危人群、脑卒中高危人群。健康服务医生在表格内点击服务对象的编码，则系统会出现该服务对象的控制目标制订表，显示当前结果、医生建议的控制目标和个人计划，服务医生将与服务对象一起制订个人计划，并将目标值填入表中。

健康服务医生可查询某一时间段需要随访的对象，并将随访建议写在“随访记录”，通过电子邮件或手机短信的方式直接点击发送给服务对象，或电话随访服务对象（图 4-13）。

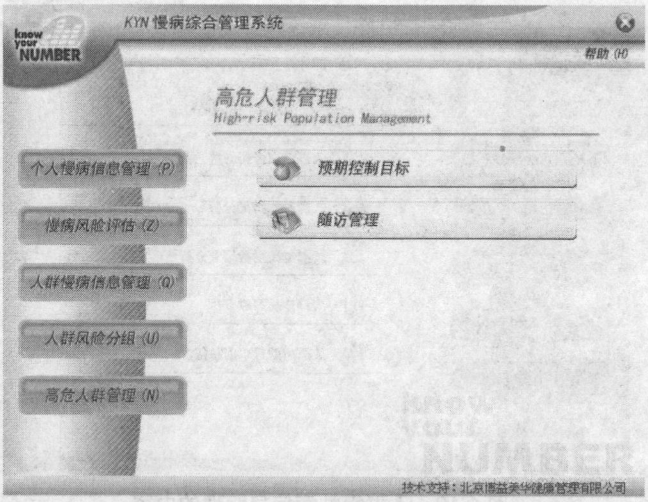

图4-12　慢性病高危人群信息管理（一）

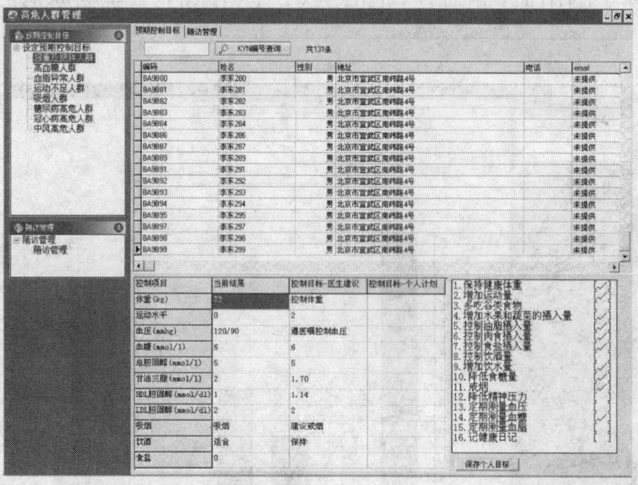

图4-13　慢性病高危人群信息管理（二）

1. 邮件、短信、电话等干预记录用户可以在家中方便地监测并自动上传各项生理指标，当出现异常生理指标情况时，预警干预体系会立即响应，用户即可收到预警短信，同时云健康管理系统自动发出预警提示，专业健康管理师和医学顾问及时处理报警信息，提出合理的指导意见与处理建议。

2. 服药提醒。

3. 药品干预提醒。

三、业务协同系统

业务协同系统构建信息共享的医疗卫生业务协作网络，实现市民在各医疗卫生机构间（医院与医院之间，医院与社区中心之间，社区中心与社区中心之间）诊疗资料全面共享和交换，包括电子处方、电子申请单、电子报告、电子医疗文书等，实现双向转诊和双向服务，完成市民卡就诊、健康查询与服务（一卡通）、双向转诊、检查检验结果互认系统（一单通）预约挂号和预约检查、健康服务。

1. 体检报告和健康报告共享。

2. 疾病自查可以自由组合疾病查询条件，然后系统将显示出满足的本地存储信息（图4-14）。

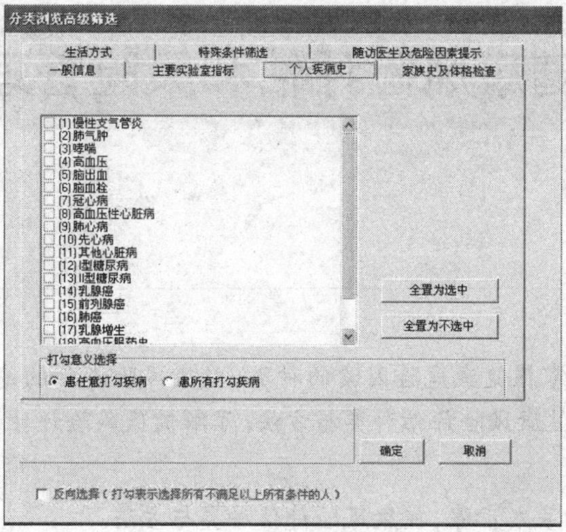

图4-14　健康数据分类信息查询

3. 药品自查。

4. 各种生活健康使用小工具。

备注：本章图例采用KYN健康管理系统，KYN慢性病综合管理系统（V2.0）。

本章小结

本章主要介绍健康服务管理信息化建设的相关知识，希望大家理论与实践相结合，走进实践并在实践中进一步了解和学习相关知识。

复习思考题

1. 什么是健康信息系统，其主要功能有哪些？

2. 健康管理服务平台的标准化建设涉及哪些方面，各包括什么内容？国内外进展如何？

3. 简要说明云计算在平台信息化中的应用。

4. 数据仓库技术在健康管理服务平台中发挥什么作用？

（吕艳华）

第五章

健康风险评估和风险管理

学习目标

通过本章学习，掌握健康危险因素的种类、健康风险评估的基本步骤，理解健康风险评估的含义，熟悉健康风险评估种类与方法，了解健康风险评估的应用价值。

学习重点

健康风险评估的基本步骤、健康风险评估种类与方法。

第一节　健康危险因素概述

健康危险因素（health risk factors）是指在机体内外环境中存在的与疾病发生、发展及死亡有关的诱发因素，即导致疾病或死亡发生可能性增加的因素。健康危险因素概念的产生和应用使人类对疾病的认识更加深入和全面。由于疾病谱的变化，慢性疾病已经成为危害人类健康的主要疾病，慢性病与许多危险因素有一定程度的关系，但大多有非特异性、多变性和不确定性等特点，因此对慢性疾病的危险因素研究具有较大的现实意义。

健康危险因素对健康影响的作用机制复杂，许多有待进一步研究，但表现出如下特点：①潜伏期长。危险因素产生健康危害的潜伏期取决于其数量、性质和接触时间。一般来说，人群长期反复接触健康危险因素之后有可能导致健康损害。如高血压、脑卒中等心脑血管疾病患者的不良膳食习惯（高盐、高脂肪饮食）可能长达数年，肺癌患者的吸烟史也往往长达数十年，等。虽然健康危险因素的作用潜伏期长，给疾病预防带来一定困难，但同时也给我们实施干预措施提供了时间与机会。②联合作用明显。多种健康危险因素联合作用，导致健康损害的危险性增强。如吸烟者同时接触有害金属粉尘或石棉，发生肺癌可能性就几倍于单纯吸烟者，冠心病与高血压、高胆固醇血症、肥胖等关系密切，多个因素联合作用发病的可能明显提高。提示在疾病预防实践中应对各种健康危险因素进行综合干预。③特异性弱。流行病学研究发现，一种疾病的发生往往与多种危险因素有关，而一种危险因素也可导致多种疾病的发生。如吸烟与肺癌、支气管炎、心脑血管疾病、胃溃疡等疾病相关，而冠心病与高脂肪、高热量、低纤维素饮食及吸烟、精神紧张、肥胖等多种因素相关。④广泛存在。健康危险因素广泛存在于自然与社会环境中，许多已被人们所习惯和接受，融入居民的日常生活习惯中，增加了人们认识危害的难度，带来了对危险因素有效干预与控制的困难。

根据现代医学模式，即生物 - 心理 - 社会医学模式，健康危险因素可以归类为环境因素、生物遗传因素、行为生活方式因素、卫生服务因素四大类。世界卫生组织全球人类的主要死因调查显示(1991 年)：行为生活方式占 60%，环境因素占 17%，生物遗传因素占 15%，医疗卫生服务因素占 8%。

一、环境因素

环境是指以人为主体的外部世界，或围绕人们的客观事物的总和。包括自然环境因素和社会环境因素。一个个体，不仅是生物学意义上的人，且还处在特定的自然和社会环境内，是自然环境和社会环境中的一部分。因此，在考虑个体的健康和疾病时，不仅要考虑其生物学特性，还需要考虑自然环境和社会环境的影响。世界卫生组织报告(2004 年)中估计全球有 24% 的疾病负担(健康寿命损失年)和 23% 的死亡(早逝)可归因于环境因素。

(一) 自然环境因素

自然环境中存在着大量影响健康的危险因素，如细菌、病毒、寄生虫等生物性因素，噪声、振动、电离辐射等物理性因素，化学毒物、粉尘、农药及汽车尾气等化学性因素。在我国，环境污染对人体健康造成危害，鉴于其危害机制一般具有低浓度、长周期、慢效应、大范围、人数多、后果严重，以及多因素协同作用等特点，近年来已受到社会和政府的广泛关注。

(二) 社会因素

社会因素是指社会的各项构成要素，即以生产力发展水平为基础的经济状况、社会保障、环境、人口、教育以及科学技术等，和以生产关系为基础的社会制度、法律体系、社会关系、卫生保障以及社会文明等。社会因素在疾病的发生、发展、转归和防治过程中起着极其重要的作用。随着生物医学模式向生物 - 心理 - 社会医学模式的转变，与人类密切相关的社会因素对健康的影响也越来越受到广泛的关注。

尽管社会因素涵盖的内容非常广泛，但主要包括环境、人口和文明程度三个方面。环境包括生物生态、物理化学和地理气候的自然环境，以及公共关系、家庭关系和人际关系的社会环境；人口包括免疫和遗传的生物属性，以及阶层、婚姻、家庭、生育、交际和情感的社会属性；文明包括生产水平、国民收入、国民营养的物质文明，以及政治制度、文化教育、卫生服务、法律立法、伦理道德、宗教信仰、风俗习惯和生活方式的精神文明。每一部分又可涉及社会的各个方面和人类生活的各个环节，各因素之间还存在着密切的联系。

社会因素对健康有着重大的影响。如健康和疾病与社会地位密切相关，社会经济地位越低，健康水平越差。在经济发达国家，人们生活工作条件、卫生状况、保健水平都随着经济水平的提高有显著改善，慢性非传染性疾病成为危害人群健康的主要疾病；而在经济不发达国家，营养缺乏性疾病、传染病等是威胁人群健康的主要卫生问题。社会地位低的人，经济收入低，生活贫困，居住条件、卫生条件和环境安全都较差，其所面临的健康问题超过社会地位高的人。

社会因素影响健康的特点是非特异性与广泛性、持久性与累积性，且社会因素作用于人类健康常常是以交互作用的方式产生效应。这主要是社会因素与健康效应之间的因果联系不仅呈现出多元性，且在影响健康的过程中，社会因素通常总是相互交织在一起共同产生效应。

(三) 心理因素

心理因素是指影响人类健康和疾病过程的认知、情绪、人格特征、价值观念以及行为方式等。其中，个体的认知、情绪以及人格特征与生物遗传有较密切的联系，具有相对稳定的特点，决定人们待人处事的行为模式，在个体的健康与疾病中有决定性意义，又被称为内在的心理品质。个体处理各种外界刺激的应对方式和日常活动中的生活方式则更多与后天获得性有关，通过后天学习，吸取教训、积累经验，使之在复杂的生活中应对自如，或者更好地满足自身的需要，又被称为外在的心理品质。一般认为心理因素赋予个体某些易病倾向，从而在社会文化等环境因素作用下易于表现出某些心理障碍和躯体疾病。人在精神上出现问题的时候，身体就会患病；而身体患病时，精神上也会痛苦。遭受精神创伤可以使机体内免疫物质下降，导致感染性疾病乃至癌症的发生。

二、生物遗传因素

生物遗传因素包括病原微生物、遗传、生长发育、衰老等。随着分子生物学的发展和人类遗传基因研究的进展，人们认识到有些疾病直接与遗传因素有关，如血友病、镰状细胞贫血、蚕豆病、精神性痴呆等，发育畸形、寿命长短也不排斥有遗传方面的原因，同属生物性致病因素范围。同时，已有部分疾病在分子水平上找到其发病的遗传学的客观证据，如遗传特征、家族发病倾向、成熟老化和个体敏感差异等均为生物遗传风险因素。

三、行为生活方式因素

生活方式是个人或群体在长期的社会化进程中形成的一种行为倾向或行为模式。健康相关行为是指个体和群体与健康和疾病有关的行为，可分为促进健康行为（个体或群体表现出客观上有利于自身和他人健康的行为。如合理膳食、适量运动、戒烟限酒、心理平衡等）和危害健康行为（个体或群体偏离个人、他人和社会健康期望、不利于健康的行为）两大类。常见的危害健康行为生活方式有吸烟、酗酒、滥用药物、不良饮食习惯、缺乏体力活动、精神紧张、特殊嗜好及不洁性行为等。危害健康行为给个体、群体乃至社会的健康会带来直接或间接的危害，对机体具有潜袭性、累积性和广泛性影响的特点。

慢性非传染性疾病已成为影响人类健康主要疾病，慢性非传染性疾病的发生与不健康的行为生活方式密切相关。心脑血管疾病、肿瘤、糖尿病及慢性呼吸系统疾病等常见慢性病的发生都与吸烟、不健康饮食（过多摄入饱和脂肪、糖、盐，水果蔬菜摄入不足）、饮酒、静坐生活方式等共同的行为生活方式危险因素有关。世界卫生组织估计，每年至少有 490 万人死于吸烟，260 万人死于超重或肥胖，440 万人死于高胆固醇，710 万人死于高血压。慢性病各种危险因素之间及与慢性病之间的内在关系已基本明确，往往是“一因多果、一果多因、多因多果、互为因果”。

世界卫生组织在“减少风险，延长健康寿命”的报告（2012 年）中提出了全球影响人类健康的十大危险因素：①低出生体重；②不安全的性行为；③高血压；④吸烟；⑤过量饮酒；⑥不安全饮用水、不安全的卫生设施和卫生习惯；⑦铁缺乏；⑧室内烟雾；⑨高胆固醇；⑩超重与肥胖。十大危险因素导致的死亡占全球死亡数量的 1/3 以上，除了低出生体重与贫困造成的营养不良紧密相关外，其他危险因素均与行为生活方式密切相关。

四、卫生服务因素

卫生服务是指卫生机构使用各种卫生资源提供预防、医疗、保健、康复和健康教育服务的过程。卫生服务是防治疾病和促进健康的有效手段。然而，在卫生服务中同时也存在各种不利于保护和增进健康的因素，如抗生素和激素的滥用、医疗服务质量低、误诊漏诊、医疗事故、资源布局不合理、公共卫生体系和服务网络不健全、重治疗轻预防的倾向、医疗保健制度不完善等都可能危害人群健康。

第二节 健康风险评估概述

一、健康风险评估含义

健康风险评估（health risk appraisal，HRA）是通过系统、全面地收集个人的生活方式、环境、遗传和医疗卫生服务等危险因素，对其危险因素与健康状态之间的关系进行量化，从而预测估计某一个体未来发生某种特定疾病（生理疾患或心理疾患）或因为某种特定疾病导致死亡的可能性，即对个人健康状况及未来患病和（或）死亡危险性进行量化评估。这里涉及三个关键词：健康状况、未来患病和（或）死亡危险、量化评估。

健康风险评估是一种方法与工具，评估的目的在于估计特定事件发生的可能性，而不在于做出明确的诊断。既往的健康风险评估一般以死亡为结果，然而，随着技术的发展和健康管理需求的变化，健康风险评估应用获得逐步延伸。目前，以疾病为基础的危险性评估已成为健康风险评估的重要领域，评估结果有助于个体理解危险因素的作用，便于实施积极的健康干预措施，减少因健康（疾病）原因而产生的直接与间接经济损失。

慢性非传染性疾病已成为人类主要死亡原因，其发生、发展与不良的生活行为和方式、环境中存在的多种风险因素密切相关。因此，对与慢性非传染性疾病发生、发展中有关的健康危险因素进行分析评估，预测疾病发生的概率及严重程度，实施积极的危险因素干预策略，有助于减少危险因素的危害和疾病的发生，对于促进人群健康具有积极的现实意义。

（一）健康状况

随着对健康状况的认识和理解的不断深入，健康的多维性、健康的阶段性和连续性成为人们对健康认识的重要的两个方面。健康的多维性是指包括躯体健康、心理健康、良好的社会适应能力和道德健康 4 个方面；阶段性和连续性是指从绝对健康到死亡，个体经历疾病的低危险状态、中危险状态、高危险状态、疾病发生、不同预后等阶段，各个阶段逐步演变。健康的这些特点直接影响到健康风险评估的需要和发展趋势。目前，健康风险评估的重点已从健康结果的评估（如患病、残疾、死亡等）扩展到个人健康功能评估。同时，阶段性和连续性健康评估越来越受到广泛关注。如根据不同性别和年龄段健康危险因素、易患疾病和高死亡原因等的差异，设计不同年龄段应做的健康检查项目，进行周期性的健康检查和健康风险评估，可以为个体提供连续的健康基础信息，帮助个人采取有效的健康决策和健康维护。

（二）未来患病和（或）死亡危险

这是健康风险评估的核心，即依据循证医学、流行病学和统计学等方法与技术，预测具有一定特征的人群在未来一定时期内病死率或患病率。健康风险评估从本质上来说，就是对未来患病和（或）死亡危险的预测。

（三）量化评估

评估结果可以量化和比对是健康风险评估的一个重要特点。常见的健康风险评估结果指标有：患病危险性、健康年龄、健康分值等，基本思想是将健康危险度的计算结果通过一定的方法转化为一个评分数值。

健康年龄是一个有意义的指标，指具有相同评估总分值的男性或女性的平均年龄。为得到健康年龄，受评估者的评估危险度要和同年龄同性别人群的平均危险度进行比较，如某个体评估危险度与人群平均危险度相等，则他的健康年龄就是其自然年龄；如某个体评估危险度高于人群平均危险度，其健康年龄大于其自然年龄；如评估危险度低于人群平均危险度，其健康年龄小于其自然年龄。

为便于理解和说明，常采用图形表达健康风险评估结果。常见的表达方式见图 5-1。

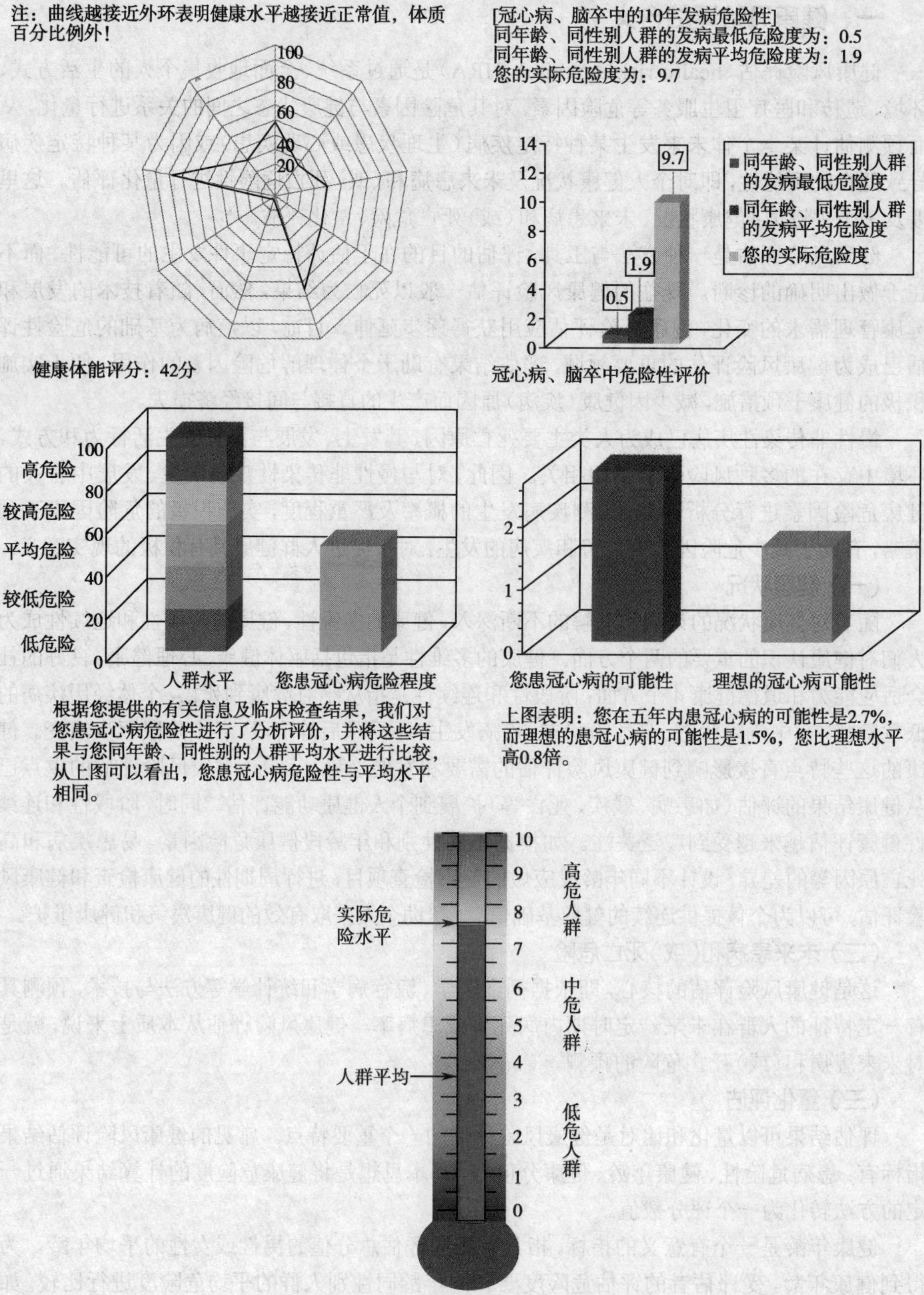

图 5-1 健康风险评估结果的几种表达方式

二、健康风险评估历史

美国医生 Lewis C.Robbins 在 1940 年首次提出健康风险评估的概念。他在大量宫颈癌和心脏疾病的预防实践工作中发现：医生记录患者的健康风险，有助于指导疾病预防工作的有效开展。他创造的健康风险标（health hazard chart），赋予了医疗检查结果更多的疾病预测性含义。1950 年，Robbins 担任公共卫生部门研究癌症控制方面的领导者，主持制定了《10 年期死亡率风险表格》（*Tables of 10-year Mortality Risk*），并且在许多小型的示范教学项目中，开展以健康风险评估作为医学课程教材及运用的模式。

20 世纪 60 年代后期，随着人寿保险精算方法在对患者个体死亡风险概率的量化估计中的大量运用，所有产生量化健康风险评估的必要条件准备就绪。1970 年，Robbins 医生和 Jack Hall 医生共同编写了《如何运用前瞻性医学》（*How to Prospective Medicine*）一书，阐述了目前健康风险因素与未来健康结局之间的量化关系，并提供完整的健康风险评估工具包，包括问卷表、健康风险计算及反馈沟通的方法等。至此，健康风险评估进入大规模应用和快速发展时期。

"健康风险评估"的核心理念是全面研究个人的生活方式和行为对生理健康、心理健康、社会功能、保健就医情况产生的正面或负面的影响，有的放矢地对不良生活习惯和行为方式进行干预，从而达到降低健康风险、提高生命质量、优化生存环境、合理配置医疗消费的目的。在西方发达国家，针对个人、组织和社会的"健康风险评估"已经伴随健康管理事业走过了二十多年的发展历程，已成为医疗服务体系中不可缺少的一部分。但对大多数中国人来说，"健康风险评估"目前还是一个全新的概念。

健康风险评估的目的在于将评估中所获得的健康数据转变成公众所熟知的健康信息，帮助人们从这些健康信息中获得对自身健康的一种判断、态度、观点和认同等，从而形成和建立起良好的身体、心理和社会适应能力等方面的知识和技能，减少健康风险因素的影响。医学模式和疾病谱的变化，人们自我健康维护意识的增强，尤其是随着我国居民生活方式的巨大变化，肥胖、超重、饮酒过量、吸烟、运动不足、睡眠不足、用脑过度等不良生活方式导致的健康问题越来越多，开发、利用健康风险评估工具，建立健康风险评估体系是实施有效的健康管理，帮助人们走向健康的一种科学途径，对于维护和促进健康具有重要的意义。

第三节　健康风险评估技术和方法

一、健康风险评估的基本步骤

开展健康风险评估的基本步骤包括：健康信息收集（问卷调查、体格检查和实验室检查等）；风险估算；风险沟通。

（一）健康信息收集

个人健康信息收集是开展健康风险评估的基础。问卷调查是健康信息收集的一个重要手段，体格检查、实验室检查等也是获得健康信息的手段。根据评估的重点与目的不同，所收集的健康信息也会存在差异。一般来讲，需要收集的信息包括：①生理、生化数据：身高、体重、腰围、血压、血脂、血糖等；②评估对象的基本信息：年龄、性别、文化程度、职业、经济收入、婚姻状况等；③现在健康状况、既往史、家族史调查；④生活方式信息：主要包括吸烟状况、身体活动状况、饮食习惯及营养状况、饮酒状况等；⑤态度与知识方面信息；⑥其他危险因素，如精神压力等。

健康信息的客观性和准确性直接关系到健康风险度的估计。因此，不论通过何种方式获取健康信息，评估人必须充分关注到信息的客观性和准确性。

（二）风险估算

疾病危险的估计主要有两种方法，即单因素加权法、多因素模型法。

单因素加权法是建立在单一危险因素与发病率基础，即将这些单一因素与发病率的关系以相对危险度表示其强度，得出的各相关因素的加权分数即为患病的危险性。由于这种方法简单实用，不需要大量的数据分析，是健康管理发展早期的主要危险性评价方法。典型代表是哈佛癌症风险指数。

多因素模型法是建立在多因素数理分析基础上，即采用统计学概率理论的方法得出患病危险性与危险因素之间的关系模型。为了能将更多的危险因素考虑进去，提高评估的准确性，近年来，这种以数据为基础的关系模型分析技术获得进一步发展，除了常见的多元回归分析方法外（Logistic 回归和 Cox 回归），还有基于模糊数学的神经网络方法等。典型代表是基于前瞻性队列研究的基础上建立的 Framingham 的冠心病模型，并获得广泛的使用。很多机构以 Framingham 模型为基础构建其他模型，并由此演化出适合自己国家、地区的评价模型。

绝对风险性和相对危险性是风险评估结果表达的常用两种方式。

绝对风险是估计未来若干年内患某种疾病的可能性，用以估计多个危险因素对疾病的效应。如 5 年患病的绝对风险为 10%，表示 5 年内将发生被评估疾病的概率为 10%。评估疾病绝对风险的目的在于确定干预措施的绝对效果，例如：如果人群平均 5 年绝对风险是 15%，意味着未来 5 年内，整个人群中有 15% 的人需要进行被评估疾病的干预，若未来 5 年内，在某一人群中采取有效的干预措施，则可能将人群被评估疾病的发病率降低，如将人群被评估疾病发病率从 10% 降低至 8.5%。

相对风险是具有某一危险因素的个体与不具有这种危险因素的个体相比，发生某种疾病的概率之比。相对风险是对某一危险因素单独表示，以提示人们对某些行为（如吸烟）或某种生理异常（如高血压）进行干预。这种表达方法在人群干预疗效的评价中存在一定问题，因为相对风险的降低程度与患者治疗前的绝对风险水平相关。例如有研究显示：血压或血脂处于人群平均水平，而心血管疾病绝对风险高的个体，其降压或降脂疗效的绝对益处是血压或血脂处于较高水平，而心血管疾病绝对风险较低的个体的 2～3 倍。因此，目前相对风险评估通常是指个体危险性与同年龄同性别人群平均水平之比，或增减量。

（三）风险沟通

风险沟通是个体、群体及机构之间交换信息和看法的双通道的互动过程，是一个收集信息、组织信息、再现和提炼信息，并为决策服务的过程。风险沟通贯穿风险管理中，恰当的风险沟通方式，将有助于临床医生、全科医生和患者更好地理解疾病绝对风险的概念。

多数患者和医生不能很好地理解疾病绝对风险是目前疾病风险管理过程中存在的主要问题。有研究揭示：近 80% 实际处于高风险的个体，乐观地自认为处于低风险中；近 20% 实际处于低风险的个体，悲观地自认为处于高风险中。相对风险的概念为多数人理解。如吸烟者发生心血管病事件的风险是不吸烟者的两倍，但这一信息只有知道不吸烟者心血管病事件的风险才有意义。同样，仅告知吸烟者，5 年发生心血管病事件的绝对风险是 10% 的意义并不大，只有同时告知他们，戒烟可使他们的风险水平降低的程度，并有相应的测量尺度测定平均改变量，才有意义。多数人对所暴露或预防的风险因素没有绝对等级的概念，因此也就不知道该如何应对这些信息。

其次，绝对风险是来自数学运算的抽象概念。对患者和临床医生而言，药物或其他干预降低血压或血脂的直接的、可理解的指标是血压和血脂水平，难以理解降压或降脂药物能显著降低心血管病的风险，同样也很难理解相同的药物对血压、血脂处于平均水平的人比处于较高水平者更有效。

目前，疾病防治领域的国外研究者已将目光转向了在疾病绝对风险的基础上，构建、整合新的疾病风险沟通（risk communication）工具。如：Grover 等建立了评估患者“心血管年龄”的新的风险沟通工具。该模型以每年致死性疾病、脑卒中和非心血管疾病的死亡危险为基础评估个体的期望寿命，并与同年龄同性别的平均寿命进行比较，计算出期望寿命的差值，称为年龄裂痕（age gap），实际年龄加上或减去该差值就得到“血管年龄”。例如，一个具备多种危险因素的人（50 岁）与不具备这些因素的同年龄、同性别的人相比，期望寿命会减少 5 年，那么他的心血管年龄就是 55 岁，虽然他的实际年龄只有 50 岁。这种风险沟通方法，既包含了绝对风险特征（年龄裂痕的大小），又包含了相对风险特征（你的实际年龄比血管年龄更年轻了，还是更老了）。Framingham 研究者在 2008 年发布的心血管综合风险预测模型中也采纳了血管年龄的沟通方法，将 10 年绝对风险值进行进一步转化，得到相应的血管年龄。

健康风险评估报告中，用有助于患者和医生理解的工具来表示风险评估所给出的结果，将更有利于风险沟通，更简单、直接地向患者和医生传达风险程度。

健康风险评估报告包括个体评估报告和群体评估报告。个体报告一般包括健康风险评估的结果和健康教育信息，群体报告一般包括对受评估群体人口特征概述、健康危险因素总结、建议的干预措施和方法等。无论是个体评估报告还是群体评估报告都应与评估目的相对应。个体报告主要包括健康风险评估结果及分析，以及有针对性的健康教育信息。群体报告主要包括受评群体的人口学特征、患病状况、危险因素总结、建议的干预措施和方法等。健康风险评估报告（举例）见表 5-1、表 5-2。

表 5-1 高血压风险评估报告（举例）

<table>
<tr><td>姓名</td><td>张某</td><td>性别</td><td>女</td><td>服务医生</td><td>李某</td></tr>
<tr><td>编码</td><td>00001</td><td>年龄</td><td>—</td><td>婚姻状况</td><td>—</td></tr>
<tr><td colspan="6">与高血压发病相关的危险因素</td></tr>
<tr><td>危险因素</td><td>本次 2014-11-10</td><td colspan="2">上次 2013-10-12</td><td>变化</td><td>评估参考值</td></tr>
<tr><td>年龄</td><td>32</td><td colspan="2">31</td><td>—</td><td>随年龄增加风险升高</td></tr>
<tr><td>收缩压</td><td>131</td><td colspan="2">131</td><td>—</td><td><120mmHg</td></tr>
<tr><td>舒张压</td><td>67</td><td colspan="2">67</td><td>—</td><td><80mmHg</td></tr>
<tr><td>体重指数</td><td>24.8</td><td colspan="2">24.8</td><td>—</td><td>18.5≤BMI<24.0</td></tr>
<tr><td>父母高血压史</td><td>有</td><td colspan="2">有</td><td>—</td><td>无</td></tr>
<tr><td>是否吸烟</td><td>吸烟</td><td colspan="2">吸烟</td><td>—</td><td>不吸烟</td></tr>
</table>

续表

您未来四年高血压的发病风险等级

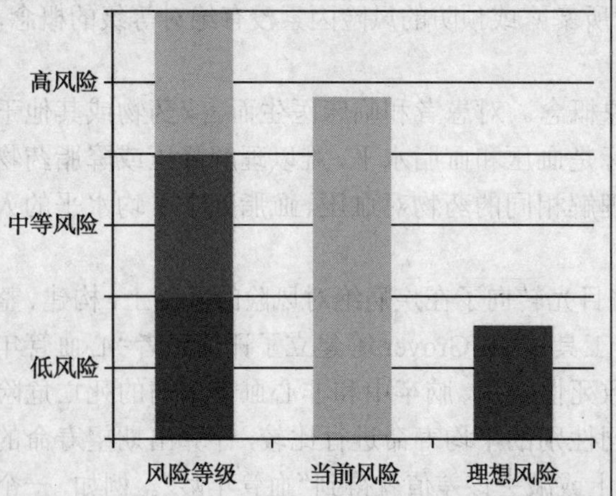

您患高血压的风险等级：根据您提供的有关信息及临床检查结果，发现您的高血压风险等级为：高风险。

当前风险：按照您现有的危险因素水平，未来1年、2年、4年内，您的高血压发病风险分别为6.2%、12.01%、22.58%，即未来4年内，与您同等风险的100人中，有22.58人可能患高血压。

理想风险：将所有可改变的危险因素控制在理想水平时的发病风险。也就是说您将现有可改变的危险因素控制到理想水平，您未来4年高血压的发病风险可降至3.9%

改善以下因素降低您的高血压发病风险

1. 控制血压　2. 控制体重　3. 戒烟

表5-2　肥胖症风险评估报告(举例)

姓名	张某	性别	女	服务医生	李某
编码	00001	年龄	—	婚姻状况	—

中国成人超重和肥胖的体重指数和腰围界限值与相关疾病*危险的关系

分类	体重指数（千克/平方米）	腰围（厘米）		
		<80	80～90	≥90
体重过低**	<18.5	—	—	—
体重正常	18.5～23.9	—	增加	高
超重	24.0～27.9	增加	高	极高
肥胖	≧28	高	极高	极高

*相关疾病指高血压、糖尿病、血脂异常和危险聚集；**体重过低可能预示有其他健康问题

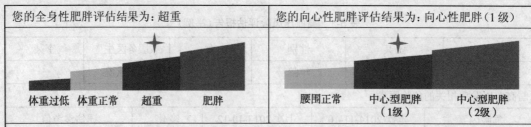

您的全身性肥胖评估结果为：超重

您的向心性肥胖评估结果为：向心性肥胖（1级）

指导建议

体重指数：简称BMI，等于体重（公斤）除以身高（米）的平方，它是目前国际公认的一种评估全身性肥胖程度的方法。体重指数在18.5～24范围者为正常体重，您目前的体重指数是24.8，属于超重。

腰围：腰围是衡量脂肪在腹部的蓄积程度的一个指标，是目前公认的反映向心性肥胖最有效的方法，聚集在上半身的脂肪过多会增加糖尿病和心脏病的风险。对于女性来说，正常腰围应该小于80厘米，您目前的腰围是85厘米，属于向心性肥胖（1级）。

由于您目前的体重指数是24.8，腰围是85厘米，根据中国肥胖问题工作组提供的体重指数结合腰围判断相关疾病（高血压、糖尿病、血脂异常等）危险度的标准，您发生这些疾病的风险等级是高风险

二、健康风险评估种类与方法

从不同的角度出发，健康风险评估可进行不同分类。如根据应用的领域不同，健康风险评估可分为：①临床评估，包括体检、门诊、入院和治疗评估等；②健康过程及结果评估，包括健康状况评估、患病风险评估、疾病并发症和预后评估等；③生活方式和健康行为评估，包括膳食、运动等习惯评估；④公共卫生监测与人群健康评估，从人群的角度进行环境、食品安全、职业卫生等方面的健康评估。本节从健康评估的功能角度，介绍常见的健康风险评估种类及其方法。

（一）一般健康风险评估

一般健康风险评估（health risk appraisal，HRA）主要是对危险因素和可能发生疾病的评估。目前开展的一般健康风险评估主要有：①生活方式/行为危险因素评估；②生理指标危险因素评估；③个体存在危险因素的数量和严重程度的评估。一般健康风险评估的主要目的在于：①帮助个体识别自身的不健康行为方式，认识到这些行为和风险对他们生命和健康造成的不良影响；②针对性地提出个体生活方式/行为改善建议，促使个体修正不健康的行为；③帮助个体明确各项生理指标的严重程度及存在其他危险因素的数量；④评估个体或人群的危险度，进行危险度分层管理。

一般健康风险评估的基本步骤包括：

1. 搜集资料

(1) 基础资料收集：搜集地方年龄别、性别、疾病别患病率或死亡率等基础资料，遴选严重危害地方居民健康的疾病，如将前5～10位死因的疾病作为研究对象。基础资料可通过死因登记、疾病检测、文献报告等途径收集，也可经回顾性调查获得。

(2) 健康风险因素资料收集：通过健康询问问卷调查，搜集地方居民行为生活方式、环境风险因素和医疗卫生服务风险因素，通过病史询问、体格检查和实验室检查，也可以获得重要的家族遗传性风险因素资料。

2. 健康风险评估

(1) 风险系数计算。

$$Fi=\frac{RRi}{\sum_{i=1}^{n}RRiPi};\ i=1,\ 2,\ 3\cdots n$$

i是指某一特定危险因素的第i分层；

Fi是指某一特定危险因素第i分层的风险系数；

RRi是指某一特定危险因素第i分层的相对危险度；

Pi是指人群中某一特定危险因素第i分层所占的比例。

如果危险因素的风险系数超过1.0，则将超出的部分相加；如果危险因素的风险系数小于1.0，则将系数直接相乘，然后与上面的总和相加得到最后的综合风险系数。

(2) 发病（或死亡）危险评估：是指在某种危险分数单独或联合作用下，某种疾病的死亡可能性。即在现有健康风险因素的条件下预期发病率或死亡率。

存在发病危险 = 居民平均发病概率 × 危险分数。

评估结果表达：健康风险评估结果一般使用风险分值、健康年龄、患病危险性、健康风险分级等形式进行表达。健康年龄是指具有相同评估总分值的男性或女性人群的平均年龄。如果评估危险分值等于人群平均危险分值，则实际健康年龄等于自然年龄；如果评估危险分值大于人群平均危险分值，则实际健康年龄大于自然年龄；如果评估危险分值小于人群平均危险分值，则实际健康年龄小于自然年龄。心脏病危险因素评估结果表达形式（举例）见表 5-3。

表 5-3　心脏病危险因素评估结果表达形式（举例）

姓名	张某	性别	男性	服务医生	李某
编码	00001	年龄	44	婚姻状况	—
心脏病危险因素：				风险系数	
血压（180/100mmHg）				2.9	
胆固醇（4.6mmol/L）				0.7	
吸烟（1 包 / 天）				1.5	
体重（60kg）				0.9	
心脏病家族史（无）				0.5	
体力活动（中等）				1.0	
总分（2.9－1）+（1.5－1）+ 0.7 × 0.9 × 0.5				2.7	
预测结果： 1. 人群平均心脏病死亡率（1355/10 万），预测心脏病死亡率 3659/10 万（2.7 × 1355）。 2. 人群平均肝硬化死亡率（203/10 万），预测肝硬化死亡率（548/10 万）。 3. 人群平均肺癌死亡率（223/10 万），预测肺癌死亡率（602/10 万）。 4. 实际健康年龄：47 岁。					

3. 健康风险评估报告　健康风险评估报告主要内容包括：①个体健康状况基本信息。如血压值和血糖值评定、体重指数评定及有无肥胖等。②健康风险因素信息。如少运动、饮食不合理、吸烟、心理压力大等。③患病的风险和降低或消除健康风险可能改善的健康状况。如高血压的危险因素有高血脂、肥胖等，如控制体重可能提高的健康状况，计算健康年龄等。④健康干预计划。如控制高血压或糖尿病等措施、戒烟措施、合理膳食的计划、健康生活方式的健康教育、定期随访等。群体健康风险评估报告则包括该群体的人口学特征、疾病的患病率、风险因素的发生率、不良生活方式的发生率、人群干预措施和方法等。

（二）疾病风险评估

疾病风险评估（disease specific assessment）是健康评估中的重要内容之一，是指对特定疾病患病风险的评估，即特定疾病患病的可能性程度。实施疾病评估目的在于：①帮助评估对象发现某特定疾病的患病可能性和程度，积极采取措施，改善现有生活中的饮食和习惯等，或进一步到医院做临床检查；②从群体中筛查患有特定疾病个体，进而实施需求或疾病管理；③评估特定干预措施实施后的有效性以及一定时间后对患者健康状况改善的水平。

疾病风险评估具有以下特点：①注重评估个体临床客观资料（如临床生理、生化检验指标）对未来某特定疾病发生危险性。要求个体提供详细基本信息和尽可能详细的近期临床诊断、化验、处方、用药量等信息以及评估中如实认真回答问题。②流行病学研究的成果是疾病风险评估的科学基础和主要依据。前瞻性队列研究、既往流行病学研究成果的综合分析和循证医学是疾病风险评估的主要方法，如生存分析法、寿命表分析法、meta 分析、合成分析法（synthesis analysis）等。③严谨的统计学方法是建立疾病风险评估模型的手段。

④疾病风险评估是时段性评估，经过指导后，个体足够重视，并努力按专家建议去遵行，患此病风险会有所降低，如实施疾病管理后患肺癌风险降低了55%，患糖尿病风险降低了55%等。⑤疾病风险评估适用于医院、体检中心、保险公司等的核保和精算。

疾病风险评估的基本步骤包括：①选择要预测的疾病（病种）：病种选择一般为人群中高发、危害严重、有相对明确的有关危险因素且目前对该病种已有效果较好的干预措施的疾病；②不断发现并确定与该疾病发生的有关危险因素：现有的流行病学研究成果对于发现和确定与该疾病发生有关的危险因素，建立有效的疾病预测模型至关重要，但是，危险因素的个数及其作用要随着医学研究的进展恰当地体现在预测模型中，图5-2揭示了常见的2种在人群中高发、危害严重疾病的危险因素；③应用适当的疾病预测方法建立疾病风险预测模型；④验证评估模型的正确性和准确性：即预测的结果应和实际观察结果具有一致的方向性和较好的相关性。

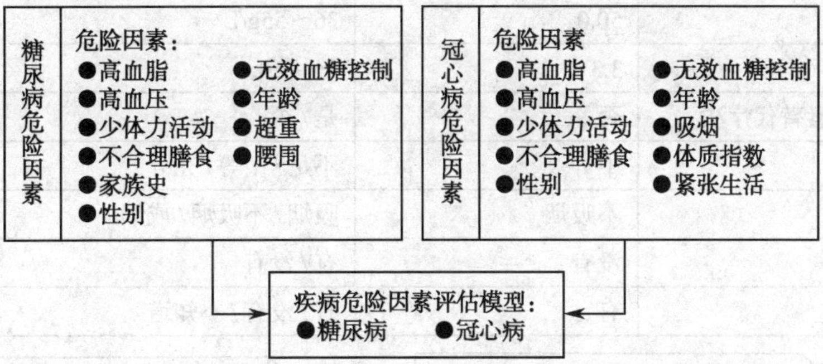

图5-2 糖尿病、冠心病危险因素

需要说明的是：不同的疾病风险评估工具可能有不同的患病危险性评估结果表达方式，但基本的表达方式有：①未来一定时期内患某特定疾病（病种）的可能性（概率值）；②与同年龄、同性别的人群平均水平相比，个体患某特定疾病（病种）危险性的高低（人群中的百分位数）。冠心病危险评估结果（举例）见表5-4。

（三）生命质量评估

生命质量（quality of life，QOL），又称生存质量或生活质量，是指以社会经济、文化背景和价值取向为基础，人们对自己的身体状况、心理功能、社会能力以及个人状态的一种感觉体验。生命质量反映了个体的期望与实际生活状况之间的差距，差距越大，则生命质量越差。生命质量涉及的内涵丰富，如个体的身体健康、心理素质、自立能力、社会关系及个人信念等，是个体对自己生活状况的理解。鉴于个体文化和价值观念、生活目标、价值期望、行为准则的不同，不同个体对生命质量的感受和理解也不同。

20世纪70年代末，医学领域开展了广泛的生命质量研究，探索疾病及其治疗对生命质量的影响，形成"健康相关生命质量（health related quality of life，HRQOL）"范畴，健康相关生命质量是指在病伤、医疗干预、老化和社会环境改变的影响下，测定与个人生活事件相联系的主观健康状态和个体满意度，反映的是生存时间（生理指标）与生存质量（主观感受与机体状况）两者的综合。

生命质量评估（quality of life assessment，QOLA）是指具有一定生命数量的人在一定的时点上的生命质量表现。通常评估包括生理状态、心理状态、社会功能状态、自评健康和满

表 5-4　个人疾病危险性评价——冠心病（举例）

姓名：张某	性别：男	年龄：—
个人编码：000001	工作单位：—	
服务医生：王医生	医疗服务单位：—	
危险因素及相关因素清单	检查结果	正常值及参考值范围
年龄	50	—
收缩压	140	<140mmHg
是否患有糖尿病	没有	有/没有
脂蛋白	未检查	37～255mg/L
总胆固醇	4.8	2.9～6.0mmol/L
高密度脂蛋白胆固醇	1.1	男：1.14～1.76mmol/L；女：1.12～1.91mmol/L
白蛋白	50.0	36～55g/L
纤维蛋白原	3.3	2～4g/L
是否采用雌激素替代疗法	否	是/否
体力活动	中等	不足/中等/充分
吸烟情况	不吸烟	吸烟/不吸烟/戒烟
左心室肥大	没有	有/没有
冠心病家族史	有	有/没有/不知道

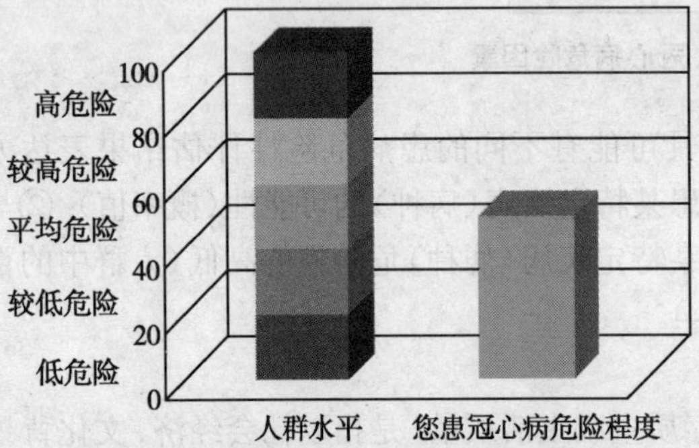

根据您提供的有关信息及临床检查结果，我们对您患冠心病危险性进行了分析评价，并将这些结果与您同年龄、同性别的人群平均水平进行比较，从上图可以看出，您患冠心病危险性与平均水平相同。

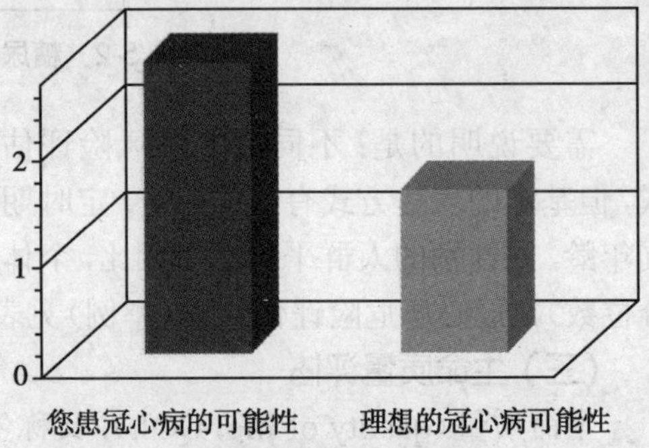

上图表明：您在五年内患冠心病的可能性是2.7%，而理想的患冠心病的可能性是1.5%，您比理想水平高0.8倍。

通过上述解释，您可能清楚了解自己的健康状况。但是不管您目前患病的危险性是高还是低，影响您健康的危险因素并不是一成不变的。随着时间的推移，有些危险因素会逐步加重，新的危险因素也会出现。因此，如何控制及降低有关危险因素对您的健康极为重要。请仔细阅读为您提供的“健康处方”

意度等四个维度，针对具体疾病的评估还包括疾病症状等内容。作为一种评估技术，生命质量评估是对疾病及治疗对患者造成的生理、心理和社会生活等方面的影响进行全面评价。需要关注的是生理、心理和社会功能状态是生命质量的核心内容，任何疾病或损伤都会导致此三方面的改变（如生活活动能力、角色功能、体力、情绪反应、认知功能、社会交往、社会资源等方面改变），而此三方面的改变也综合反映了个体生命质量的状态。因此，生理、心理和社会功能状态是生命质量评估的重要内容。

生命质量评估是随着人们对健康和疾病认识的不断深入，应用范围也在扩大。开展生命质量评价的目的或用途体现在：①个体和人群健康状况的监测；②比较个体和人群健康状况的变化；③疾病严重程度评估；④疾病所带来的负担和对生命质量影响的评估；⑤对临床治疗进行经济学评估，选取最佳方案；⑥患者康复技术的指导；⑦为卫生政策的制定和卫生资源的合理利用提供依据。

生命质量评估的特点体现在：①评估内容具有综合性；②反映生命质量的指标常为主观指标；③就评估者来看，多采用自我评估；④评估结果具有时变性，常作为卫生保健、健康促进等的效果指标，且比一些客观健康指标更为敏感；⑤多采用量表进行测量。

1. 生命质量评估内容

(1) 生理状态：生理状态是个体体能和活动能力的反映，是生命质量最基本的组成成分。生理状态测量主要包括三个方面：①活动受限：如躯体活动受限、迁移受限、自我照顾受限；②角色功能受限：如角色活动的种类和数量受限、角色紧张、角色冲突等；③体力适度：如个体日常活动中表现出的无力、疲劳感、虚弱感等。

(2) 心理状态：心理状态是人类大脑反映外界客观事物的过程，它由认识、情感和意志活动过程组成。所有疾病和损伤都会导致患者不同程度的心理变化。心理状态测量主要包括：①情绪反应：如焦虑、紧张、抑郁、恐惧等；②认知功能：如时间与地点的定位、方向识别能力、思维、注意力和记忆力等。情绪反应是生命质量测量中最为敏感的部分，不仅直接受疾病和治疗措施的影响，而且患者的生理状态和社会功能状态的变化也会间接地从情绪反应中表现出来。疾病的晚期阶段和达到一定年龄段的老年人都会伴有认知功能障碍，但是，认知功能障碍的改变是渐进的，因此，在生命质量测量中认知功能不是一个敏感指标，是否纳入测量依据研究目的和对象来考虑。

(3) 社会功能状态：社会功能状态表现为个体的社会交往状况和从拥有的社会资源中获得的社会支持程度，是人类社会生活的基本需要。社会功能状态测量主要包括：①社会交往：如社会整合（以社会成员的身份参与社会活动），社会接触（人际交往和社区参与的数量范围和社会资源的利用过程度等），亲密关系（如亲情、朋友间获得社会支持的程度等）；②社会资源：如个体的社会网络和社会关系等。

(4) 自评健康：个体对其健康状态、生活状况的自我判断是生命质量评估的综合性指标。健康自评可以是个体对当前综合健康状态的自我评估，也可以是对自己未来健康发展趋势的自我评估，反映了个体对当前健康的认识和未来健康的期望。生活评估是个体对其生活的某个方面（如经济状况、婚姻家庭生活、社会活动等）或生活的诸方面综合状况的自我评价。

(5) 满意度与幸福感：满意度与幸福感是个体需求获得满足时的良好情绪反应。满意度是个体对待事件的满意程度，是有意识的判断，用来测量个体需求的满足程度；幸福感是个体对全部生活的综合感觉状态，用来测量个体整个生命质量水平。

针对特殊人群或特定疾病的生命质量评估，常常还包括反映特殊人群特征或症状等内容，评估内容设计应依据研究问题的需要，体现被评估对象的特征及其关注的问题。如对艾滋病患者来说，社会歧视和自卑心理也应纳入心理健康状态的测量。

2. 生命质量评估量表　生命质量调查量表是生命质量评估的主要工具。目前，已开发的生命质量量表多达数百种，尽管各种量表的适用对象、范围和特点各异，但都是基于健康相关生命质量的内涵，提出问题，构建量表。常见的、有代表性的量表有：世界卫生组织生存质量测量量表（the WHO quality of life assessment instrument，WHOQOL），36 条目简明健康测量量表（the 36-items short form health survey，SF-36），诺丁汉健康量表（Nottingham health profile，NHP），Karnofsky 功能状况量表（Karnofsky performance status，KPS），良好适应状态指数（quality of well-being index，QWB），疾病影响量表（sickness impact profile，SIP），癌症病人生活功能指数量表（functional living index cancer scale，FLIC）。

鉴于中外文化的巨大差异，我国学者基于国情文化，也开始了具有我国文化特色的生命质量测量量表研制工作。目前，我国自主研制的、有代表性的生命质量测量量表有：①中国医学科学院 / 中国协和医科大学阜外心血管医院流行病学研究室研制的中国人生命质量普适量表（the 35-item QOL questionnaire，QOL-35），适用于我国一般人群生命质量测量；②昆明医学院公共卫生学院研制的癌症患者生命质量测量量表系列（quality of life instruments for cancer patients，QLICP），包括我国常见癌症的生命质量测量量表，如肺癌（QLICP-LU）、乳腺癌（QLICP-BR）、直肠癌（QLICP-CR）、头颈癌（QLICP-HN）等生命质量测量量表；③中南大学流行病与卫生统计学系研制的 2 型糖尿病患者生命质量量表（quality of life scale for patients with type 2 diabetes mellitus，DMQLS）。

下面，作为一个例子，我们对 SF-36 量表做简单介绍，以帮助了解生命质量评估。

SF-36 量表是国际健康研究和实践中使用最为广泛的测量量表之一，并已被翻译成多国语言，其效度及一些临床指标的综合测量已得到了广泛的研究，这些指标与临床疾病发病或治疗、疾病的严重度等以及一段时间后疾病引起的健康改变有关，既适合一般人群，也适合于病人。

SF-36 量表是由 36 个条目组成的简明健康测量量表。评估内容包括 8 个维度，即身体功能（PF）、体格功能（RP）、身体疼痛（BP）、总体健康（GH）、活力（VT）、社会功能（SF）、情感作用（RE）及精神卫生（MH），每个评估维度由 2～10 个条目组成。由患者对自身的健康状况进行自我评估，最低分值 35 分，最高分值 145 分。评估的每个维度也可以通过分值转换计算其达到理想标准的百分比，转换方法为：

转换尺度 =［（实际分值 − 最低可能分值）/ 可能的分值间距］× 100%

例如：身体功能最低分值为 10 分，最高分值为 30 分。某被评估个体身体功能自评得分为 21 分。

则：［（21 − 10）/20］× 100% = 55%

表示该个体身体功能只得到完全健康状况的 55%。

第四节　健康风险评估应用

健康风险评估是基于收集个人（或群体）健康相关资料的基础上，利用多种健康风险评估工具对健康相关信息进行整理、分析，形成对个人（或群体）当前健康状态、健康发展趋势及未来可能出现的结果等方面的判断。客观、准确的健康资料收集，选择恰当的评估模型或工具进行评估，是获得准确健康风险评估结果的重要保证，评估结果有利于制订合理的健康干预计划，达到健康促进的目的。目前，健康风险评估主要应用于下列三个方面。

一、健康风险评估应用于个体健康指导领域

（一）帮助个体综合认识健康风险因素

健康危险因素是指机体内外存在的使疾病发生和死亡可能性增加的诱发因素，包括环

境因素、生物遗传因素、行为生活方式因素、卫生服务因素。健康危险因素在个体身上的发生和表现是多元化的并存且相互影响，可以出现病症也可以不表现病症。健康风险评估通过收集个体健康危险因素信息，据此对个体的健康状况及未来患病危险性进行全面考察与评估，有利于帮助个体综合、正确地认识自身健康危险因素及其危害。

（二）鼓励和帮助个体修正不健康行为

健康风险评估是通过个性化、量化的评估结果，帮助个体认识到自身存在的健康危险因素及其危害与发展趋势，指出个体应该努力改善的方向，并提出针对性、个性化的健康干预方案，并在医生指导和个人积极参与下实施方案，有助于个体改变不良的健康行为，消除或减轻影响健康的危险因素，预防疾病、促进健康、提高生命质量。

（三）制订个体化健康干预措施

通过健康风险评估，可以明确个体的主要健康问题及其健康危险因素，并确定危险因素的属性是行为因素还是非行为因素，可改变的因素还是不可改变的因素（不可改变的因素如年龄、性别、疾病家族史和遗传特征），重要行为还是非重要行为（行为与健康问题关联强度及是否经常发生的行为），高可变性行为还是低可变性行为（通过健康干预，某行为发生定向改变的难易程度）等。进而通过制订个性化、针对性的干预策略和措施，提高个体的健康水平。

（四）评价干预措施有效性

健康干预是帮助个体采取行动、纠正不良生活方式和习惯，控制健康危险因素的手段。健康管理是一个长期的、连续不断的、周而复始的过程，即在健康干预措施实施一定时间后，需要进行评价，以便发现干预过程、结果与干预计划存在的差异，分析原因，调整计划和干预措施。健康风险评估可通过自身的信息系统，收集、追踪和比较重点评价指标的变化，可对健康干预措施的有效性进行评价和修正。

二、健康风险评估应用于群体健康管理领域

对群体实施健康管理时，为了使健康管理更有效，针对性更强，通常需要筛选高危人群，实施人群分类管理，以监测疾病进程，降低医疗费用。健康风险评估是筛选高危人群，进行风险分层的有效手段。可按健康危险因素多少、疾病危险性高低等进行健康风险高低分层（如高血压患者心血管危险分层管理等），也可根据卫生服务的利用水平、设定的阈值或标准等进行医疗花费高低分层。人群分类通常有以下几种分类方法：

1. 根据健康风险的程度分为高危险组与低危险组，对低危险类型的个人和群体采取集中形式的健康教育及健康促进活动，实施生活方式的管理和需求管理，对高危险组的个体和群体采取有针对性的干预，实施疾病的专案管理，包括生活方式的管理。

2. 根据健康需求分近期有需求和无需求，有需求的又可根据不同的需求内容分组，对近期有需求的个体和人群应及时开展健康风险评估，提供相关的健康知识，减少人们对原以为必需的、昂贵的、临床上不一定有必要的医疗保健服务的使用，也可以通过电话、互联网等远程管理方式来指导个体和群体正确地利用各种医疗保健服务满足自己的健康需求。

3. 还可以根据不同的年龄、性别、干预的风险因素、疾病的种类、干预的措施等分类管理，这样还可以提高干预的针对性和有效性，同时也可降低干预实施的成本。

通过对不同风险的人群采取不同等级的干预手段，可达到健康的最大效果和资源的最大利用。如对经常利用卫生服务的人群进行疾病管理，对偶尔利用的人群进行需求管理，对很少利用的人群进行生活方式管理等（图 5-3）。

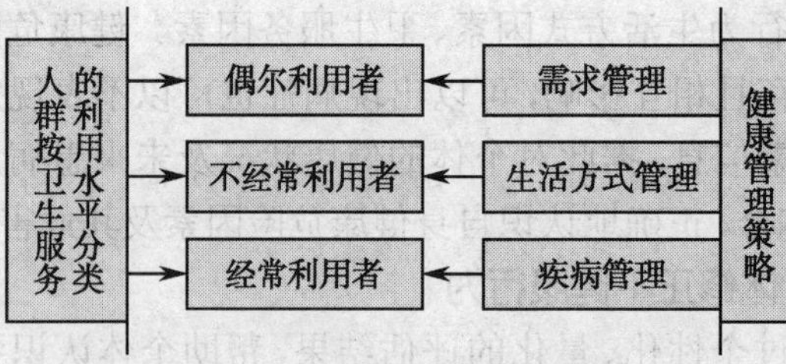

图 5-3　按人群分类结果制定健康管理策略

三、健康风险评估应用于健康保险领域

健康风险评估应用于健康保险的目的在于进行核保及服务管理。通过健康风险评估进行健康保险费率的计算，制定合理化的保险费用，量化回报效果等。

健康保险是以经营健康风险为核心的金融服务行业，而健康管理具有健康服务与风险管控的双重功能，正是基于健康保险行业对于健康管理的服务提供和风险管理的需求，健康保险行业始终是健康风险评估、人群分类干预和指导、疾病管理项目、康复管理项目等健康管理技术发展的主要促进力量和运用渠道。

本章小结

健康危险因素是指在机体内外环境中存在的与疾病发生、发展及死亡有关的诱发因素，即导致疾病或死亡发生可能性增加的因素，具有潜伏期长、联合作用明显、特异性弱、广泛存在等特点。健康危险因素可以归类为环境因素、生物遗传因素、行为生活方式因素、卫生服务因素四大类。

健康风险评估是通过系统、全面地收集个人的生活方式、环境、遗传和医疗卫生服务等危险因素，对其危险因素与健康状态之间的关系进行量化，从而预测估计某一个体未来发生某种特定疾病（生理疾患或心理疾患）或因为某种特定疾病导致死亡的可能性。常见的健康风险评估有一般健康风险评估、疾病风险评估和生命质量评估。开展健康风险评估包括健康信息收集、风险估算及风险沟通等基本步骤。目前，健康风险评估主要应用于个体健康指导领域、群体健康管理领域和健康保险领域。

复习思考题

1. 健康危险因素的种类有哪些？
2. 健康风险评估的种类与方法有哪些？
3. 开展健康风险评估有何意义？

案例分析

心血管疾病是世界范围内致残和造成过早死亡的主要原因。其发病是多种危险因素综合作用的结果，诊断为心血管疾病以及有一种或多种危险因素而处于高心血管风险者，可通过改变危险因素减少临床事件和过早死亡的发生。

如何根据各种危险因素水平综合评估心血管疾病发病危险对其防治十分重要。心血管疾病发病危险评估是对人群进行危险分层，对不同发病危险人群有针对性地进行有效干预，强调对发生心血管疾病的危险度进行多因素评估，据此决定干预的方法和力度，是慢性病健康管理链上十分重要的一环，对早期识别、干预心血管病高危人群具有重要意义。

心血管疾病危险预测模型就是以是否发病或死亡作为因变量，以危险因素作为自变量，通过 Logistic 回归和 Cox 回归建立回归方程，预测个体在未来某个时间（5 年或 10 年）心血管疾病发病或死亡的可能性（即绝对危险度）。Framingham 心脏研究建立的冠心病风险预测模型是心血管疾病危险预测模型的典型代表，该模型被用于预测不同危险水平的个体在一定时间内（如 10 年）发生冠心病危险的概率。西方国家多以 Framingham 心脏研究建立的风险评估模型为基础，制定适合本国的综合危险评估指南。由于 Framingham 心脏研究的对象是美国白人，有研究显示其预测结果并不适用于所有人群。因此许多国家也利用自己的研究队列建立了适宜本民族人群特点的预测模型。

鉴于我国人群心血管病的疾病谱和流行特征与西方国家有明显不同，国家“十五”科技攻关项目“冠心病、脑卒中综合危险度评估及干预方案研究”课题组考虑到我国是冠心病相对低发、脑卒中相对高发的国家，如果采用冠心病发病危险来衡量个体或群体的心血管病综合危险，显然会很大程度地低估其危险，不足以引起人们应有的重视。同时发现冠心病和缺血性脑卒中的主要危险因素种类基本相同，各危险因素对发病的贡献大小顺序也相同，为了更恰当反映我国人群存在的心血管病危险，该研究依据中美心肺血管疾病流行病学合作研究队列随访资料，将冠心病事件和缺血性脑卒中事件合并后联合终点成为缺血性心血管病事件（即如某一个体兼患冠心病和缺血性脑卒中事件，则仅记为 1 例缺血性心血管病事件）。研究采用 Cox 比例风险模型，以缺血性心血管病事件作为预测模型的因变量，以年龄、收缩压（SBP）、体重指数（BMI）、血清总胆固醇（TC）、是否糖尿病（GLU）和是否吸烟 6 个主要危险因素为自变量，拟合分性别的最优预测模型。

为便于实践操作，该研究在预测模型的基础上，进一步将各连续变量危险因素转化为分组变量拟合出适合我国人群的心血管病综合危险度建议的简易评估工具，该工具是根据简易预测模型中各危险因素处于不同水平时所对应的回归系数，确定不同危险因素水平的分值，所有危险因素评分之总和即对应于缺血性心血管病事件的 10 年发病绝对危险。该项研究成果公开发表在中华心血管病杂志上（国家“十五”攻关“冠心病、脑卒中综合危险度评估及干预方案的研究”课题组。国人缺血性心血管病发病危险的评估方法及简易评估工具的开发研究。中华心血管病杂志，2003，31（12）：893-901）。

思考：

请同学自己查阅文献，熟悉适合我国人群的心血管病综合危险度简易评估工具，并利用简易评估工具对下面提供的一个评估对象进行评估，回答其 10 年发生缺血性心血管病的绝对危险是多少？

某男性，50 岁，血压 150/90mmHg，体重指数（BMI）25kg/m^2，血清总胆固醇 5.46mmol/L，吸烟，无糖尿病。

（丁 宏）

第六章

健康教育与健康促进

学习目标

通过学习健康教育与健康促进，掌握健康教育、健康促进、健康传播的概念，健康行为的分类；熟悉健康干预的设计、实施及效果评价方法，健康教育与健康促进的关系，健康促进计划的实施与评价；了解健康促进与健康管理的关系，健康促进在健康管理中的应用。

学习重点

健康教育和健康促进的概念，健康干预的设计、实施及效果评价方法，健康促进计划的实施与评价。

第一节　健康教育与健康促进概述

一、健康教育的概念

（一）健康教育的定义

世界卫生组织将健康教育（health education）定义为：旨在帮助对象人群或个体改善健康相关行为的系统的社会活动。健康教育的特定目标是改善对象的健康相关行为。健康教育的干预活动，应以调查研究为前提；健康教育的干预措施是健康信息传播。但健康教育是包含多方面要素的系统活动，健康教育的首要任务是致力于疾病的预防控制，然而也帮助病人更好地治疗和康复，它还努力帮助普通人群积极促进健康水平。

行为与生活方式是人类健康和疾病的主要决定因素之一。因此在疾病预防控制工作中，健康教育和免疫规划一道并列为最重要的主动健康保护措施。健康教育可分为专业性健康教育工作和普及性健康教育工作：专业性健康教育工作主要由医疗卫生机构中的公共卫生医师承担；普及性健康教育工作主要由担负基本公共卫生服务任务的基层卫生工作者和社区社会工作者承担。

（二）健康教育的特点

1. 健康教育是以卫生宣教为基础发展起来的。我国当前的健康教育是在过去卫生宣教的基础上发展起来的，现在健康教育的主要措施仍可称为卫生宣教。但相较卫生宣教，健康教育明确了自己特定的工作目标——促使人们改善健康相关行为，从而防治疾病、增进健康，而不是仅仅作为一种辅助方法为卫生工作某一时间的中心任务服务；同时，健康教育不是简单的、单一方向的信息传播，而是既有调查研究又有干预的、有计划、有组织、有评价的、涉及多层次多方面对象和内容的系统活动；另外，健康教育在融合各医学及相关学科，如行为科学、社会学、心理学、传播学、管理科学等多个学科，已经积累了相当丰富的知识，逐步形成了自己的理论和方法体系。20世纪我国卫生宣教和健康教育两个名词曾在一段相当长的时期内通用。也可以说以上所定义的健康教育与20世纪70年代以前的卫生宣教是同一事物的不同发展阶段的名称，但现在两者已经有较大的差别。

2. 健康教育在卫生工作中处于重要地位。健康教育通过改善人们的健康相关行为来防治疾病，促进健康和提高生命质量。在当前人类面临众多缺少生物学预防手段和治愈方法的疾病，如以高血压、糖尿病等为代表的慢性非传染性疾病和以艾滋病为代表的传染病，这些疾病与人类行为关系密切，而健康教育是预防和控制这些疾病最经济、有效的方法，因而在医疗卫生工作中处于非常重要的地位。

3. 健康教育也是一种工作方法。健康教育对人们的健康相关行为及其影响因素调查研究的方法及健康教育干预方法、评价方法，已经被广泛应用于预防医学、临床医学和医学相关学科等领域。参与其他卫生工作领域的活动或为其提供相关技术支持，则是健康教育另一方面的任务。

二、健康促进的概念

（一）健康促进的概念

世界卫生组织对健康促进（health promotion）的定义是“促使人们维护和提高他们自身健康的过程，是协调人类与环境的战略，它规定个人与社会对健康各自所负的责任”。这个定义把健康促进提升到人类健康和医学卫生工作战略高度，对于疾病的预防和控制工作具有深远的影响。在这个定义之前，著名健康教育学家Green和Kreuter（1991）等人曾给健康教育下了这样的定义，“健康促进指一切能促使行为和生活条件向有益于健康改变的教育和环境支持的综合体”。在这个定义里健康促进被总结成一个指向行为和生活条件的综合体，即健康促进＝健康教育＋环境支持。此外，WHO西太区办事处发表《健康新视野》（*New Horizons in Health*）（1995），提出“健康促进指个人与其家庭、社区和国家一起采取措施，鼓励健康的行为，增强人们改进和处理自身健康问题的能力”。在这个定义中，健康促进旨在改进健康相关行为的活动。此外，对健康促进存在着广义和狭义的理解。将健康促进视为当前防治疾病、增进健康的总体战略，这是广义的理解；将健康促进视为一种具体的工作策略或领域，这是狭义的理解。在实践中，广义和狭义的理解都是有意义的。

（二）健康促进的5个活动领域

首届国际健康促进大会上通过的《渥太华宣言》（*Ottawa Charter for Health Promotion*，1986）指出：健康促进是一个综合的社会政治过程，它不仅包含了加强个人素质和能力的行动，还包括改变社会、自然环境以及经济条件，从而削弱它们对大众及个人健康的不良影响。《渥太华宣言》将以下5个方面的活动列为优先领域。

1. 建立促进健康的公共政策　促进健康的公共政策多样而互补：政策、法规、财政、税收和组织改变等。由此可将健康问题提到各级各部门的议事日程上，使之了解其决策对健康的影响并需承担健康责任。

2. 创造健康支持环境　创造安全、舒适、满意、愉悦的工作和生活条件，为人民提供免受疾病威胁的保护，促使人们提供增进健康的能力和自立程度。环境包括人们的家庭、工作和休闲地、当地地区，还包括人们获取健康资源的途径。这需要保护自然和自然资源。营造健康的支持环境有很多要素，例如：政治行为，发展和完善有助于营造该种环境的政策法规；经济行动，尤其是鼓励经济的可持续发展。

3．加强社区行动　发动社区力量，利用社区资源，形成灵活体制，通过增进自我帮助和社会支持，提高解决健康问题能力。确定健康问题和需求是社区行动的出发点，社区群众的参与是社区活动的核心。这要求社区群众能够连续、充分地获得卫生信息、学习机会以及资金支持。

4．发展个人技能　通过提供健康信息和教育来帮助人们提高作出健康选择的能力，并支持个人和社会的发展。由此可使人们更有效地维护自身健康和生存环境。学校、家庭和工作场所均有责任在发展个人技能方面提供帮助。

5．调整卫生服务方向　卫生部门不应仅仅提供临床治疗服务，而应该将预防和健康促进作为服务模式的一部分。卫生研究和专业教育培训也应转变，要把完整的人的总需求作为服务对象。卫生服务责任应由个人、社区组织、卫生专业人员、卫生机构、商业部门和政府共同来承担。

（三）健康促进的基本策略和核心策略

1．《渥太华宣言》指明了健康促进的3个基本策略。

（1）倡导（advocacy）：倡导政策支持、社会各界对健康措施的认同和卫生部门调整服务方向，激发社会关注和群众参与，从而创造有利于健康的社会经济、文化与环境条件。

（2）赋权（empowerment）：帮助群众具备正确的观念、科学的知识、可行的技能，激发其朝向完全健康的潜力；使群众获得控制那些影响自身健康的决策和行动的能力，从而有助于保障人人享有卫生保健及资源的平等机会；使社区的集体行动能在更大程度上影响和控制与社区健康和生命质量相关的因素。

（3）协调（coordination）：协调不同个人、社区、卫生机构、社会经济部门、政府和非政府组织（non-governmental organizations，NGO）等在健康促进中的利益和行动，组成强大的联盟与社会支持体系，共同努力实现健康目标。

2．核心策略　联合国儿童基金会（United Nations International Children's Emergency Fund，UNICEF）进一步提出，"社会动员"（social mobilization）是健康促进的核心策略。社会动员包括以下层次：

（1）领导层动员：法律决策者、行政决策者、其他具有政治影响力的人士。

（2）专业部门和人员参与的动员：包括立法机构官员、行政机构官员、技术部门官员和其他部门人员。

（3）非政府部门的动员：主要指民众（民间）团体、宗教团体、行业团体、工商业界。

（4）社区、家庭与个人参与的动员：社区团体的动员、家庭和个人的动员。

三、健康教育与健康促进的关系

健康教育与健康促进密不可分。健康教育必须以健康促进战略思想为指导，健康教育欲改善人们的行为需要健康促进的支持；健康促进框架包含了健康教育，而健康教育是健康促进战略中最活跃、最具有推动作用的领域。

（一）健康教育需健康促进的指导和支持

健康教育的工作目标是改善人们的健康相关行为。由于人类行为极其复杂，受到多方面因素的影响，仅靠健康信息传播不足以实现这一目标，行为的改善还需要一定的环境条件。我国健康教育工作者早在20世纪90年代初出版的《健康行为学》中就分析并指出了这一点。所以健康教育干预不能仅仅是卫生知识宣传，而必须是一种系统的社会活动。因此，健康促进要求全社会承担健康职责、参与健康工作的思想和其5个活动领域、3项基本策略为健康教育提供了指导和支持，为健康相关行为的改善提供了保障。

（二）健康促进需健康教育来推动和落实

健康促进战略及其5个领域的活动的开展，不能凭空实现。公共卫生和医学必须依靠健康教育的具体活动，来推动健康促进战略的实施及其目标的实现；离开了健康教育，公共卫生和医学工作者谈论健康促进只能是一纸空文。制定有利健康的公共政策，涉及社会领导群体的行为，加强社区行动涉及社区领袖和社区成员的行为，调整卫生服务方向涉及卫生系统成员和管理群体的行为，创造健康支持环境则需要依靠全体社会成员的行为变化。基于此，健康教育的对象在这个意义上由笼统的群体细分为多种类型，也促使健康教育的认识、策略和方法得以深化发展。

因此，健康促进战略的明确和实施，为健康教育的进步提供了机遇并提出了挑战。健康教育不能脱离健康促进，健康促进也不能没有健康教育。健康教育的首要任务是通过改善人们的健康相关行为而致力于疾病防治。实践中，疾病防治关注的焦点已经从疾病控制转向危险因素控制，人们也已认识到一级预防优于二级预防、全人群策略优于高危人群策略、综合的危险因素干预优于单个危险因素干预。这些变化都呼唤健康教育发挥更大作用，并对健康教育的理论和方法提出了新的、更高的要求。

第二节 健康教育与健康促进方法

一、健康传播

（一）概念

健康传播作为一个专业进行研究则出现得较晚，现代传播学意义上的“健康传播”概念直到20世纪70年代中期才在美国被正式提出。有关健康传播的定义尚没有一个明确概念，下面介绍几个影响力较大的健康传播的概念。

1. Jackson于1992年首先提出了健康传播这一概念。他认为，健康传播就是以大众传媒为信道来传递与健康相关的资讯以预防疾病、促进健康。在这个过程中，大众传播媒介在将医疗成果转化成大众健康知识加以传播、正确构建社会图景以帮助受众建立预防观念等方面都发挥着重要作用。

2. 1996年Everett M.Rogers在一篇文章中对健康传播做了如下定义：“凡是人类传播的类型涉及健康的内容，就是健康传播”。Rogers对这一定义加以补充说明，认为：“健康传播是以传播为主轴，借由四个不同的传递层次将健康相关的内容发散出去的行为”。这四个层次是：自我个体传播、人际传播、组织传播和大众传播。自我个体的层次主要包括个人的生理、心理健康状况等；人际层次则主要指医患关系、医生与患者家属的关系等；组织层次强调医院与患者的关系、医护人员的在职训练等；大众层次则重点关注诸如媒介议题设置、媒介与受众的关系等内容。

3. 我国学者的相关论述　对于健康传播的定义，台湾学者徐美苓也有过相关论述：“可将健康传播定义为人们寻找、处理、共享医疗资讯的过程。其关心的范围不仅是个人寻求医疗资讯的过程，或医患之间的沟通，更是整个医疗体系内信息的流动与处理。"该定义的焦点在于医疗领域，包括健康传播的主体、客体与媒介等；其次，它是多层次的，有个人行为，也有系统行为。

（二）特点

健康传播是一般传播行为在卫生保健领域的具体和深化，它具有一切传播行为共有的特征，同时也有着自身的特点和规律。

1. 健康传播活动具有公共性和公益性 一方面，健康传播活动在满足社会和公众的健康信息需求方面起着公共服务的作用；另一方面，健康传播作为健康教育和健康促进的基本策略和方法，是具有一定福利性质的卫生事业领域内的重要内容，其有着明确的社会公益性。

2. 健康传播对传播者有突出的素质要求 虽然从一般意义上讲，人人都可以做传播者。但是，作为健康传播主体的健康传播机构和人员属于专门的组织和技术人才，有其特定的职能及素质要求。

3. 健康传播传递的是健康信息 健康信息（health information）泛指一切与人的健康有关的知识、概念、技术、技能和行为模式等，是一种宝贵的卫生资源。如家长告诉孩子吸烟有害健康，是知识的传递；认为"公众场合吸烟是一种不礼貌的社交行为"是一种新的社会观念；家长通过自身戒烟或拒绝别人的劝烟，为孩子树立榜样，是用行为模式传递健康信息等。

4. 健康传播具有明确的目的性 健康传播的目的在于以健康为中心，力图达到改变个人和群体的知识、态度、行为，使之向有利于健康的方向转化。依据健康传播对人的心理、行为的作用，可按达到传播目的的难度层次，由低到高将健康传播的效果分为四个层次：知晓健康信息，健康信念认同，形成健康态度，采纳健康行为。

5. 健康传播的过程具有复合性 复合性传播的特点为多级传播、多种传播途径、多次反馈。在健康传播计划设计、实施与评价过程中，从信息来源，到最终目标人群，健康信息的传播往往经历了数次甚至数十次的中间环节。

6. 健康传播强调互动性 健康传播不仅要把健康信息传递出去，还要考虑如何改变人们不利于健康的态度与行为习惯。因此，健康传播注重健康传播过程中的前馈与反馈。在开展健康传播活动之前，注重受众需求评估、健康教育计划和健康教育材料的制作研究；健康传播活动过程中，注重传播双方的双向交流；健康传播活动之后还应收集反馈信息，以及时修正传播计划，改进传播工作。

（三）健康传播的意义

1. 健康传播是健康教育的基本策略和手段，贯穿于健康教育与健康促进的各项任务之中。包括：信息收集，进行健康教育需求调研；开发领导，影响决策者制定健康促进政策；社会动员，激发各社会团体和群众关注、支持和参与健康教育与健康促进；传播干预，针对不同目标人群开展多种形式的健康教育与健康促进活动，可以有效地促进行为改变、疾病的早期发现与治疗，从而降低危害公众健康疾病的严重性和危害性；收集反馈信息，以监测、评价、改进和完善健康促进计划。实践证明，健康传播原理及其方法和技巧的充分应用，可为健康教育与健康促进决策提供科学依据，同时也有助于挖掘健康教育与健康促进资源，减少盲目性，提高效率，以最有效的投入获取最大的产出。

2. 健康传播对于促进人民群众健康具有重要作用，对目标人群产生多层次的影响。健康传播是保障和增进人民群众健康的重要手段。健康传播就是将医学研究成果转化为大众的健康知识，并通过态度和行为的改变，提高公众自我保健能力，以降低疾病的发生和减轻疾病的危害，有效提高公众生命质量和健康水平。健康传播对目标人群的影响是多层次的。

(1) 个体水平：个人的行为直接对个体健康发生影响，因此，健康传播的最主要目标人群是个人。健康传播可以通过对与个人行为有关的知识、信念、态度、技能与自我效能等的改变产生影响；其他水平的健康传播活动的最终目标也是通过影响和支持个体水平的改变来实现。

(2) 群体水平：人具有社会性，个人所归属的社会网络和社会关系对个人及其健康状况会产生重大影响。健康传播活动可以通过小群体内部的特定传播形式传递健康信息。

(3) 组织水平：健康传播可以通过有确定结构的正式团体如协会、工作场所、学校、基层卫生保健机构等，向其成员提供健康信息、行为支持及开发促进行为改变的政策等。

(4) 社区水平：通过信息传播，创建支持健康生活方式的社区组织，减少有害健康的社会及环境因素，从而促进社区整体健康水平的提高。

(5) 社会水平：主要通过大众传播手段，促使社会作为一个整体环境对个人行为发生影响，如社会习俗、观念、价值取向、法律和政策，以及经济、物质、文化与信息环境等。

二、行为干预理论

（一）行为干预的概念

人的行为是指具有认知、思维能力、情感、意志等心理活动的人，对内外环境因素作出的能动反应。行为干预是以行为主义的基本原则为指导思想的一种干预模式，主要是指个体的行为可以通过操纵环境刺激或行为后果而加以改变。这其中操纵环境刺激的意义在于为特定行为的产生提供机会，而操纵行为后果则旨在改变某种行为在未来增加或减少的可能性。

（二）行为干预理论的种类

1. 健康信念模式　健康信念模式是最早运用于健康行为解释和预测的理论模型，由Hochbaum于1952年提出，后经Backer等社会心理学家的修订逐步完善。该模式认为，健康信念是人们接受劝导、改变不良行为、采纳健康促进行为的基础和关键。特点：应用心理学方法解释相关行为、遵照认知理论、强调人体主观心理过程对行为的主导作用。健康信念模式主要包括：感知到易感性、感知到严重性、感知到效益、感知到障碍、感知到自我效能、影响因素和提示因素。健康信念模式理论的内容：①感知到威胁：感知到易感性，即个体认为不健康行为给他带来的总体危害，以及该行为导致其自身出现疾病的概率和可能性；感知到严重性，即个体感知到的行为改变可能带来的身体、心理和金钱方面的不良影响。②期望：感知到益处，即个体对改变不良行为所带来的好处的认识和评价，如维护健康或改善健康状况；感知到障碍，即个体对采纳行为可能面临的困难的主观判断，包括身体、心理、经济、时间花费上的各种障碍。③自我效能，指个体对自己能力的评价和判断，即是否相信自己有能力控制内、外因素而成功采纳健康行为，并取得期望结果。④提示因素，指的是诱发健康行为发生的因素。如：自身躯体症状，家人、亲友、同事患病，大众媒体的信息，医生的建议，他人的劝告等。⑤社会人口学因素及其他因素，如年龄、性别、民族、经济收入以及人格特点，同伴影响，健康知识水平等。当感知到的行为转变的好处大于坏处或障碍时，行为的转变成为可能；否则个体则可能依旧维持原有的不健康行为。健康信念模式应用在慢性疾病的预防、遵医嘱治疗行为、不良行为干预、性健康促进等方面。

2. 知信行模式　知信行模式是知识、态度、信念和行为的简称。西方学者20世纪60

年代提出，认为知（知识与学习）是基础，信（信念和态度）是动力，行（行为转变）是目标。只有当人们了解有关的健康知识，建立起积极、正确的信念和态度，才有可能主动形成有益于健康的行为，转变危害健康的行为。该理论模式认为行为的改变有两个关键步骤：确立信念和改变态度。如要使一个吸烟者戒烟，首先要使其了解吸烟的危害和戒烟的益处以及如何戒烟的知识；从而使吸烟者进一步形成吸烟危害健康的信念，产生自觉、自愿戒烟的积极态度；最终才可能产生戒烟的行为。但是，要使知识转化为行为改变是一个漫长而复杂的过程，有很多因素可能影响知识到行为的顺利转化，任何一个因素都有可能导致行为改变的失败。知识、信念与态度、行为之间只存在因果关系，但并不存在必然性。只有对知识进行思考，对自己的职责有强烈的责任感，才可逐步形成信念，当知识上升为信念，就有可能采取积极的态度去改变行为。

3．社会认知理论　1986 年 Bandura 将他在 1960 年提出的“社会学习理论”更名为“社会认知理论”。社会认知理论的主要观点是：个体在特定的社会情境中，并不是简单地接受刺激，而是把外界刺激组织成简要的、有意义的形式，并把已有的经验运用于要加以解释的对象，在此基础上才决定行为方式。例如，行为者在遇到他人时，首先确定是在什么场合，对方的职业、地位、性格等，对方在做什么，其意图和动机及对自己的期望是什么，然后再决定自己做出何种反应。由于社会认知理论综合了来自行为改变的认知模式、行为主义模式和情感模式的多种概念和过程，内容较复杂。

4．自我效能理论　由美国心理学家 Bandura 于 1977 年首先提出，自我效能是一种信念，即个体对自己有能力执行某一特定行为并达到预期结果的信心。自我效能不同于一般的自信心，它是对能力的自我认识。它也不是天生就有的，在行为实践中，在能力训练和强化刺激下，自我效能会逐渐增强。自我效能本身是社会认知理论框架中一个重要核心内容。自我效能理论认为，个体对自己有无能力完成某一特定行为并达到期望结果的信心，是人们能否产生行为动机和产生行为的一个重要因素。

5．行为改变阶段模式　由 Prochaska 和 Diclementezai 在 1982 年提出，他们在对吸烟者戒烟过程的研究发现，人在不同阶段对“戒烟”会有不同的处理方式（表 6-1）。该模式是在对心理学和行为变化的主要理论进行比较研究的基础上提出来的，其理论依据是：转变人们固有的生活方式和行为是一个非常复杂的过程，人的行为变化不是一次性的事件，而

表 6-1　在戒烟的不同阶段使用的干预策略

行为变化阶段	干预策略
无改变打算	普及吸烟对健康危害的知识 提高参与者对吸烟危害的严重性的认识 帮助参与者意识到自己所处的环境中，吸烟是不受欢迎的行为
打算改变	鼓励参与者尽快行动，在打算阶段可以“慢慢来”，逐步减少吸烟量，这样可以增加参与者的信心
准备改变	要求参与者做出开始行为改变的承诺 营造有利于戒烟的环境
行动阶段	了解参与者的困难和阻碍，建议其如何克服 给予肯定与鼓励
维持阶段	帮助参与者建立社会支持网络 给予鼓励，进行奖励 较长期随访，帮助防止反复

是一个渐进和连续的过程，并且每个改变行为的人都有不同的需要和动机。这个模式最初适用于戒烟行为的探讨，但它很快被广泛应用于酒精及物质滥用、饮食失调和肥胖、高脂饮食、艾滋病（AIDS）预防等方面的行为干预，并被证明是有效的。此后，利用该模式对人群健康行为的研究迅速多起来，特别是针对一些成瘾性行为的校正和良好健康习惯的形成，其运用时具有较强说服力。

6. 其他理论　除上面5种行为干预理论（模式）外，目前应用较多的还有创新推广（社交网络理论）、社会生态模式等。

三、健康相关行为

（一）定义

健康行为是指人在生理、心理和社会适应各方面都处于良好状态时的行为表现，是一种理想的行为模式。健康相关行为是指个体和群体与健康或疾病有关联的行为。

（二）分类

按行为对行为者自身和他人健康状况的影响，可分为促进健康的行为和危害健康的行为两大类。

1. 促进健康的行为　促进健康的行为是指个人或群体表现出的客观上有利于自身和他人健康的一组行为。其特点有：有利性，有利于自身和他人健康；规律性、和谐性、一致性和适宜性。促进健康的行为多种多样，一般可分为5大类：

（1）基本健康行为：指日常生活中一系列有益健康的基本行为，如合理营养、充足睡眠、适度锻炼等。

（2）预警行为：指预防事故发生和事故发生以后正确处置的行为，如驾车使用安全带，溺水、火灾、车祸等意外事故发生后的自救与他救行为。

（3）保健行为：指有效、正确、合理地利用现有的卫生保健服务，以实现维护自身健康的行为，如定期体检、预防接种、患病后及时就诊、遵从医嘱、积极康复等。

（4）避开环境危害行为：指避免暴露于自然环境和社会环境中的各种危险因素，如远离噪音环境、不接触疫水、采取措施治理环境污染、积极应对那些引起人们心里应激的紧张生活事件等。

（5）戒除不良嗜好行为：指积极改变危害健康的行为。不良嗜好是日常生活中对健康有害的个人偏好，如吸烟、酗酒、滥用药品等。戒烟、戒酒、戒毒等就属于此类健康行为。

2. 危害健康的行为　危害健康的行为是指不利于自身和他人健康的一组行为。其主要特点有：危害性、明显性、稳定性和习得性。危害健康的行为可分为4大类：

（1）不良生活方式和习惯：是一组习以为常、对健康有害的行为习惯。包括能导致各种成年期慢性退行性疾病的生活方式，如吸烟、酗酒、不良的饮食习惯、缺乏体育锻炼等。由于不良生活方式就发生在人们的日常生活中，往往不能引起人们的重视，所以比其他危险行为对人群整体的健康危害更大。不良生活方式对健康的影响具有以下特点：①潜伏期长，不良生活方式形成后，一般要经过相当长的时间才显现出对健康的影响。②特异性差，不良生活方式与疾病之间没有明确的对应关系，可能一种不良生活方式与多种疾病有关，而一种疾病可能又与多种不良生活方式有关。例如，吸烟与肺癌、冠心病、高血压等多种疾病有关，而高血压又与吸烟、高盐饮食、缺乏锻炼等多种不良生活方式有关。③协同作用强，当多种不良生活方式同时存在时，单个因素之间协同作用，互相促进，最终产生的危害

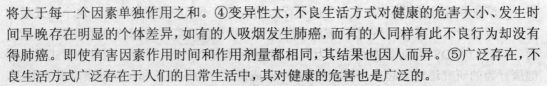

将大于每一个因素单独作用之和。④变异性大，不良生活方式对健康的危害大小、发生时间早晚存在明显的个体差异，如有的人吸烟发生肺癌，而有的人同样有此不良行为却没有得肺癌。即使有害因素作用时间和作用剂量都相同，其结果也因人而异。⑤广泛存在，不良生活方式广泛存在于人们的日常生活中，其对健康的危害也是广泛的。

(2) 致病性行为模式：是导致特异性疾病发生的行为模式。目前研究较多的有A型和C型行为模式。A型行为模式是一种与冠心病密切相关的行为模式，其核心行为表现有两种：不耐烦和敌意。常因别人的微小失误或无心得罪而大发雷霆。有关研究表明，具有A型行为者冠心病的发生率、复发率和死亡率均显著高于非A型行为者。C型行为模式是一种与肿瘤发生有关的行为模式，其表现是压抑情绪、过分自我克制、爱生闷气。研究表明，C型行为者宫颈癌、胃癌、结肠癌、肝癌、恶性黑色素瘤的发生率高出其他人三倍左右。

(3) 不良疾病行为：指病人从感知自身有病到疾病康复全过程所表现出来的一系列行为，可以发生在该过程的任何阶段。常见的行为表现有：疑病、瞒病、恐病、讳疾忌医、不及时就诊、不遵从医嘱、迷信，甚至自暴自弃等。

(4) 违规行为：指违反法律法规、道德规范并危害健康的行为，如吸毒、性乱等。这些行为不仅直接危害行为者自身健康，还严重影响社会健康和正常的社会秩序。

四、健康干预的设计、实施及效果评价

(一) 规划设计的意义

1. 健康干预不仅需要解决复杂的健康问题、政策和组织机构等众多社会问题，同时要求健康教育者能根据不同社会的需要和主客观条件确定优先项目，从而避免有限资源的重复使用，从而克服工作中的盲目性。

2. 规划设计是实现目标的行动指南，合理规划设计的工作不仅能达到预期的目标，同时避免对人力、物力资源产生不必要的浪费。

3. 规划设计能把相关单位和个人合理地组织起来，让每一位参与者都清楚自己的职责，并以书面的形式明确下来，使各方面的工作人员都能参照执行，将各部门、各学科、各渠道分散的有限资源协调起来，发挥其最大的效能。

4. 规划设计是评价依据　规划设计工作是考核实施、评价活动效果的标尺，也是监督促进各级卫生行政部门和专业技术人员开展学术研究、完善健康信息系统的客观依据。

(二) 健康教育项目规划设计的程序

规划设计的模式包括项目设计的基本要素和设计的程序，是规划设计的框架结构。具体内容如下：

1. 社区需求评估　在制订规划时应调查社区需要我们解决什么？哪些问题能通过健康教育干预得到解决？目前应优先解决的健康问题是什么？这就需要从分析社区生命质量和健康状况入手，由健康教育诊断做出评估。

2. 优先项目的确定　通过社区需求评估，可以发现社区的需求是多方面、多层次的。很多需求往往互相关联，解决一项优先的需求可以带动多个问题的解决。确定优先项目，就是要确定优先干预的健康问题或行为问题（真实地反映社区群众最迫切的需要以及反映各种特殊人群存在的特殊需要），把有限的资源用于群众最关切、干预最有效的项目上。

(1) 确定优先项目的基本原则：原则包括：①依据对人群健康威胁的严重程度排序。②依据危险因素的可干预性排序。③按成本-效益估计排序，如该因素的干预通过成本-效益分

析证明能用最低的成本达到最大的效果和最高的社会效益。④把小环境与大环境结合起来排序。大、小环境均良好，应给予表扬或激励并继续保持；大环境良好，小环境不良，应加强健康教育与健康促进。这是社区健康教育与健康促进的最佳时机，可在社区内大力开展控烟教育、合理膳食和营养教育、预防艾滋病健康教育与健康促进等；大环境不良，小环境良好，在此情况下应加强国家政策的制定；大、小环境均不良，此时应等待时机，并加强基础研究。

（2）问题树：在收集、综合各种资料的基础上，经过审慎的社会需求评估，明确主要健康问题的时候，也可用一种系统分析的方法，即问题树的方法。问题树的方法帮助研究者进一步逐级分解产生主要健康问题的各种原因以及它们之间的逻辑关系，直至清晰而具体地了解可以采取哪些干预措施，明确解决哪些是行为的问题，哪些是非行为的问题，将分解的各步以形象的画图方式加以描述（详见有关专著）。

3. 确定规划目标　在制订社区健康教育和健康促进规划时首先要有明确的目标，包括总体目标和具体目标。

（1）总体目标：计划的总体目标是规划的最终结果，是规划的一个努力方向，是一个宏观的目标。它的实现需要很长的时间，也许规划的制订者并不能看到目标的完成，而且需要很多人的努力。

（2）具体目标：规划的具体目标（objective）可以用5个英文字母“SMART”来表示，special（具体的），measurable（可测量的），achievable（可完成的），reliable（可信的），time bound（有时间的限制）。具体地说，规划目标可以归纳成4个“W”和2个“H”。

Who——对谁？

What——实现什么变化（发病率、行为、信念）？

When——在多长时间实现这种变化？

Where——在什么范围内实现这种变化？

How much——变化程度多大？

How to measure——如何测量这种变化？

例如：某社区青少年控烟规划实施一年后，15～22岁青少年的吸烟率由规划前的50%，下降到30%，2年后下降到20%。在这个事例中，就回答了以上的5个问题。

4. 目标人群的确定　根据与目标行为的关系可分为：一级目标人群，即希望项目实施行为改变的人群，如健康管理中的体检人群，社区健康管理中的社区慢性病患者等；二级目标人群，即对一级目标人群有重要影响的人群，如卫生保健人员、有关单位行政领导或者一级目标人群的亲属、朋友等；三级目标人群，即行政决策者、经济资助者和其他对计划成功有重要影响的人。某些疾病防治计划中，可根据生理状况、从事危害健康行为的程度等可分为：高危人群、重点人群和一般人群。

5. 干预策略的确定　策略制定的任务是根据项目目的（目标）、对象人群特征、环境条件和可得资源等情况选择最佳的干预途径、干预方法及其时间、空间和人群组合。策略制定应该充分运用前述健康教育行为改变理论。干预策略一般分为教育策略、社会策略、环境策略及资源策略四类。

（1）健康教育策略：常用的健康教育策略有：信息交流类，如小组讨论、个别咨询、讲座、影音影像资料，以及各种文字资料，如宣传图册、折页等；技能培训类，如技能培训讲座、观摩学习、示范基地或学校等；组织方法类，社区开发、领导层开发等。

（2）社会策略：制定政策、法规、制度等，以及开展社会动员等。

(3) 环境策略：通过改变物质环境和社会环境，支持健康行为的形成和发展。

(4) 资源策略：筹集资金、动员社区资源等。

6. 确定干预场所　教育场所在一项健康教育和健康促进项目中所起的作用是十分重要的。一般来说，一个较大的或综合的健康促进项目有多个教育场所和多种途径完成。干预场所可以分为以下几种：

(1) 教育机构：包括幼儿园、小学、中学、大学等各级教育场所。由于青少年的可塑性强、过集体生活、与家庭联系密切，教育效果可向社会人群辐射，因而学校是开展健康教育和健康促进的理想场所。

(2) 卫生机构：卫生机构包括各级医院、卫生保健机构、康复机构等。大多数居民的就医行为都发生在这些场所，容易对其开展健康教育和健康促进。

(3) 工作场所：工作场所包括办公室、工厂、车间等。这些场所是劳动者一天中主要的工作环境。在这些工作场所实施行为干预、环境改变和制定有关的政策等能够充分地利用组织的作用。

(4) 公共场所：公共场所包括公园、车站、机场、街道等。这些场所的人群流动性大、背景复杂，适宜开展各种具有普遍意义的干预项目。

(5) 居民家庭：家庭是社区的基本组成单位，家庭成员间有利于进行沟通和交流，在观念和行为上相互影响，它是促使健康教育和健康促进取得良好效果的有力保证。

在进行健康教育和健康促进项目时，以上五类场所可以并举，根据具体情况选择适当的场所。

7. 确定干预日程　干预活动应该有个科学、紧凑的日程，日程包括：

(1) 准备阶段：包括相关方材料的准备，预实验、人员培训以及方案完善等。

(2) 执行阶段：又称干预阶段，包括争取领导层（领导支持），各种媒介渠道应用，监测与评价计划执行等。

(3) 总结阶段：包括整理、分析所收集的材料和数据，撰写项目总结评价报告，提出展望等。

8. 评价　具体见第三节。

第三节　健康促进计划的实施与评价

一、概述

健康促进规划由设计、实施和评价三部分组成。三者之间是相互制约、密不可分的整体。规划设计是基于研究目标人群有关健康问题及其特征，并形成该问题的理论假设，提出解决该问题的目标以及为实现这些目标所采取的一系列具体方法、步骤和策略，为规划的实施奠定基础，同时又为科学的评价提供量化指标。实施是按照规划设计所规定的方法和步骤来组织具体活动，并在实施过程中修正和完善规划。评价是评估规划所规定的目标是否达到以及达到的程度。

二、实施步骤与策略

健康促进规划设计的模式有多种，但在众多模式中，应用最广泛、最具生命力的首推美国著名学者劳伦斯·格林（Lawrence W.Green）提出的PRECEDE-PROCEED模式。该模式分为两个阶段：第一阶段——诊断阶段（或称需求评估），即 PRECEDE 阶段（predisposing，reinforcing and enabling constructs in educational / environmental diagnosis and evaluation）指在教育 / 环境诊断和评价中应用倾向、促成及强化因素。第二阶段——执行阶段，即 PROCEED 阶段（policy，regulatory and organizational constructs in educational and environmental development）指执行教育 / 环境干预中应用政策、法规和组织的手段。根据 PRECEDE-PROCEED 模式的程序，将规划设计分以下步骤：

1. 社会诊断　通过估测目标人群的生命质量入手，评估他们的需求和健康问题；最好由目标人群亲自参与自身的需求和愿望的调查，因他们所经历的各类社会问题是生命质量最实际、最真实的写照。

2. 流行病学诊断　通过流行病学和医学调查确认目标人群特定的健康问题和目标。

3. 行为与环境诊断　这一阶段的任务在于确认与步骤 2 选定的健康问题的相关行为和环境问题，因这些危险因素需要通过干预加以影响。环境因素对个人来说是外部的因素，但可通过人们的行动改善环境，以支持健康的行为。这里的环境因素包括物理环境、政治环境、社会环境和经济环境。健康促进也包括通过影响群体行为而直接作用于环境。因此，健康促进规划不能仅限于群众的行为改变，同时应认识到强大的社会力量对规划执行是至关重要的。

4. 教育与组织诊断　为制定教育与组织策略用于健康促进规划以促进行为和环境的改变，应从影响行为与环境的因素着手。根据健康和行为的大量研究，有数百种因素能潜在地影响其特定的健康行为。这些因素可归纳为三大类，即倾向因素、促成因素和强化因素。

（1）倾向因素：倾向因素包括个人或群体的知识、信念、态度、价值观以及理解，也是产生某种行为的动机。

（2）促成因素：促成因素包括技能、资源或执行规划中的障碍、可能促使行为与环境改变的各种因素。

（3）强化因素：强化因素是指奖励及采纳健康行为者的反馈信息。

研究这三类因素的主要目的在于正确地制定教育策略，即根据各种因素的相对重要性及资源情况确定干预重点。

5. 管理与政策诊断　评估组织与管理能力及在规划执行中资源、政策、人员能力和时间安排。通过社区开发、协调、完善组织与政策，以便规划的顺利开展。

6. 评价阶段　评价不是 PRECEDE 模式的最后步骤，评价工作贯穿于整个模式始终。虽开展各种场所的健康教育和健康促进时，规划的内容各不相同，但在规划制定的程序上都是基本相同的。

三、评价方法

（一）评价内容

健康促进评价包括：形成评价、过程评价、效果评价和总结评价。

1. 形成评价　在项目执行前或执行早期对项目所做的需求评估和基础资料收集。具体内容包括：干预环境分析，干预对象的背景调查和意向调查，干预渠道评估，干预方式的预实验，问卷项目的预调查，干预方式的完善和问卷的修改等。形成评价可采用文献、档案和资料的回顾，目标人群调查、现场观察、试验研究等。形成评价的指标应考虑整个计划的科学性、政策支持性、技术上的适宜性以及目标人群的可接受性。

2. 过程评价　过程评价贯穿于整个项目的实施过程，在项目执行过程中对项目执行的质量和效率所进行的跟踪评估。具体内容包括：干预项目是否按既定的时间和频率进行，干预实施的质量如何，干预材料的发放率，干预的覆盖率，受众对干预措施的利用情况，干预记录保存登记的质量，工作人员的服务态度、工作技能等。过程评价的指标有：

（1）项目提供的干预活动：包括干预活动的类型、干预次数、每次持续的时间等。

（2）目标人群参与情况：包括媒介拥有率、干预活动覆盖率、干预活动暴露率等。

媒介拥有率＝拥有某种媒介的人数／（目标人群总人数）×100%

干预活动覆盖率＝接受某种干预活动的人数／（目标人群总数）×100%

干预活动暴露率＝实际参与项目干预活动人数／（应参与该干预活动的人数）×100%

（3）有效指数：有效指数＝干预活动暴露率／（预期达到的参与率）×100%。

3. 效果评价　分为近期和中期效应评价与结局评价两种。效应评价的内容主要有：影响健康行为的倾向因素、促成因素以及强化因素改变的程度，干预对象的行为改变情况，环境的改善情况，政策、法规的制定情况等。结局评价的指标主要有：发病率、死亡率、存活率的变化，劳动生产率、智力、福利、环境改善，卫生保健成本的降低等。评价指标有：

卫生知识均分＝受调查者知识得分之和／受调查总人数

卫生知识合格率＝卫生知识达到合格标准人数／（受调查总人数）×100%

卫生知识知晓率（正确率）＝知晓（能正确回答）某卫生知识的人数／（受调查总人数）×100%

信念持有率＝有某信念的人数／（受调查总人数）×100%

行为流行率＝有特定行为的人数／（受调查总人数）×100%

行为改变率＝在一定时期内某行为发生改变人数／（观察期开始有该行为人数）×100%

4. 结局评价　主要针对健康促进计划项目导致的人群健康以及生命质量的变化进行评价。主要包括：健康状况和生命质量指标。

健康状况：生理指标，包括体重指数、血压、血红蛋白、血脂等。心理指标，包括心理反应、人格、智力等；疾病与死亡指标，包括发病率、患病率、死亡率、病死率、婴儿死亡率等；生命质量指标，可用生命质量指数、日常活动量表等。

5. 总结评价　对形成评价、过程评价和效果评价作出的总结性的概括，并为项目扩大还是缩小、终止还是推广提供建议。

（二）经济学评价方法

健康促进项目评价中最重要的内容之一就是效果评价。因为资源的稀缺性，所以经济学方法就被广泛地应用于效果评价之中。

1. 成本最小法　如果要比较的干预方案产出完全相同，那么成本最小的方案就是最佳方案。在一些情况下，要比较的几个干预项目对个人的效益可能是相同的，但健康促进项目可能还有一些额外的收益，比如将来对卫生资源利用的减少。这种情况下可以将这种额外的影响转化为货币形式，将成本减去额外的收益，得到净成本，从而进行比较。

2. 成本效果法　成本效果法是经济学评价中最常用的一种方法。个人的收益可以用一些可数的单位来测量，比如行为（戒烟人数）和健康结果（挽救的生命年数，冠心病事件数的减少等）。这种方法的优点就是可以将效果量化，但缺点是对结果的测量很局限，不能包含整个健康促进项目多方面的收益指标。如果仅是在两个干预项目之间进行比较，可以利用这两个项目的成本差值和效果差值，进行增量成本效果分析。结果最好选用最终结果指标如生命年的获得，而不是中间的临床指标如血清胆固醇的下降水平等。如果不得不用中间结果指标时，最好能建立一个中间结果指标和最终结果指标的关系模型。

3. 成本效用法　成本效用法可以视为成本效果分析法的一种，而且是经济学评价的金标准。它用质量调整生命年（QALY）或伤残调整生命年（DALY）这样能综合生命长度和生命质量的指标作为效果指标。健康促进项目能改进整个人群的健康状况，但就个体的改变，特别是那些目前生命质量较好的个人的健康状况的改变很小，很难量化。比如某个健康促进项目并不能对社区和个人产生健康方面的收益，但是它可以增加个人对疾病的信心，但这不是必然会产生QALY的改变。

4. 成本效益法　成本效益法是将所有的结果都转化为货币单位，优点是可以综合所有的产出结果。这对健康促进项目就很有益，因为它可以关注社区而不仅仅是个人，还可以包含许多机构，而不仅仅是卫生部门。通常用意愿支付法来将效果转换为货币单位，然后计算成本效益比值。

四、评价的影响因素

（一）时间因素（历史因素）

指计划执行时发生的重大的、干预事件以外的、可能对目标人群产生某种影响的事件。如项目执行过程中不可预见的政策变化、自然灾害等，影响项目的执行等。

（二）测量或观察偏倚

影响评价的主要偏倚包括测量者和被测量者的偏倚。

1. 测量者　测量者偏倚包括：暗示效应、评定错误和熟练性。

(1) 暗示效应：暗示效应是指评价者或教育者的意向导致情况向其意向性发展。

(2) 评定错误：评定错误是指评价者的意向会影响到评定结果的高低，如评价者的主观愿望总是希望干预组的知识、信念比对照组高。因此，会有意或无意地放松干预组的评价标准，使干预组的成绩提高，从而得出阳性结果。

(3) 熟练性：熟练性是指随着工作的开展，参与者的知识和工作人员的熟练性会发生变化从而影响结果，如调查者因反复调查，对调查内容越来越熟悉，技术越来越熟练，调查质量越来越高。

2. 测量工具　测量工具包括：问卷表、仪器、药品、试剂等。选择工具时，应注意可靠度和准确度高的测量工具。

3. 测量对象　测量对象偏倚常见有霍桑效应、向均数回归效应、选择偏倚等。

(1) 霍桑效应：所谓霍桑效应是指评价或干预的对象，由于感受到正在被评价或实验，因此所表现的行为可能异乎寻常。

(2) 向均数回归：向均数回归是由于偶然因素，个别被测试对象的某些特征水平可能过高或过低，当再次测量时可回复到原有的水平。

(3) 调查对象选择偏倚：调查对象选择偏倚是指干预组和对照组的选择没有按照随机化的原则进行，使得两组在某些特征水平上不一致，从而影响结果。

4. 失访　失访是指对象在研究过程丢失。项目实施过程中，失访一般不可避免，但非随机失访或失访过多（>10%）可造成偏倚。因此，应采取各种努力尽量减少失访，并对应答者和失访者的主要特征进行比较，以鉴别失访为非随机失访，从而估计失访是否会引起偏倚以及偏倚的程度。

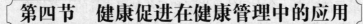

第四节　健康促进在健康管理中的应用

一、健康促进与健康管理

随着我国人口平均寿命的逐年增长和人口老龄化的进程加快、各类慢性病患病率快速上升，以及由此而造成的医疗费用大幅度持续增加，同时由于亚健康人群庞大，个人、群体乃至整个社会对健康的维护、管理需求日见迫切。因此，对健康的维护不仅仅是对疾病的治疗，更重要的是在疾病前的预防。随着国家医疗体系从医疗向预防转型，健康管理和健康促进等措施日益成为预防工作的重要内容。大力宣传普及健康的正确理念，用健康体检、健康教育、健康管理等工作的推行达到健康促进、预防疾病的目的。

健康管理是对个人或人群的健康危险因素进行检测、分析、评估和干预的全面管理的过程。而健康促进是运用行政的或组织的手段，广泛协调社会各相关部门以及社区、家庭和个人，使其履行各自对健康的责任，共同维护和促进健康的一种社会行为和社会战略。在具体的健康管理过程中可以贯彻健康促进的行为或战略，使健康促进得到具体实施。同时健康促进也可以指导健康管理的发展方向。健康促进从健康生态学的高度为我们指明了正确的方向，提供了具体的行动框架；健康管理更多的是在操作层面上为国民的健康促进提供具体的途径和方法。在中国特定的政治、经济、社会环境下，健康促进和健康管理，两者相辅相成，缺一不可。只有通过正确的健康管理理论与实践让主流社会包括政府从根本上认识到生物-心理-社会-环境医学模式促进国民健康的威力，健康促进才会真正地造福居民健康。

二、健康促进对健康管理的作用

健康管理是以预防和控制疾病发生与发展，降低医疗费用，提高生命质量为目的，针对个体及群体进行健康教育，提高自我管理意识和水平，并对其生活方式相关的健康危险因素，通过健康信息采集、健康检测、健康评估、个性化健康管理方案、健康干预等手段持续加以改善的过程和方法。从健康管理的全过程来看，健康促进的理念贯穿全过程。

（一）健康管理是以控制健康危险因素为核心，包括可变危险因素和不可变危险因素

前者为通过自我行为改变的可控因素，如不合理饮食、缺乏运动、吸烟酗酒等不良生活方式，高血压、高血糖、高血脂等异常指标因素。后者为不受个人控制因素，如年龄、性别、家族史等因素。针对前者，健康促进通过发展个人技能、提供健康信息和教育来帮助人们提高作出健康选择的能力，并支持个人和社会的发展。由此可使人们更有效地维护自身健康和生存环境。学校、家庭和工作场所，尤其是健康管理机构均有责任在发展个人技能方面提供帮助。

（二）健康管理体现一、二、三级预防并举

一级预防，即无病预防，又称病因预防，是在疾病（或伤害）尚未发生时针对病因或危险因素采取措施，降低有害暴露的水平，增强个体对抗有害暴露的能力预防疾病（或伤害）的发生或至少推迟疾病的发生。二级预防，即疾病早发现早治疗，又称为临床前期预防（或症候前期），即在疾病的临床前期做好早期发现、早期诊断、早期治疗的“三早”预防措施。这一级的预防是通过早期发现、早期诊断而进行适当的治疗，来防止疾病临床前期或临床初期的变化，能使疾病在早期就被发现和治疗，避免或减少并发症、后遗症和残疾的发生，或缩短致

残的时间。三级预防，即治病防残，又称临床预防。三级预防可以防止伤残和促进功能恢复，提高生存质量，延长寿命，降低病死率。在健康促进通过建立促进健康的公共政策，加强社区行动体现健康管理，调整卫生服务方向，来体现并贯彻一、二、三级预防并举的精神。

（三）健康管理的服务过程为环形运转循环

健康管理的实施环节为健康监测（收集服务对象个人健康信息，是持续实施健康管理的前提和基础）、健康评估（预测各种疾病发生的危险性，是实施健康管理的根本保证）、健康干预（帮助服务对象采取行动控制危险因素，是实施健康管理的最终目标）。整个服务过程，通过这三个环节不断循环运行，以减少或降低危险因素的个数和级别，保持低风险水平。

（四）健康教育和健康促进是群体健康工作的重要工具、方法和策略

在健康管理工作领域，健康管理工作人员或健康师除了要做个体化的健康管理外，还面临着社区、企事业单位、学校等场所大量人群健康干预和健康管理工作。健康管理工作人员掌握和运用健康促进的基本策略和核心策略、方法和理论后，有助于实现社区群体健康管理的任务。

三、健康促进在健康管理中的应用

健康促进在健康管理中得到充分的贯彻，下面仅以健康体检中心和慢性病社区管理为例，简要介绍健康促进在健康管理中的应用。

（一）健康体检中心的应用

1．从业人员　具备健康管理功能的健康体检中心的从业人员均要进行岗前培训与定期考核。培训与考核内容包括：健康促进和健康体检、现代健康管理理念、常见病诊治与预防、健康教育和健康讲座等。

2．健康体检流程　健康体检流程能进行风险评估，根据不同健康状况和需求制定体检项目。体检过程中若发现异常还增加特殊检查项目。

3．体检过程　体检过程中能进行全面的健康评估，了解体检者的生活方式，结合家族史、既往史与现有症状体征，综合判断存在的健康问题和危害健康的行为；增加具有针对性和前瞻性的检查项目。体检建议包括检查结果、存在的健康问题、每个健康问题的防治要点与自我保健措施；后续健康促进包括安排复查项目与跟踪随访、督促按医嘱用药、定期复查、鼓励建立健康生活方式、控制和避免危害健康的行为等。

4．体检完成后　体检完成后通过健康教育手段帮助体检者了解促进健康的基本知识如个人卫生、营养、精神心理卫生知识。健康教育的方式多种多样，如布置健康教育环境，在体检中心开辟宣传栏，发放免费健康教育小册子；开展健康生活专题讲座并进行讨论；通过音像资料如录像带或CD片等。

（二）社区慢性病管理中的应用

目前主要针对高血压、糖尿病等慢性疾病开展形式多样的健康促进活动。

1．健教专栏　健教专栏是指设置固定的健康教育宣传栏，语言通俗易懂，并定期更换；社康中心固定发放健康教育处方和有折页的宣传单，强调饮食、运动、药物及心理健康对疾病的影响，指导和鼓励患者养成良好的生活习惯、起居规律、睡眠充足、劳逸结合和保持乐观积极的心态。

2．群体教育　群体教育是指定期健康教育讲座、播放健康教育录像，并在每年的健康教育周、世界肿瘤日、全国肿瘤防治宣传周、世界心脏日、全国高血压日和世界糖尿病日等

活动中，社区医生深入居民区和公共活动场所，开展义诊和咨询活动，发放健康教育宣传手册；发放有刻度的限油壶和限盐勺，倡导低盐、低脂肪和低胆固醇饮食，少食多餐，避免过饱，防止便秘；劝导患者建立正确的生活方式，戒烟限酒，控制体重，进行有规律的体育锻炼；讲授慢性病的病因、治疗及保健常识等系统知识。

3. 小组教育　小组教育是指将高血压、糖尿病等病人分成几个小组，采取小课或问答的形式进行教育，理解与讲解相结合。重视教育信息沟通的双向性，提高患者的自我管理能力，从而更有利于病人自身行为的改变。

4. 个体教育　个体教育是指根据每位病人的病情及不同心理状态，进行个体化的健康指导，及时发现和纠正不健康的行为，控制病情发展。开展接听电话咨询，认真解答患者及家属提出的问题并给予科学指导。

5. 电化教育　电化教育是指在社区大厅采用VCD滚动播放的形式向病人及家属传播一些慢性病知识和自我保健措施，提高健康促进效果。

6. 健康处方　健康教育处方、卫生折页或小册子等文字资料是病人就诊过程中社区医院发给病人的有针对性的卫生宣传资料，让病人通过自己阅读的方式获得与其疾病相关信息。

本章小结

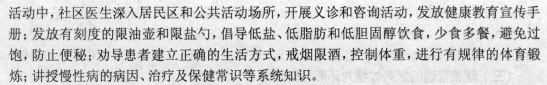

本章介绍了健康教育的概念、特点，健康促进的概念、活动领域、基本策略和核心策略以及健康教育和健康促进两者之间的关系。随后介绍了健康传播的概念、特点以及健康传播在健康教育和健康促进中的意义，同时对行为干预的概念和五种行为干预理论模式进行了讲解；对健康相关行为进行了定义和分类，并介绍了健康干预的设计的意义、程序和具体实施的步骤。在健康促进计划的实施与评价中详细介绍了实施步骤与策略、具体的评价方法以及评价的影响因素。在健康促进在健康管理中的应用这一节，介绍了健康促进与健康管理的关系、健康促进对健康管理的作用以及在健康管理中的应用。最后以典型案例形式，对健康管理在体检中心慢性病干预中的应用及初步的效果进行了总结。

复习思考题

1. 简述健康教育和健康促进之间区别与联系。
2. 简述健康传播在健康教育和健康促进中的意义。
3. 简述健康干预计划的实施的步骤及评价方法。
4. 健康促进与健康管理的关系及其对健康管理的作用？
5. 列举1～2个健康促进在健康管理中的应用实例。

案例分析

某医学院附属医院健康管理中心，2013年以来通过健康管理软件对体检人群开展了以控制体重预防和控制高血压等慢性病为目的的健康管理，经过1年多的运行，取得了较为有效的成绩，现分析如下。

（一）采取的措施

1. 举办健康学校　在医院相关科室的支持下，开办健康学校，主要针对高血压、糖尿病等疾病，邀请附属医院和学校专家为教员。体检人群体重中超重和肥胖，且血压超过正常值人群为干预对象，健康学校每月开办一次活动，以讲座、健康咨询为主。

2. 健康宣传语　健康管理中心筛选、提炼健康宣传语，如"裤带越长，寿命越短"、"每天六千步，幸福工作六十五"等，这些宣传语朗朗上口、通俗易懂，干预对象对此印象深刻。

3. 群体教育　发放限盐勺和用盐记录本并指导如何使用，健康管理中心定期收集并汇总学员一段时间盐摄入量，并根据情况反馈结果。

4. 借助移动短信开展健康教育和互动　针对当前生活节奏快的特点，充分利用健康管理软件的短信提醒功能，针对每一位体检对象存在的健康问题定期发送有针对性的健康宣教内容以及学校开课通知，并利用这一平台使健康管理中心工作人员与干预对象形成互动等。

（二）取得的成绩

1. 干预对象对于以高血压为主的慢性病防治知识知晓率由干预前的45%提高到96%。

2. 74%的干预对象体重有下降趋势，其中52%的人体重控制在正常水平。

思考：

1. 上述案例应用了哪些健康教育和健康促进的方法？

2. 结合健康管理与服务，上述案例中的内容和方法还需要进行哪些改进和提高？

（文育锋）

第七章

健康管理策略

学习目标

通过学习健康管理策略，掌握健康管理的概念、特点和方法，健康行为与生活方式管理，疾病管理，重点人群健康管理；熟悉健康需求管理，灾难性病伤管理，残疾管理；了解健康管理的起源、发展、实践与应用。

学习重点

健康管理的概念、特点和方法，健康行为与生活方式管理，疾病管理，重点人群健康管理。

第一节　健康管理概述

健康管理的理念和实践起源于20世纪80年代的美国，与其他学科和行业一样，以人类知识和经验的积累为基础，为应对和满足人类的健康需求而产生。人口老龄化的加剧、急性传染病的蔓延、慢性病发病率的上升、环境的不断恶化，以及生活水平的不断改善、人口素质的不断提高、人类对健康观念的改变，导致了医疗卫生需求和健康需求不断增长。随着疾病谱的变化，传统的以疾病为中心的诊治模式明显不再适用，以个体和群体健康为中心的管理模式应运而生。

一、健康管理的概念与特点

（一）健康管理的概念

健康管理（health management）作为一门新兴的学科和行业，引入中国仅10年的时间，尚未形成独立的学科体系和相关的专门人才，部分领域的应用仍然是实践先于理论。健康管理虽然在美国已经历经30年的实践应用和研究历史，但至今尚未形成全面系统的理论体系。到目前为止，学术界对健康管理的定义尚没有完全达成一致。

综合国内外关于健康管理的代表性定义，我们将健康管理定义为：

健康管理是适应现代生物-心理-社会医学模式，以现代健康概念（生理、心理、社会适应能力、道德）为核心，运用医学和管理学的理论、方法和技术，通过对个体和群体的健康状况及健康危险因素进行全面检测、评估与干预，实现以促进和维护健康为目标的全人全程全方位的医学服务过程。健康管理的宗旨是调动个体和群体以及整个社会的积极性和参与性，用最优化的资源预防疾病发生、控制疾病发展、提高生命质量、获得最大健康效益。

（二）健康管理的特点

健康管理主要表现为标准化、个体化、系统化、前瞻性和综合性5个特点。

1. 标准化　全面、完整地收集健康信息对个体和群体的健康风险评估都至关重要，这就要求健康信息实现标准化采集。没有健康信息的标准化，就不能保证健康管理的科学性和可靠性。

2. 个体化　健康状况存在个体差异，这就要求健康管理机构提供有针对性的健康评估和干预技术。没有健康管理的个体化，就没有干预措施的针对性，不能充分地调动个体和群体的积极性，也就达不到最大的健康效果。

3. 系统化　健康管理是对个体和群体的健康状况及健康危险因素进行全面检测、评估和干预的医学服务过程，强调多平台合作，提供系统化的服务，以达到促进和维护健康的目标。

4. 前瞻性　健康管理的目的在于对引起疾病的危险因素进行及时检测和准确干预，从而防止或延缓疾病的发生和发展，以提高人体的健康和生命质量，降低社会的医疗成本。这种预防为先的前瞻性是实现健康管理价值的关键。

5. 综合性　健康管理综合了基础医学、临床医学、预防医学、管理学等学科的理论和技术，对疾病及其危险因素进行分析，并调动一切社会医疗资源，制定高效的干预措施。这种综合性是实施健康管理的前提和基础。

二、健康管理的起源与发展

（一）健康管理的起源

我国两千多年前的中医经典《黄帝内经》中“圣人不治已病治未病，不治已乱治未乱，此之谓也。夫病已成而后药之，乱已成而后治之，譬犹渴而穿井，斗而铸锥，不亦晚乎？”已经孕育着“预防为主”的健康管理思想。古籍记载，魏文王问扁鹊：“你家兄弟三人，哪一个医术最高？”扁鹊回答：“长兄最佳，仲兄次之，我最差。”魏文王接着问：“那为什么你最出名呢？”扁鹊回答说：“我长兄治病，是在病症还未表现之时就把病治好了，一般人不知道他事先能铲除病因，所以他的名气无法传出去，他的医术只有我们家人才知道。我仲兄治病，是在病情初起时就把病人治好了，一般人以为病人得的只是小病，以为他只能治轻微的小病，所以他的名气也不大，只有本地人才知道。我扁鹊治病，是在病情严重后才治，一般人见我下针放血，用药敷药，割肉切骨，动作颇大，就认为我医术很高明，我也因此而闻名于天下。其实，比起我长兄与仲兄来，我的医术是最差的。”这种“上医治未病”的思想是古代中医对健康管理的精辟概括，也与今天风险评估和风险控制的思路不谋而合。

西方古代医学也蕴涵了健康管理的思想。罗马大百科全书记载医学实践包括生活方式治疗、药物治疗和手术治疗三部分。生活方式治疗就是在营养、运动、睡眠、身体护理、性生活等方面提供健康生活方式的处方和建议，与现代健康管理策略中的生活方式管理基本一致。

现代健康管理的出现是顺应了时代发展的需要，与生产力和人力资源观念的演变密切相关。在20世纪的美国，因健康问题造成生产效率下降已经严重威胁到经济和发展。研究发现，雇主为员工每支出1美元的医药费就意味着企业要承担2～3美元的损失，这种损失是因员工健康问题造成生产效率下降所导致的。要提高员工的工作效率，首先要保证每一

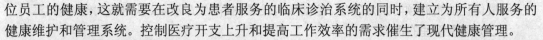

位员工的健康，这就需要在改良为患者服务的临床诊治系统的同时，建立为所有人服务的健康维护和管理系统。控制医疗开支上升和提高工作效率的需求催生了现代健康管理。

（二）国外健康管理的发展

健康管理由美国的保险行业首先提出并广泛应用。当时，美国的保险公司和企业开始注意到 80% 的医疗支出用在了治疗那些可以预防的疾病上，这就意味着如果采取措施预防那些治疗费用昂贵但是可以预防的疾病（如心脏病、糖尿病、脑卒中等），将会节约大量的医疗费用。健康管理在这样的背景下应运而生，它帮助评估个体的健康风险，预测高风险的个体中哪些人会需要昂贵的治疗费用，保险公司根据预测结果将重点放在维护这些人的健康状态上，从而降低他们急诊、抢救和住院治疗的费用。

学术界和医疗机构在健康管理行业的发展中也起到了重要的推动作用，像美国职业和环境医学学会、杜克大学、密歇根大学、梅奥医疗集团等都积极地倡导健康管理这一新的服务模式，并在服务项目、技术开发、效果评价等方面进行研究和成果推广。这些研究活动既推动了健康管理行业的发展，又促进了健康管理学科的发展。

（三）国内健康管理的发展

健康管理在中国起步晚、发展快，虽然出现仅十年时间，但是目前国内自称健康管理的机构已经数以千计。但在学术界和业界，对于健康管理的理念和内涵并没有达成共识，许多理论和实践问题还在发展过程中，市场的准入和服务标准体系有待建设。因此，从学科建设和行业发展的角度来看，我国健康管理的理论和实践都还处于起步期。但从经济发展和市场需求的角度来看，我国从劳动密集型经济向知识技术密集型经济转型，健康管理是经济可持续发展的上佳选择，13 亿中国人的健康和中国的可持续发展都需要健康管理。

三、健康管理的实践与应用

地位的高低、金钱的多寡，在某种程度上都是身外之物，因为失去健康，一切都毫无意义。对于个人来说，健康是最大的“财富”；对于社会来说，健康才是第一生产力。因此，健康管理有着广泛的应用前景。

（一）健康管理在健康保险中的应用

健康管理通过提供专业化的健康风险控制和干预服务，降低保险公司的诊疗赔付费用，帮助扩大保险公司的利润空间。健康管理涉及医疗服务的全过程，风险控制效果理想，既能满足客户的健康服务需求，又是保险公司在经营健康保险项目中实现服务保障与费用保障相结合的有效手段。高水平的健康管理服务是体现出健康保险专业化经营水准的重要标志。

（二）健康管理在企业中的应用

随着健康管理行业的发展、健康管理服务的不断深入和规范，健康管理在改善企业人群状况、控制企业医疗费用方面正在发挥着作用。健康管理在企业中的主要应用方向是针对企业的特点和健康需求，开展企业员工体检、健康干预与促进，实施工作场所和职业人群的健康管理。

（三）健康管理在社区卫生服务中的应用

健康管理在社区卫生服务中的应用主要包括三个方面：

1. 通过健康管理，识别、控制居民的健康危险因素，实施有针对性的个体化健康教育和指导。

2. 通过健康管理，指导居民的医疗需求和医疗服务利用，辅助居民进行临床决策。

3. 通过健康管理，实现全程的居民健康信息采集和管理。

四、健康管理策略

针对不同人群选择适宜的健康管理策略是健康管理成功的关键，健康管理策略主要包括：

1. 生活方式管理　生活方式管理是健康管理的最基本策略之一，主要是就个体的饮食、运动、休息、心理等方面给出指导和建议，督促个体构建最佳生活模式，减少健康风险因素。

2. 需求管理　需求管理是健康管理的一个常用策略，主要是以人群为基础、帮助消费者寻求适当的医疗保健服务来维护健康，有效控制健康消费的支出。

3. 疾病管理　疾病管理是针对某一种特定疾病，如糖尿病、高血压、心脏病等，为患者提供安全、有效、适宜的医疗保健服务。

4. 灾难性病伤管理　灾难性病伤管理实质是特殊类型的疾病管理，它关注的是对健康危害十分严重和(或)医疗花费巨大的“灾难性”疾病或伤害，如肿瘤、肾衰竭、严重外伤、器官移植等。

5. 残疾管理　残疾管理通常以企业为单位，从雇主的角度出发，帮助降低工作场所残疾事故的发生频度和费用代价，并尽量预防伤残者因残疾造成的劳动和生活能力下降。

6. 重点人群健康管理　社区健康管理的重点人群包括 0～6 岁儿童、孕产妇、老年人及慢性病患者，通过协调不同的健康管理策略为其提供全面的健康管理服务。

第二节　健康行为与生活方式管理

健康行为与生活方式管理是健康管理的基本策略，通过评估和控制日常生活中的健康风险因素，达到维护健康的目的。健康行为与生活方式管理的核心是帮助个体识别健康风险因素，提高自我健康管理能力，改变不利于身心健康的生活方式和行为。

一、健康行为与生活方式管理概述

(一) 相关概念

1. 健康行为概念　行为是指人类为了维持个体的生存和种族的延续，在适应不断变化的复杂环境时所做出的反应。健康行为指人们为了增进和维持身心健康而进行的各种活动，也就是一切有利于健康的行为。

2. 生活方式概念　广义的生活方式指人们在物质和精神生活领域所从事的一切活动方式，包括物质生活和精神生活资料的生产和消费方式。狭义的生活方式则仅指物质生活和精神生活资料的消费方式。

3. 健康行为与生活方式管理概念　健康行为与生活方式管理(health behavior and lifestyle management)是指通过健康促进技术，让个体或群体树立健康的生活理念，采纳有利于健康的生活行为方式，减少健康风险因素的活动过程。

慢性病主要是由于各种不健康的行为和不良的生活方式所致，因此许多国家把这些慢性病称为“生活方式病”或者“现代病”。合理膳食、适量运动、戒烟限酒、心理平衡是健康的四大基石，目前健康行为与生活方式管理的重点是膳食、运动、吸烟、饮酒、精神压力等。

美国的研究数据表明，人群中最不健康的1%和患慢性病的19%人口共用去大约70%的医疗卫生资源，我们不能保证自己永远健康，每个人都有机会成为最不健康的1%或患慢性病的19%人口中的一员。我们所要做的是通过健康行为与生活方式管理将健康风险控制在中低危险状态，预防疾病的发生。图7-1展示了美国的医疗卫生资源分配情况。

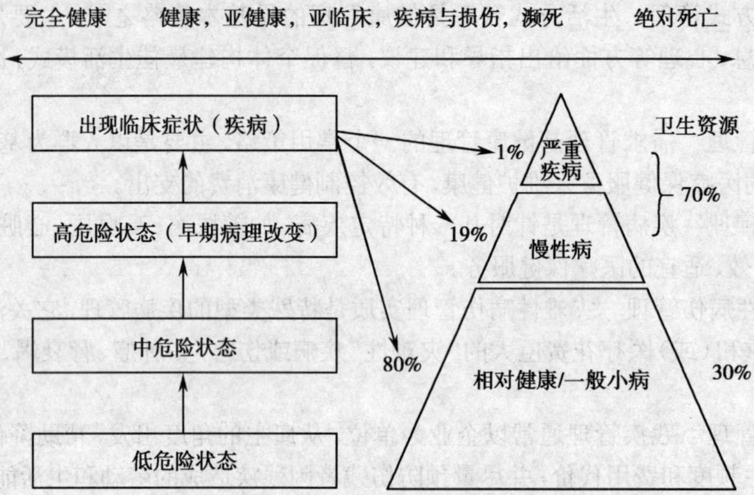

图7-1 美国的医疗卫生资源分配情况

（二）健康行为与生活方式管理特点

1. 强调以个体为中心，突出自我健康管理的重要性 健康行为与生活方式的选择基于个体意愿，强调个体对自身健康的责任心是健康管理发挥作用的前提和关键。健康行为与生活方式管理的作用在于告知人们什么是健康的生活方式，调动个体参与的积极性，强调自我健康管理的重要性，引导和帮助个体做出最佳的健康行为选择。

2. 始终坚持预防为主的原则 预防是健康行为与生活方式管理的核心，也是始终贯穿健康或疾病不同阶段管理的重要策略。预防为主不仅能够预防疾病的发生，还可以逆转或延缓疾病的发展过程。健康行为与生活方式管理帮助个体改变不健康的行为，降低健康风险，预防疾病和伤害的发生。在健康行为与生活方式管理中，重点是一级预防，即在疾病还没有发生时进行的预防，属于病因预防。

3. 健康行为与生活方式管理是健康管理的最基本组成部分 人体的健康受生物遗传、生活方式、医疗服务、环境等因素影响，其中生活方式因素占到60%，对健康影响最大。因此，在实施健康管理策略时，无论是健康状态还是疾病状态都应该进行健康行为与生活方式管理，促使人们采纳和保持健康行为。在其他健康管理策略中纳入健康行为与生活方式管理，不仅可以提高健康管理效果，而且可以节约成本，获得更多的直接效益和边际效益。

二、干预技术

健康行为与生活方式管理主要采用促进行为改变的干预技术，常见的有教育、激励、训练和营销四类。

（一）教育

教育干预是健康行为与生活方式管理干预的基本组成成分。传统的健康教育方法只注

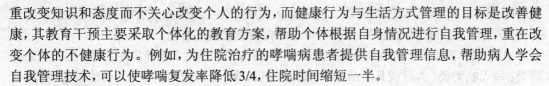

重改变知识和态度而不关心改变个人的行为，而健康行为与生活方式管理的目标是改善健康，其教育干预主要采取个体化的教育方案，帮助个体根据自身情况进行自我管理，重在改变个体的不健康行为。例如，为住院治疗的哮喘病患者提供自我管理信息，帮助病人学会自我管理技术，可以使哮喘复发率降低3/4，住院时间缩短一半。

（二）激励

激励又称为行为矫正（behavior modification），是通过应用理论学习所获得的知识去改变环境和某种不健康行为之间的关系，从而使不健康行为被成功地矫正。激励主要包括正面强化、反面强化、反馈促进、惩罚等措施。例如，单位或社区要促进运动健身的健康行为，可以通过设置不同等次的步行里程奖来对员工或居民进行正面强化，激励不爱运动的人加入运动的行列。

（三）训练

训练是鼓励个体采纳健康行为的有效方法，个体通过亲身参与和体验，掌握行为矫正的技术。训练通常包括六个部分：

1. 讲课　在课堂上教授技术，列举此项技术被合理利用的范例。
2. 示范　详细描述并演示技术行为。
3. 实践　参与者动手练习所学的新技术。
4. 反馈　由训练人向学员提供行为适度和效度的反馈信息。
5. 强化　提供奖赏性反馈，如口头表扬或物质奖励等。
6. 家庭作业　通过布置家庭作业鼓励学员课后练习新技术。

（四）营销

营销是通过社会营销技术和健康交流活动推广健康行为，营造大的健康环境，促进个体改变不健康的行为。社会营销主要通过名人效应让人们接受社会观念，改变行为，例如彭丽媛、濮存昕等明星进行艾滋病防治宣传。健康交流活动越来越多地使用大众传媒，公益广告、电视剧中的故事情节都被利用来向公众传播健康风险和健康行为的信息。

应用形式多样的干预技术，可以有效帮助人们选择有利于健康的行为和生活方式，避免和控制健康风险因素，预防疾病或伤害的发生。

三、健康行为与生活方式管理内容

健康行为与生活方式管理在人一生中的任何阶段、任何状态下都需要，从健康到疾病的任何一个阶段干预均有效，越早干预效果越好。所以说，改变不健康的行为和生活方式，永远都不晚。

2000年，世界卫生组织提出了“合理膳食、戒烟限酒、心理平衡、体育锻炼”的健康促进新准则。我国卫生部门在经过调研后，也将“合理膳食、适量运动、戒烟限酒、心理平衡”作为健康的四大基石。健康行为与生活方式管理主要对这四方面进行管理。

（一）合理膳食

生活中存在很多不健康的饮食行为，如进食过多、进食过少、偏食、挑食、进食不规律等，这些不健康的饮食行为容易引发高脂血症、高血压病、糖尿病、冠心病、肥胖症、胃肠道疾病、某些恶性肿瘤等疾病。

合理膳食（reasonable diet）是健康的基础，要求膳食提供足够的热能，各种营养素要均衡、比例适当，满足人体的需要。中国营养学会为中国居民制定了膳食指南，指明每天适宜摄入的食物量和种类，提倡均衡饮食的理念。健康行为与生活方式管理按照中国营养学会推荐的膳食原则进行膳食指导，帮助个体达到合理膳食的要求。

中国营养学会推荐的膳食原则包括：食物多样，谷类为主，粗细搭配；多吃蔬菜水果和薯类；每天吃奶类、大豆或其制品；常吃适量的鱼、禽、蛋和瘦肉；减少烹调油用量，吃清淡少盐膳食；食不过量，天天运动，保持健康体重；三餐分配要合理，零食要适当；每天足量饮水，合理选择饮料；如饮酒应限量；吃新鲜卫生的食物。中国居民平衡膳食宝塔（2007 版）见图 7-2。

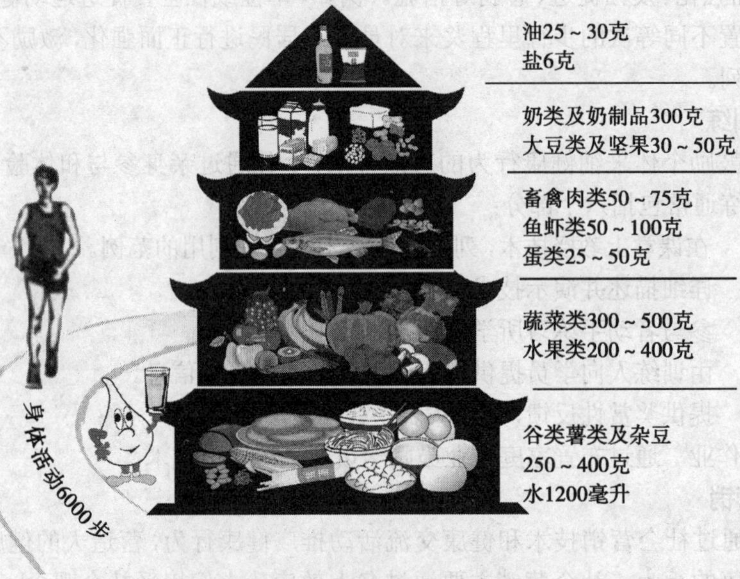

图 7-2 中国居民平衡膳食宝塔（2007 版）
来源：中国营养学会

（二）适量运动（regular exercise）

医学之父希波克拉底在两千多年前就说过：“阳光、空气、水和运动，是生命和健康的源泉。”现在高发的慢性病，如肥胖症、高血压、冠心病等都与缺乏运动有关。适量的、规律的有氧运动可以增强人体的免疫功能，具有多种好处：

1. 保持全身肌肉的正常张力；
2. 有利于心血管系统的功能；
3. 改善消化功能；
4. 促进呼吸系统功能；
5. 能够控制体重；
6. 对精气神有良好影响。

健康行为与生活方式管理对个体的运动指导应考虑其身体状况，如年龄、性别、职业、爱好、经济条件、有无慢性病等。要收到良好的运动效果，个体运动要坚持做到“三、五、七”：

“三”是指每次运动应达到 30 分钟以上或步行 3km 以上；

“五”是指一星期最少运动 5 次；

“七”是指优良代谢，即运动到你的年龄加心跳等于 170，比如 20 岁的人需运动到心跳 150 次 / 分，50 岁的人运动到心跳 120 次 / 分。

（三）戒烟限酒

吸烟增加人们患癌的危险，尤其是肺癌，妇女吸烟则可能导致自然流产和胎儿畸形。一支香烟内包括了超过4000种不同的化学物质，其中有50多种是致癌物质，所以每吸一支烟，就同时吸入4000多种化学物质，令寿命平均缩短5～15分钟。被动吸烟者的危险也不少，被动吸烟对婴幼儿、青少年及妇女的危害尤为严重。据世界卫生组织统计，每年死于吸烟有关疾病的人接近500万。

适量饮酒，尤其是饮用少量的葡萄酒能起到一定的保健作用，但酗酒就会对人体健康产生危害，如酒精中毒、胃癌、肝癌等，还可能引发不育、流产、胎儿智力发育异常等。

健康行为与生活方式管理针对个体的实际情况进行戒烟限酒（quit alcohol limit）指导，提倡安全饮酒，即主要为了增添喜庆气氛和寄托某种感情的社交饮酒；摒弃边饮酒边吸烟的习惯，因为边饮酒边吸烟的危害更大；对吸烟者和酗酒者进行重点管理。

1. 吸烟者　详细讲解吸烟对自身、家人及身边人的危害，帮助制定戒烟计划并督促实施。

2. 酗酒者　详细讲解酗酒和酒精依赖对自身健康及社会的危害，帮助制定戒酒计划并督促实施。

（四）心理平衡

世界卫生组织提出健康的一半是心理健康。良好的心理状态有利于保护和稳定中枢神经系统、内分泌系统和免疫系统的功能，从而保持身体健康，减少疾病的发生，在疾病发生时有利于促进疾病康复。

美国作家、成功学励志专家拿破仑•希尔认为人的心态决定最终的命运：“播下一种心态，收获一种思想；播下一种思想，收获一种行为；播下一种行为，收获一种习惯；播下一种习惯，收获一种性格；播下一种性格，收获一种命运。”

乐观心态是抵抗疾病的第一道防线。健康行为与生活方式管理注重对个体的心理进行疏导，帮助他们正确地对待自己、他人和社会，使其保持心理平衡（psychological balance）。

正确对待自己 ⟹ 人生坐标定位要定准

正确对待他人 ⟹ 不要越位也不要自卑

正确对待社会 ⟹ 对社会抱有感激之心

保持心理平衡需要做到“八点”：遇到批评想开点，遇到表扬清醒点，遇到挫折振作点，遇到荣誉让着点，遇到矛盾冷静点，遇到烦恼绕开点，遇到压力放松点，取得成绩谦虚点。

2007年，原卫生部疾病预防控制局、全国爱国卫生运动委员会和中国疾病预防控制中心共同发起全民健康生活方式行动，以“和谐我生活，健康中国人”为主题，推广“每日一万步、吃动两平衡、健康一辈子”，即“健康121行动”。人们如果都能恪守健康的生活方式，就可以降低慢性病的患病率，提高生命质量，延年益寿。

第三节　健康需求管理

一、健康需求管理概述

（一）健康需求管理概念

健康需求管理（health demand management）是指导健康消费者正确选择医疗保健服务来满足自己的健康需求，维护自身健康，控制卫生成本，促进卫生服务的合理利用。许多昂

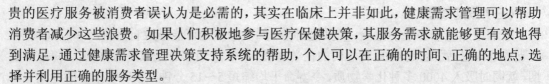

贵的医疗服务被消费者误认为是必需的，其实在临床上并非如此，健康需求管理可以帮助消费者减少这些浪费。如果人们积极地参与医疗保健决策，其服务需求就能够更有效地得到满足，通过健康需求管理决策支持系统的帮助，个人可以在正确的时间、正确的地点，选择并利用正确的服务类型。

（二）健康需求管理目标

健康需求管理是健康管理的一个常用策略，其目标是通过需求管理手段帮助健康消费者减少昂贵的、临床并非必需的医疗服务，促进医疗服务的合理利用。

需求管理的常用手段包括：

1. 寻找手术的替代疗法；
2. 帮助患者减少特定的风险因素并采纳健康的生活方式；
3. 鼓励自我保健、阻断疾病发展的早期干预等。

二、影响需求的主要因素

影响人们卫生服务消费需求的主要因素有4种：

（一）患病率

患病率反映了人群中疾病的发生水平，患病率的高低会对卫生服务需求产生影响，但由于健康管理使相当多的疾病可以预防，因此患病率与服务利用率之间并不是呈正相关关系。

（二）感知到的需要

感知到的卫生服务需要是个人对疾病重要性的看法，以及是否需要寻求医疗服务，这是影响卫生服务利用的最重要因素。能影响人们感知需要的因素有很多，主要包括：

1. 个人关于疾病危险和卫生服务的认知
2. 个人感知到的疾病的严重性
3. 个人感知到的推荐疗法的疗效
4. 个人评估疾病问题的能力
5. 个人独立处理疾病问题的能力
6. 个人对自己处理疾病问题的信心

（三）消费者偏好

消费者偏好强调患者在医疗服务决策中的重要作用，患者与医生共同对选择何种治疗方案负责，医生的职责是帮助患者了解治疗方案的益处和风险，促使其作出正确决策。当患者被充分告知各种治疗方案的利弊，他就会选择那些创伤小、风险低、疗效确切、治疗费用低廉的治疗手段。

（四）健康因素以外的动机

除健康因素外，还有一些其他因素在不同程度上影响着人们的医疗保健决定，如个人能否向单位请出病假、残疾补贴、疾病补助、医疗保险中的自付比例以及相关社会政治经济因素等。

三、健康需求管理方法

（一）健康需求预测方法

健康需求预测方法常用的有两种，用来预测卫生服务的主要消费群体。

1. 以问卷为基础的健康需求评估　以健康风险评估和疾病风险评估为代表，通过综合性的问卷和一定的评估技术，预测未来一段时间内个体的患病风险，以及谁会是卫生服务的主要消费者。以问卷为基础的健康需求评估是前瞻性的评估，可能会出现自报数据不准确造成预测结果的偏倚。

2. 以医疗卫生花费为基础的健康需求评估　通过分析已经发生的医疗卫生费用，预测未来将要发生的医疗卫生费用和卫生服务利用者。以医疗卫生花费为基础的健康需求评估是回顾性的评估，医疗花费数据已经客观存在，预测结果的可靠性较强。

（二）健康需求管理方法

健康需求管理通过一系列的服务手段和工具，影响和指导人们的卫生保健需求。常见的方法有：

1. 24小时电话就诊分流服务，帮助拨打者决定是否需要看医生。

2. 转诊服务，帮助消费者选择适宜的转诊机构。

3. 基于互联网的卫生信息数据库、健康课堂、服务预约等。

第四节　疾病管理

一、疾病管理概述

（一）疾病管理概念

疾病管理（disease management）源于美国，具有较长的发展历史，是健康管理的主要策略之一。美国疾病管理协会（Disease Management Association of America，DMAA）对疾病管理的定义是："疾病管理是一个协调医疗保健干预和与患者沟通的系统，它强调患者自我保健的重要性。疾病管理支撑医患关系和保健计划，强调运用循证医学和增强个人能力的策略来预防疾病的恶化，它以持续性地改善个体或群体健康为基准来评估临床、人文和经济方面的效果。"DMAA指出，疾病管理必须包含：人群识别、循证医学指导、医生与服务提供者协调运作、患者自我管理教育、过程与结果的预测和管理、定期的报告和反馈。

（二）疾病管理目标

疾病管理重视疾病发生发展的全过程，包括高危个体的管理，患病后的临床诊治、康复、并发症的预防与治疗等，强调预防、保健、医疗、康复等多学科合作。疾病管理的目标是改善患者的健康状况，减少不必要的医疗费用，提高卫生资源的使用效率。

（三）疾病管理特点

1. 目标人群是患有特定疾病的个体　如高血压管理项目的管理对象为已确诊的高血压患者，糖尿病管理项目的管理对象为已确诊的1型或2型糖尿病的患者。

2. 不以单个病例和（或）某单次就诊事件为中心　疾病管理关注的是个体或群体连续性的健康状况和生命质量，而非独立或单个的事件，这也是疾病管理区别于传统单个病例管理的特点。

3. 医疗卫生服务及干预措施的综合协调至关重要　疾病管理关注健康状况的持续性改善，要求积极、有效地协调来自多方服务提供者的医疗卫生服务和干预措施。由于大多数国家卫生服务系统的多样性与复杂性，使得医疗卫生服务及干预措施的综合协调非常困难，这也正显示出疾病管理协调的重要性。

二、疾病管理内容

（一）病种选择

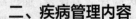

疾病管理通常选择的病种是高医疗花费、通过健康教育和临床治疗能够提高患者生命质量和健康水平的疾病，如高血压、糖尿病、哮喘等。选择高医疗花费的疾病以分析住院患者和门诊患者的费用作为参考。选择通过健康教育和临床治疗能提高患者生命质量和健康水平的疾病，首先要了解目前该疾病诊疗和保健过程的实践方式以及疾病管理上的障碍，分析采用治疗和其他干预方式后的收益。

（二）疾病管理过程

以高血压管理为例，介绍疾病管理的基本过程：

1. 制订高血压患者管理的总目标和阶段目标。例如，总目标为血压＜140/90mmHg，再将总目标分解为多个阶段性目标，包括稳定的血压水平和个人理想的血压值、坚持服药的方法、改变不良的生活方式等。

2. 充分了解高血压诊疗和保健的实践方式，制订个体化的、有针对性的管理计划，注意与医疗保健队伍其他人员的有效沟通。

3. 建立高血压患者诊疗档案，疾病管理者尽可能详尽地收集高血压患者的基本病史资料、家族史、体检报告、实验室检查结果、生活方式等资料，为其下次就医提供详尽的资料。

4. 协调医疗保健服务，包括提供就医指导，帮助选择最佳的就诊医院和医生，快速协调安排高血压患者诊疗、转诊、急诊，与全科医生交流等相关事宜。

5. 指导和跟踪高血压患者的治疗情况，为治疗提供最新的循证医学证据，对重要指标进行重点观察和记录，监测、控制疾病的发展。

6. 指导和促进高血压患者自我管理和监测，通过电话、网络、健康教育等方式，教会高血压患者自我管理技能，提高其自我管理能力、依从性和行为矫正能力。

三、疾病管理方法

（一）初级疾病管理模式

初级疾病管理模式是患者和疾病管理者“一对一”的关系，即一个患者被分配给一个疾病管理者，这种模式适用于需要加强干预和持续照顾的重症病人的个体管理。初级疾病管理模式费用较高，通常是团队疾病管理模式的4～6倍。

（二）团体疾病管理模式

团体疾病管理模式是疾病管理中常用的一种模式，即许多患者被分配给一个疾病管理者，这种模式费用较低，效率较高。患者自愿选择加入团体疾病管理模式后，疾病管理者会对患者进行评估分层，然后进行分层干预。

（三）贯彻临床实践指南

临床实践指南是以循证医学为基础的最好的提高临床决策水平的工具，是有效开展疾病管理的基础。为了更好地贯彻临床实践指南，缩小医生在临床实践中的差异，可以进一步在临床实践指南的基础上发展技术规范、操作规定等，使诊断和治疗的变异降到最低。

（四）建立临床路径

临床路径是指针对某一疾病建立一套标准化治疗模式和治疗程序，是一个有关临床治疗的综合模式，以循证医学证据和指南为指导来促进治疗组织和疾病管理的方法，最终起到规范医疗行为、减少变异、降低成本、提高质量的作用。

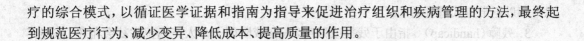

第五节 灾难性病伤管理与残疾管理

一、灾难性病伤管理概述

（一）灾难性病伤管理概念

灾难性病伤管理（catastrophic disease and injury management）是疾病管理的一个特殊类型，它关注的是“灾难性”的疾病或伤害。灾难性的疾病或伤害对健康的危害十分严重，其造成的医疗卫生花费巨大，常见于脑损伤、肿瘤、肾衰竭、器官移植、严重外伤等情形。

（二）灾难性病伤管理特点

灾难性病伤管理除适用疾病管理的特点外，其本身还具有一些特征：

1. 由于病伤十分严重，需要特别复杂的管理，经常需要协调多种服务和转移治疗地点。
2. 医疗卫生服务的可及性受家庭、经济、保险等各方面的影响较大。
3. 灾难性病伤的发生率虽低，但其发生和结果都难以预计。

二、灾难性病伤管理方法

疾病管理的过程同样适用于灾难性病伤管理，但由于灾难性病伤的严重性和复杂性，通常需要协调临床各科室会诊治疗，治疗方案复杂，医疗卫生花费巨大。从管理的执行模式来说，灾难性病伤管理更适合于初级疾病管理模式。

灾难性病伤管理依靠专业化的疾病管理服务解决相对少见的医疗问题和高价问题。例如，灾难性病伤管理通过协调医疗活动和管理多维化的治疗方案，减少医疗花费和改善治疗结果；通过综合利用病人和家属教育，病人自我保健选择和多学科小组的管理，使医疗上需求复杂的病人能在临床、经济和心理上获得最大限度的满足和最优化结果。

成功的灾难性病伤管理需要做到以下几点：

1. 具备一支包含多种医学专科及综合业务能力的队伍，能够有效应对多种医疗服务需要；
2. 综合考虑多方面因素，制订适宜的医疗服务计划；
3. 协调医疗活动，转诊及时；
4. 最大限度地帮助病人进行自我管理；
5. 最大限度地让患者及其家人满意。

三、残疾管理概述

（一）残疾概念

残疾是指由于各种原因导致一个人存在不能正常生活、工作和学习的身体上和（或）精神上的功能缺陷。1980年《国际残疾分类》将残疾划分为残损、残疾、残障三个类别。

1. 残损（impairment） 指不论何种病因，出现心理上、生理上、解剖结构或功能上的任何丧失或异常。

2. 残疾（disability） 指由于缺损的原因使人的能力受限或缺乏，以至于不能在正常范围内和以正常方式进行活动。

3. 残障（handicap）　指由于残损或残疾，限制或阻碍一个人充当正常社会角色（按照年龄、性别、社会和文化的因素）并使之处于不利的地位。

我国1987年对一般意义上的残疾，按发生部位分为五类，即视力残疾、听力语言残疾、智力残疾、肢体残疾、精神残疾。

（二）构成残疾的要素

构成残疾的要素主要有三个：

1. 有因疾病或外伤导致的在现代医学条件下尚无法使之完全“复原”的器官或组织的“终局状态”，这种“终局状态”是构成残疾的病理要素，也是残疾的必备要素。

2. 有病理损害导致的躯体生理功能或精神心理功能的低下或丧失，这是构成残疾的功能障碍要素。

3. 有由于功能障碍或病理损害造成的在完成与其年龄、性别、文化相适应的社会角色方面的困难，这是构成残疾的社会角色障碍。

（三）残疾管理概念

残疾管理（disability management）是指为了减少工作地点发生残疾事故的频率和尽量减少因残疾造成劳动和生活能力的下降而从事的管理活动。残疾管理的核心是预防伤残的发生。

（四）残疾管理目标

残疾管理的目的是减少工作地点发生残疾事故的频率和费用代价。对于雇主来说，残疾的真正代价包括生产力的损失，生产力损失的计算是以全部替代职员的所有花费来估算。残疾管理从雇主的角度出发，根据员工伤残程度分别处理，尽量减少因残疾造成的劳动和生活能力下降。

四、残疾管理方法

（一）根据残疾的具体情况设置残疾管理的目标，在设置残疾管理目标时应该遵循可行性和动态管理的原则

1. 躯体方面　防止残疾恶化、避免并发症、解除疼痛、恢复功能性能力等。

2. 社会方面　心理调适、社会角色功能恢复、家庭角色功能恢复、循环管理等。

（二）残疾管理的方法

预防是残疾管理的重要组成部分，通过训练员工严格按照操作规程正确地履行他们的工作职能，提高安全防范意识，在很大程度上可以避免受伤和残疾的发生。残疾管理主要分为事前管理和事后管理：

1. 事前管理　以预防为主，为员工提供生活方式管理、健康需求管理和疾病管理，提高雇主和员工的安全防范意识，开展工作技能和自救方法等培训，早期干预，避免工作场所及其他场所风险因素的危害。

2. 事后管理　事故发生后，在现场及时与病人和雇主进行有效沟通，采取有效措施防止残疾恶化；待病情平稳后，评估病人的医学和社会心理学因素，设定实际康复和返工的期望值，注重功能性能力的恢复；病人康复后，根据其意愿和身体条件，可以为其设计工作岗位。

第六节　重点人群健康管理

重点人群的健康管理主要由国家基本公共卫生服务提供，主要由社区卫生服务中心负责实施。

一、0~6岁儿童健康管理

0～6岁儿童是一个受护群体，其自身的免疫系统发育还不完善，根据儿童发育各期的特点进行科学的健康管理，对于儿童的健康成长具有极其重要的意义。

（一）新生儿期健康管理

新生儿出院后1周内，健康管理者到新生儿家中进行产后访视，主要提供以下健康管理服务：

1. 了解新生儿出生时情况、预防接种情况及新生儿疾病筛查情况等，重点询问和观察新生儿喂养、睡眠、大小便、黄疸、脐部情况、口腔发育等。

2. 为新生儿测量体温、记录出生时体重、身长，进行体格检查，同时建立《0～6岁儿童保健手册》。

3. 根据新生儿的具体情况，有针对性地对家长进行母乳喂养、护理、免疫接种和常见疾病预防等方面的指导。

4. 对于低出生体重、早产、双多胎或有出生缺陷的新生儿，根据实际情况增加访视次数。

（二）婴幼儿期健康管理

婴幼儿是婴儿和幼儿的统称，一般指0～3岁的小龄孩子，婴儿期为0～1岁，幼儿期为1～3岁。婴幼儿期的健康管理服务主要包括：

1. 询问上次随访到本次随访之间的婴幼儿喂养、患病等情况，进行体格检查，做生长发育和心理行为发育评估，进行母乳喂养、辅食添加、心理行为发育、意外伤害预防、口腔保健、中医保健、常见疾病防治等健康指导。

2. 在婴幼儿6～8、18、30月龄时分别进行1次血常规检测。

3. 在婴幼儿6、12、24、36月龄时使用听性行为观察法分别进行1次听力筛查。

4. 按照计划免疫流程定期为婴幼儿接种疫苗。

（三）学龄前儿童健康管理

学龄前儿童一般指4～6岁儿童，这个阶段儿童的健康管理服务主要包括：

1. 询问上次随访到本次随访之间的膳食、患病等情况，进行体格检查，生长发育和心理行为发育评估，血常规检测和视力筛查，进行合理膳食、心理行为发育、意外伤害预防、口腔保健、中医保健、常见疾病防治等健康指导。

2. 按照计划免疫流程定期为学龄前儿童接种疫苗。

（四）0~6岁儿童健康管理服务流程

见图7-3。

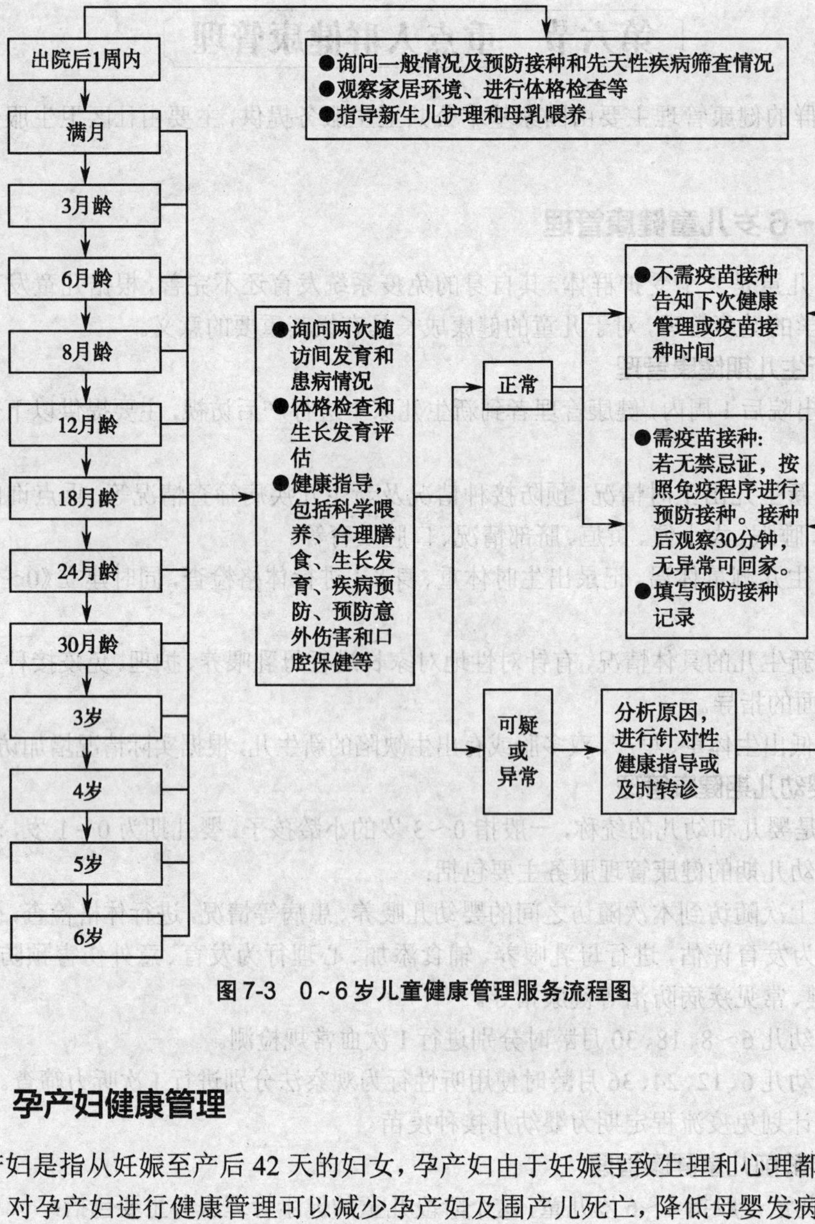

图7-3　0～6岁儿童健康管理服务流程图

二、孕产妇健康管理

孕产妇是指从妊娠至产后42天的妇女，孕产妇由于妊娠导致生理和心理都会发生较大的变化。对孕产妇进行健康管理可以减少孕产妇及围产儿死亡，降低母婴发病率和出生缺陷发生率，提高人口素质。孕产妇可以按孕早期、孕中期、孕晚期、产后四个阶段进行分期健康管理。

（一）孕早期健康管理

孕早期指妊娠12周以前，在孕早期为孕妇建立《孕产妇保健手册》，并进行第1次产前随访。

1．孕妇健康状况评估　询问既往史、家族史、个人史等，观察体态、精神状态等，进行一般体检、妇科检查和血常规、尿常规、血型、肝功能、肾功能、乙型肝炎检查，建议进行血糖、阴道分泌物、梅毒血清学试验、人类免疫缺陷病毒（HIV）抗体检测等实验室检查。

2．开展孕早期个人卫生、心理和营养保健指导，特别要强调避免致畸因素和疾病对胚胎的不良影响，同时进行产前筛查和产前诊断的宣传告知。

3. 根据检查结果填写第1次产前随访服务记录表，对具有妊娠危险因素和可能有妊娠禁忌证或严重并发症的孕妇，及时转诊到上级医疗卫生机构，并在2周内随访转诊结果。

（二）孕中期健康管理

孕中期指妊娠13～27周，在孕中期孕16～20周、21～24周各进行1次随访，对孕妇的健康状况和胎儿的生长发育情况进行评估和指导。

1. 孕妇健康状况评估　通过询问、观察、一般体格检查、产科检查、实验室检查对孕妇健康和胎儿的生长发育状况进行评估，识别需要做产前诊断和需要转诊的高危重点孕妇。

2. 对未发现异常的孕妇，除了进行孕期的个人卫生、心理、运动和营养指导外，还应进行预防出生缺陷的产前筛查和产前诊断的宣传告知。

3. 对发现有异常或出现危急征象的孕妇，要及时转诊到上级医疗卫生机构。

（三）孕晚期健康管理

孕晚期指妊娠28周以后，孕晚期的健康管理服务主要包括：

1. 督促孕产妇在孕28～36周、37～40周去有助产资质的医疗卫生机构各进行1次随访。

2. 开展孕产妇自我监护方法、促进自然分娩、母乳喂养以及孕期并发症、合并症防治指导。

3. 对随访中发现的高危孕妇应根据就诊医疗卫生机构的建议督促其酌情增加随访次数。随访中若发现有意外情况，建议其及时转诊。

（四）产后健康管理

产妇分娩后，应于3～7天内到产妇家中进行产后访视，进行产褥期健康管理，加强母乳喂养和新生儿护理指导，同时进行新生儿访视。

1. 通过观察、询问和检查，了解产妇一般情况、乳房、子宫、恶露、会阴或腹部伤口恢复等情况。

2. 对产妇进行产褥期保健指导，对母乳喂养困难、产后便秘、痔疮、会阴或腹部伤口等问题进行处理。

3. 发现有产褥感染、产后出血、子宫复旧不佳、妊娠合并症未恢复者以及产后抑郁等问题的产妇，应及时转至上级医疗卫生机构进一步检查、诊断和治疗。

4. 通过观察、询问和检查了解新生儿的基本情况。

5. 督促产妇产后42天进行健康检查，对产妇应进行性保健、避孕、预防生殖道感染、纯母乳喂养6个月、婴幼营养等方面的指导。

（五）孕产妇健康管理服务流程

见图7-4。

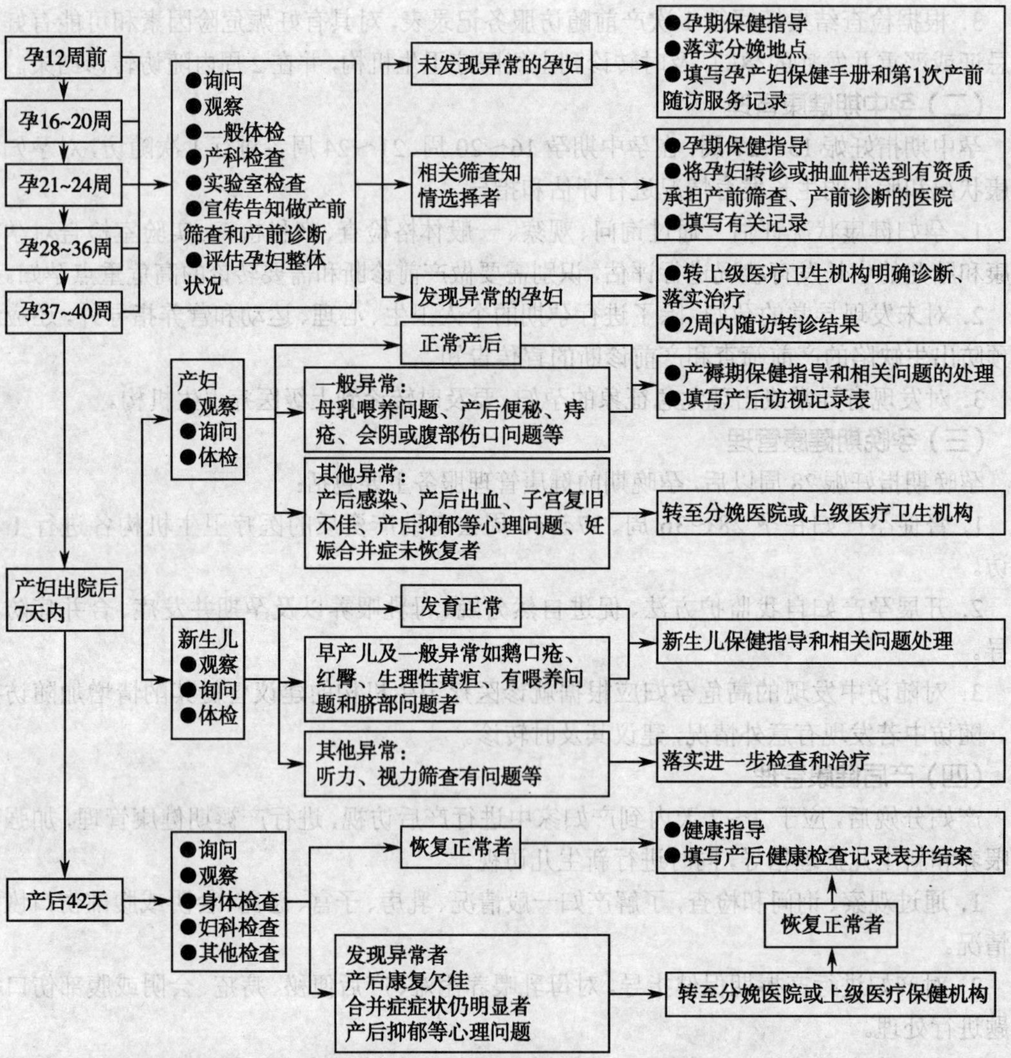

图 7-4　孕产妇健康管理服务流程图

三、老年人健康管理

（一）老年人健康管理服务内容

社区老年人健康管理服务的对象为辖区内 65 岁及以上常住居民，每年为老年人提供 1 次健康管理服务，包括生活方式和健康状况评估、体格检查、辅助检查和健康指导。

1．生活方式和健康状况评估　通过问诊及老年人健康状态自评了解其基本健康状况、体育锻炼、饮食、吸烟、饮酒、慢性疾病常见症状、既往所患疾病、治疗及目前用药和生活自理能力等情况。

2．体格检查　包括体温、脉搏、呼吸、血压、身高、体重、腰围、皮肤、浅表淋巴结、心脏、肺部、腹部等常规体格检查，并对口腔、视力、听力和运动功能等进行粗测判断。

3．辅助检查　包括血常规、尿常规、肝功能（血清谷草转氨酶、血清谷丙转氨酶和总胆红素）、肾功能（血清肌酐和血尿素氮）、空腹血糖、血脂和心电图检测。

4．健康指导　告知其健康体检结果并进行相应健康指导。

(1) 对发现已确诊的原发性高血压和 2 型糖尿病等患者纳入相应的慢性病患者健康管理。

(2) 对体检中发现有异常的老年人建议定期复查。

(3) 进行健康生活方式以及疫苗接种、骨质疏松预防、防跌倒措施、意外伤害预防和自救等健康指导。

(4) 告知或预约下一次健康管理服务的时间。

(二) 老年人健康管理服务流程

见图 7-5。

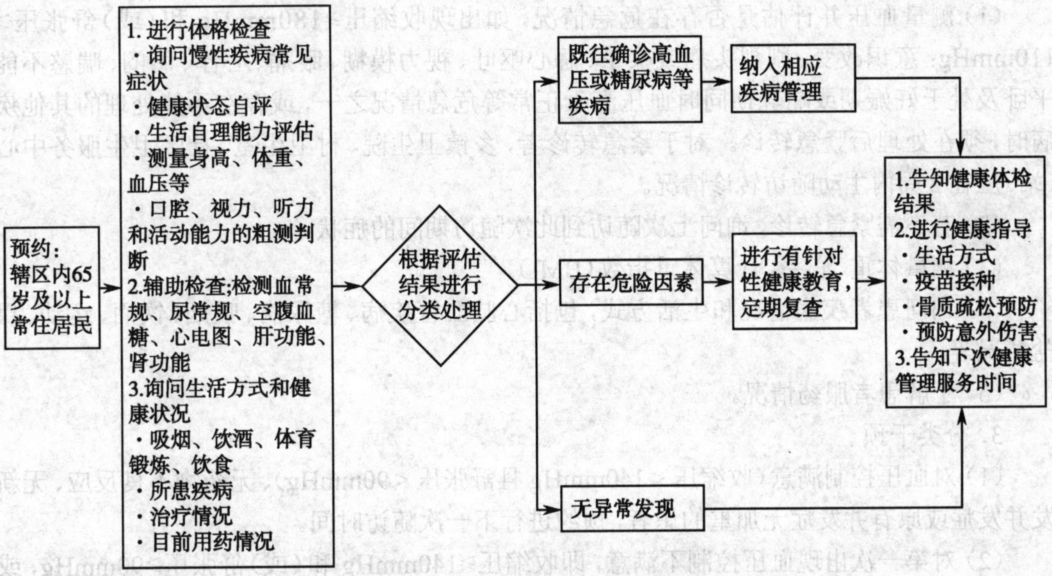

图 7-5 老年人健康管理服务流程图

四、常见慢性病的健康管理

慢性非传染性疾病（noncommunicable diseases，NCDs）简称“慢性病”，指从发现之日起算超过 3 个月的非传染性疾病，不是特指某种疾病，而是对一组起病时间长、缺乏明确的病因证据、一旦发病即病情迁延不愈的非传染性疾病的概括性总称。慢性病有四种主要类型：心血管疾病、癌症、慢性呼吸道疾病、糖尿病。

本节重点介绍高血压和糖尿病这两种常见慢性病的健康管理。

(一) 原发性高血压患者健康管理

高血压的诊断标准为收缩压≥140mmHg 和（或）舒张压≥90mmHg，从病因上分为两种：原发性高血压和继发性高血压。原发性高血压是没有明确的起因，由于遗传、环境、生活习惯等综合因素所致的高血压。继发性高血压是由其他疾病引起的、有明确起因的高血压。生活中绝大多数高血压患者属于原发性高血压。

原发性高血压是慢性病中最常见、也是最具普遍性和代表性的疾病，由其引发的心脑血管疾病在我国的死因谱中占据首位，也由此造成了沉重的疾病负担。原发性高血压患者的健康管理服务包括：

1. 筛查

(1) 对辖区内35岁及以上常住居民，每年在其第一次到乡镇卫生院、村卫生室、社区卫生服务中心(站)就诊时为其测量血压。

(2) 对第一次发现收缩压≥140mmHg和(或)舒张压≥90mmHg的居民在去除可能引起血压升高的因素后预约其复查，非同日3次血压高于正常，可初步诊断为高血压。如有必要，建议转诊到上级医院确诊，2周内随访转诊结果，对已确诊的原发性高血压患者纳入高血压患者健康管理。对可疑继发性高血压患者，及时转诊。

(3) 建议高危人群每半年至少测量1次血压，并接受医务人员的生活方式指导。

2. 随访评估　对原发性高血压患者，每年要提供至少4次面对面的随访。

(1) 测量血压并评估是否存在危急情况，如出现收缩压≥180mmHg和(或)舒张压≥110mmHg；意识改变、剧烈头痛或头晕、恶心呕吐、视力模糊、眼痛、心悸、胸闷、喘憋不能平卧及处于妊娠期或哺乳期同时血压高于正常等危急情况之一，或存在不能处理的其他疾病时，须在处理后紧急转诊。对于紧急转诊者，乡镇卫生院、村卫生室、社区卫生服务中心(站)应在2周内主动随访转诊情况。

(2) 若不需紧急转诊，询问上次随访到此次随访期间的症状。

(3) 测量体重、心率，计算体重指数(BMI)。

(4) 询问患者疾病情况和生活方式，包括心脑血管疾病、糖尿病、吸烟、饮酒、运动、摄盐情况等。

(5) 了解患者服药情况。

3. 分类干预

(1) 对血压控制满意(收缩压<140mmHg且舒张压<90mmHg)、无药物不良反应、无新发并发症或原有并发症无加重的患者，预约进行下一次随访时间。

(2) 对第一次出现血压控制不满意，即收缩压≥140mmHg和(或)舒张压≥90mmHg，或出现药物不良反应的患者，结合其服药依从性，必要时增加现用药物剂量、更换或增加不同类的降压药物，2周内随访。

(3) 对连续两次出现血压控制不满意或药物不良反应难以控制以及出现新的并发症或原有并发症加重的患者，建议其转诊到上级医院，2周内主动随访转诊情况。

(4) 对所有的患者进行有针对性的健康教育，与患者一起制订生活方式改进目标并在下一次随访时评估进展。告诉患者出现哪些异常时应立即就诊。

4. 健康体检　对原发性高血压患者，每年进行1次较全面的健康检查，可与随访相结合。内容包括体温、脉搏、呼吸、血压、身高、体重、腰围、皮肤、浅表淋巴结、心脏、肺部、腹部等常规体格检查，并对口腔、视力、听力和运动功能等进行粗测判断。具体内容参照《城乡居民健康档案管理服务规范》健康体检表。

5. 高血压筛查流程　见图7-6。

6. 高血压患者随访流程　见图7-7。

(二) 2型糖尿病患者健康管理

糖尿病是由于胰岛素分泌不足和(或)胰岛素敏感性降低引起的以高血糖为主要特点的全身性代谢紊乱性疾病。医学上把糖尿病分为四类：1型糖尿病、2型糖尿病、特殊类型糖尿病、妊娠糖尿病。生活中绝大多数糖尿病患者属于2型糖尿病，所以2型糖尿病也是健康管理的重点之一。

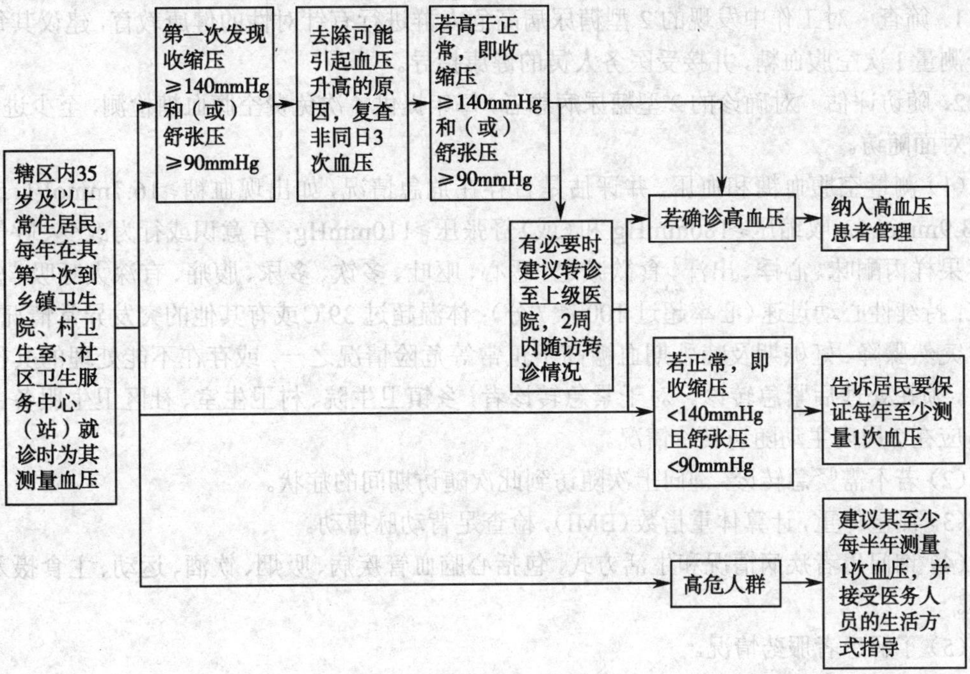

图 7-6　高血压筛查流程图

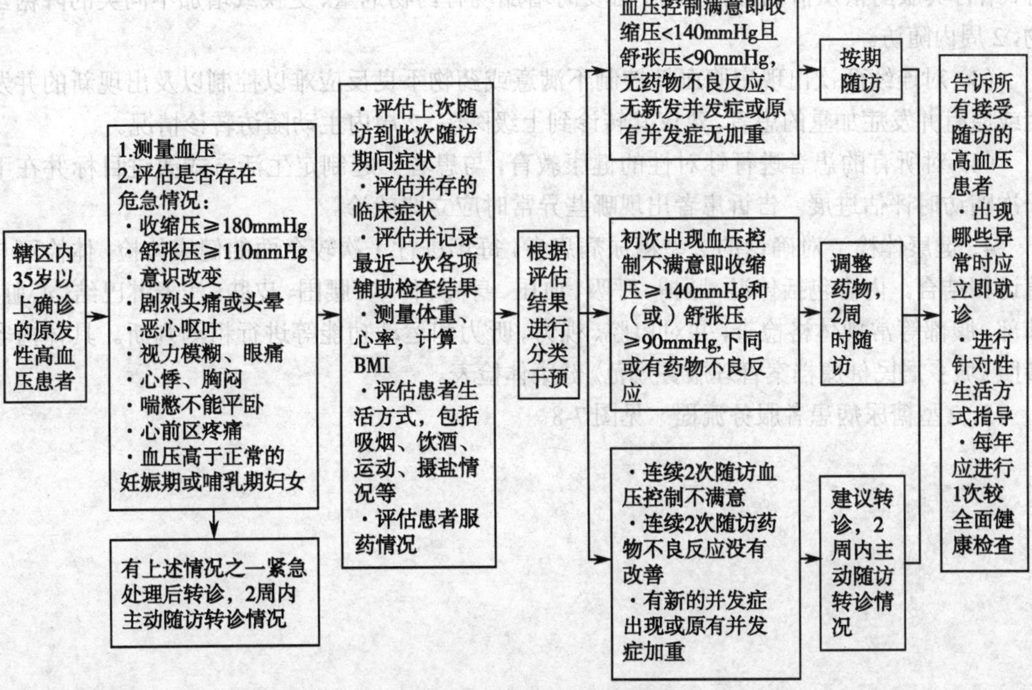

图 7-7　高血压患者随访流程图

2型糖尿病患者的健康管理服务包括：

1. 筛查　对工作中发现的2型糖尿病高危人群进行有针对性的健康教育，建议其每年至少测量1次空腹血糖，并接受医务人员的健康指导。

2. 随访评估　对确诊的2型糖尿病患者，每年提供4次免费空腹血糖检测，至少进行4次面对面随访。

（1）测量空腹血糖和血压，并评估是否存在危急情况，如出现血糖≥16.7mmol/L或血糖≤3.9mmol/L；收缩压≥180mmHg和（或）舒张压≥110mmHg；有意识或行为改变、呼气有烂苹果样丙酮味、心悸、出汗、食欲减退、恶心、呕吐、多饮、多尿、腹痛、有深大呼吸、皮肤潮红；持续性心动过速（心率超过100次/分）；体温超过39℃或有其他的突发异常情况，如视力突然骤降、妊娠期及哺乳期血糖高于正常等危险情况之一，或存在不能处理的其他疾病时，须在处理后紧急转诊。对于紧急转诊者，乡镇卫生院、村卫生室、社区卫生服务中心（站）应在2周内主动随访转诊情况。

（2）若不需紧急转诊，询问上次随访到此次随访期间的症状。

（3）测量体重，计算体重指数（BMI），检查足背动脉搏动。

（4）询问患者疾病情况和生活方式，包括心脑血管疾病、吸烟、饮酒、运动、主食摄入情况等。

（5）了解患者服药情况。

3. 分类干预

（1）对血糖控制满意（空腹血糖值＜7.0mmol/L），无药物不良反应、无新发并发症或原有并发症无加重的患者，预约进行下一次随访。

（2）对第一次出现空腹血糖控制不满意（空腹血糖值≥7.0mmol/L）或药物不良反应的患者，结合其服药依从情况进行指导，必要时增加现有药物剂量、更换或增加不同类的降糖药物，2周内随访。

（3）对连续两次出现空腹血糖控制不满意或药物不良反应难以控制以及出现新的并发症或原有并发症加重的患者，建议其转诊到上级医院，2周内主动随访转诊情况。

（4）对所有的患者进行针对性的健康教育，与患者一起制定生活方式改进目标并在下一次随访时评估进展。告诉患者出现哪些异常时应立即就诊。

4. 健康体检　对确诊的2型糖尿病患者，每年进行1次较全面的健康体检，体检可与随访相结合。内容包括体温、脉搏、呼吸、血压、身高、体重、腰围、皮肤、浅表淋巴结、心脏、肺部、腹部等常规体格检查，并对口腔、视力、听力和运动功能等进行粗测判断。具体内容参照《城乡居民健康档案管理服务规范》健康体检表。

5. 2型糖尿病患者服务流程　见图7-8。

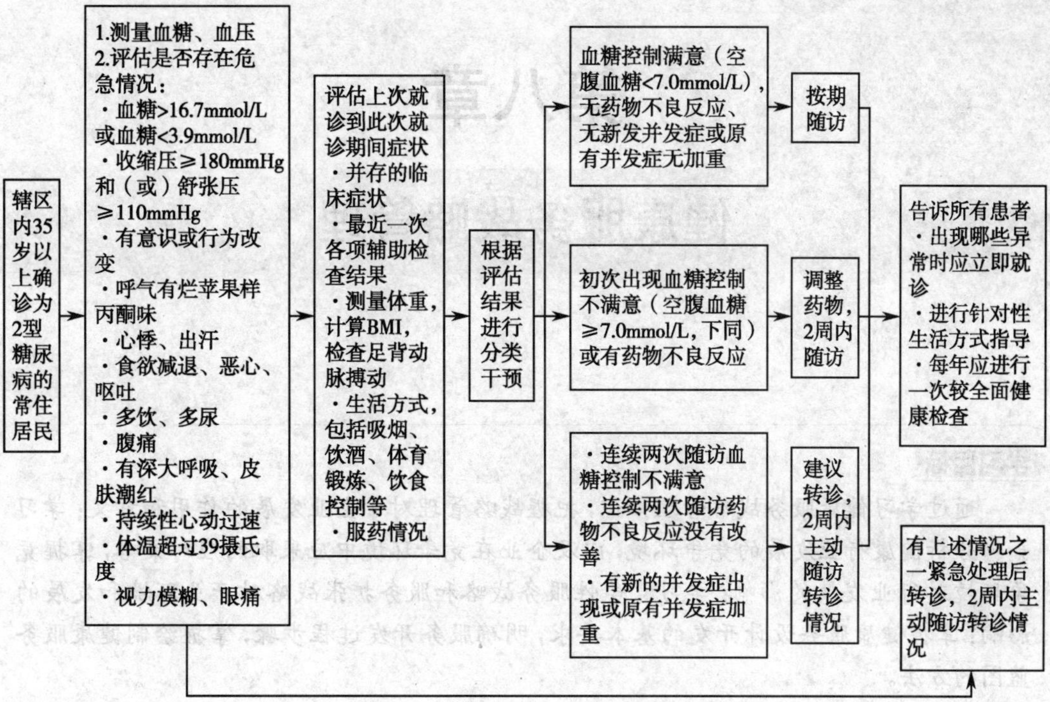

图7-8　2型糖尿病患者服务流程图

本章小结

本章介绍了健康行为与生活方式管理、健康需求管理、疾病管理、灾难性病伤管理和残疾管理五大健康管理策略，每一个健康管理策略都从概念、目标、特点、内容和方法等方面进行系统的阐述，使读者能够清晰地了解每一个健康管理策略的作用和用途。其中重点介绍了健康行为与生活方式管理策略，因为它是健康管理的最基本策略之一，在预防和治疗疾病的每个阶段都会用到生活方式管理。本章的最后一节是重点人群健康管理，对0～6岁儿童、孕产妇、老年人及慢性病患者的社区健康管理服务及服务流程做了详细介绍。

复习思考题

1. 怎样针对不同人群选择适宜的健康管理策略？
2. 简述健康行为与生活方式管理的重要性。
3. 简述企业对员工开展健康管理的意义。

（杜　清）

第八章

健康服务战略管理

学习目标

通过学习健康服务战略管理知识，把握战略管理对于企业发展的作用和意义；学习如何分析健康行业发展的竞争环境，以及企业在竞争环境中应采取的应对策略，掌握竞争环境对行业发展的影响；学习竞争性服务战略和服务扩张战略对产业环境和发展的影响；掌握健康服务设计开发的基本要求，明确服务开发过程步骤，掌握绘制健康服务蓝图的方法。

学习重点

健康服务战略基础知识、分析框架、服务战略环境分析、竞争性服务战略、扩张性服务战略、健康服务设计。

第一节　健康服务战略分析框架

一、战略与战略管理

（一）战略的基础知识

1. 战略的概念　战略一词的思想含义最早源于军事领域。在西方，“strategy”源于希腊语“strategos”，是指军事将领指挥作战的科学和战术。春秋时期孙武的《孙子兵法》被认为是中国最早对战略进行全局筹划的著作。在现代“战略”一词被引申至政治和经济领域，其含义演变为泛指统领性的、全局性的、左右胜败的谋略、方案和对策。

“战略”应用于企业经营管理，最初出现在美国管理学家切斯特•巴纳德（C.I.Barnard）著作的《经理人员的职能》，该书从分析影响企业的各种因素中提出了战略要素的概念。现今，企业战略则更多是指企业为长远发展做出的系统性、全局性的谋略。

2. 战略的特点

（1）全局性：贯穿于指导准备与实施的各个阶段和全过程。

（2）阶级性：任何战略都反映一定的阶级、民族、国家或政治集团的根本利益，体现他们的路线、方针和政策，服务其政治目的，具有鲜明的阶级性。

（3）对抗性：制定和实施战略都要针对一定对象。通过对其各方面的情况进行分析判断，确定适当的战略目的，有针对性地建设和使用好进行斗争的力量，掌握斗争的特点和规律，采取多种斗争形式和方法，扬长避短，以取得预期的斗争效果，是战略谋划的基本内容。

（4）预见性：预见性是战略制定的前提、决策的基础。在广泛调查研究的基础上，全面分析、正确判断、科学预测战略环境和相关因素等可能性的发展变化，把握时代的特征，明确现实的和潜在的竞争对象，判明面临威胁的性质、方向和程度，是制定、调整和实施战略的客观依据。

（5）谋略性：战略是基于客观情况而提出的克敌制胜的发展策略。它是在一定的客观条件下，变被动为主动，化劣势为优势，以少胜多，以弱制强的重要方法。制定战略强调深谋远虑，重在对全局的谋划。

3．战略理论发展历史

（1）早期战略思想阶段：在此阶段，虽没有出现完整的战略理论体系，但已产生了很精彩的战略思想。美国哈佛大学商学研究院迈克尔•波特（Michael E.Porter）对此发展阶段作了精辟的概括，总结了早期战略思想阶段的三种观点。

迈克尔•波特是哈佛大学商学研究院著名教授，当今世界上少数最有影响的管理学家之一。他曾在1983年被任命为美国总统里根的产业竞争委员会主席，开创了企业竞争战略理论并引发了美国乃至世界的竞争力讨论。他先后获得过大卫•威尔兹经济学奖、亚当•斯密奖并五次获得麦肯锡奖，拥有很多大学的名誉博士学位。到现在为止，迈克尔•波特已有14本著作，其中最有影响的有《品牌间选择、战略及双边市场力量》《竞争战略》《竞争优势》《国家竞争力》等。

企业战略思想的第一种观点。20世纪初，法国管理学大师亨利•法约尔（Henri Fayol）对企业内部的管理活动进行整合，将工业企业中的各种活动划分成六大类：技术活动、商业活动、财务活动、安全活动、会计活动和管理活动，并提出了管理的五项职能：计划、组织、指挥、协调和控制，其中计划职能是企业管理的首要职能。这是最早出现的企业战略思想。

企业战略思想的第二种观点。1938年，美国著名经济学家切斯特•巴纳德（Chester I.Barnard）在《经理人员的职能》一书中，首次将组织理论从管理理论和战略理论中分离出来，认为管理和战略主要是与领导人有关的工作。此外，他还提出管理工作的重点在于创造组织的效率，其他的管理工作则应注重组织的效能，即如何使企业组织与环境相适应。这种关于组织与环境相匹配的主张成为现代战略分析方法的基础。

企业战略思想的第三种观点。20世纪60年代，美国哈佛大学安德鲁•施莱弗（Andrei Shleifer）对战略概念进行了四个方面的界定，将战略划分为四个构成要素：市场机会、公司实力、个人价值观和渴望、社会责任。其中市场机会和社会责任是外部环境因素，公司实力与个人价值观和渴望则是企业内部因素。他还主张公司应通过更好地配置自己的资源，形成独特的能力，以获取竞争优势。

（2）传统战略理论阶段：近代管理学大师伊戈尔•安索夫（Igor Ansoff）提出公司战略概念、战略管理概念、战略规划的系统理论、企业竞争优势概念，以及把战略管理与混乱环境联系起来的权变理论。1965年，伊戈尔•安索夫（Igor Ansoff）出版了第一本有关战略的著作《企业战略》，首次提出公司战略概念、战略管理概念、战略规划的系统理论、企业竞争优势概念以及把战略管理与环境联系起来的权变理论，从而成为现代企业战略理论研究的起点。从此以后，很多学者积极地参与企业战略理论的研究，在这一时期出现了多种不同的理论学派。

1）设计学派：设计学派以安德鲁•施莱弗（Andrei Shleifer）教授为代表。设计学派认

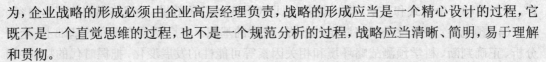

为，企业战略的形成必须由企业高层经理负责，战略的形成应当是一个精心设计的过程，它既不是一个直觉思维的过程，也不是一个规范分析的过程，战略应当清晰、简明，易于理解和贯彻。

2）计划学派：计划学派以伊戈尔•安索夫（Igor Ansoff）为代表。计划学派认为，战略的形成是一个受到控制的、有意识的、规范化的过程。战略行为是对其环境的适应过程以及由此而导致的企业内部结构化的过程。

3）定位学派：定位学派以迈克尔•波特教授为代表。定位学派认为企业在制定战略的过程中必须要做好两个方面的工作：一是企业所处行业的结构分析；二是企业在行业内的相对竞争地位分析。

4）创意学派：创意学派认为战略形成过程是一个直觉思维、寻找灵感的过程，具有战略洞察力的企业家是企业成功的关键。

5）认知学派：认知学派认为战略的形成是基于处理信息、获得知识和建立概念的认知过程。其中获得知识和建立概念的认知过程是战略产生的最直接、最重要的因素，而在哪一阶段取得进展并不重要。

6）学习学派：学习学派认为战略是通过渐进学习、自然选择形成的，可以在组织上下出现，并且战略的形成与贯彻是相互交织在一起的。

7）权力学派：权力学派认为战略制定不仅要注意行业环境、竞争力量等经济因素，而且要注意利益团体、权力分享等政治因素。

8）文化学派：文化学派认为企业战略根植于企业文化及其背后的社会价值观念，其形成过程是一个将企业组织中各种有益的因素进行整合以发挥作用的过程。

9）环境学派：环境学派强调的是企业组织在其所处的环境里如何获得生存和发展，其所起的作用促进人们关注环境因素。

10）结构学派：结构学派把企业组织看成是一种结构，由一系列行为和特征组成的有机体，把战略制定看成是一种整合，由其他各种学派的观点综合而成的体系。

（3）竞争战略理论阶段：在企业战略理论的发展过程中，各个战略学派都曾在一定时期内发挥过重要作用。但随着企业战略理论和企业经营实践的发展，企业战略理论的研究重点逐步转移到企业竞争方面，特别是20世纪80年代以来，西方经济学界和管理学界一直将企业竞争战略理论置于学术研究的前沿地位，从而有力地推动了企业竞争战略理论的发展。回顾近年战略理论的发展历程，竞争战略理论涌现出了三大主要战略学派：行业结构学派、核心能力学派和战略资源学派。

1）行业结构学派：行业结构学派的创立者和代表人物是迈克尔•波特教授。他对行业结构学派理论的杰出贡献在于，实现了产业组织理论和企业竞争战略理论的创新性兼容，并把战略制定过程和战略实施过程有机地统一起来。波特认为，构成企业环境的最关键部分就是企业投入竞争的一个或几个行业，行业结构极大地影响着竞争规则的确立以及可供企业选择的竞争战略。为此，波特创造性建立了五种竞争力量分析模型，他认为一个行业的竞争状态和盈利能力取决于五种基本竞争力量之间的相互作用，即进入威胁、替代威胁、买方讨价还价能力、供方讨价还价能力和现有竞争对手的竞争，而其中每种竞争力量又受到诸多经济技术因素的影响。

2）核心能力学派：1990年，美国学者普拉哈拉德（C.K.Prahalad）和哈默尔（G.Hamel）在《哈佛商业评论》上发表了《企业核心能力》一文。其后，越来越多的研究人员开始投入企业核心能力理论的研究。所谓核心能力，就是所有能力中最核心、最根本的部分，它可以通过向外辐射，作用于其他各种能力，影响着其他能力的发挥和效果。一般说来，核心能力具有以下特征：①核心能力可以使企业进入各种相关市场参与竞争；②核心能力能够使企业具有一定程度的竞争优势；③核心能力不会轻易地被竞争对手所模仿。

3）战略资源学派：战略资源学派以沃纳菲尔特（B.Wernerfelt）、大卫•柯林斯（David J.Collis）、塞西尔•蒙哥马利（Cynthin A.Montgomery）等为主要代表，是目前最为流行、主导企业竞争力理论论著基调的主流学派。

该学派认为企业的内部有形资源、无形资源以及积累的知识，在企业间存在差异，资源优势会产生企业竞争优势，企业具有的价值性、稀缺性、不可复制性以及以低于价值的价格获取的资源是企业获得持续竞争优势以及成功的关键因素，企业竞争力就是那些特殊的资源。企业战略的主要内容是如何培育企业独特的战略资源，以及最大限度地优化配置这种战略资源的能力。在企业竞争实践中，每个企业的资源和能力是各不相同的，同一行业中的企业也不一定拥有相同的资源和能力。这样，企业战略资源和运用这种战略资源的能力方面的差异，就成为企业竞争优势的源泉。因此，企业竞争战略的选择必须最大限度地有利于培植和发展企业的战略资源。

（4）动态竞争战略理论阶段：随着 21 世纪的到来，企业面临的竞争环境更加易于变化和难以预测。面对竞争环境的快速变化、产业全球化竞争的加剧、竞争者富于侵略性的竞争行为以及竞争者对一系列竞争行为进行反应所带来的挑战，传统战略管理的理论方法无法满足现实商业生活中企业战略管理决策的需要。近年来，不断涌现新的战略理论学派，其中以“动态能力论”和“竞争动力学方法”为代表。

1）动态能力学派：该学派主要是针对基于创新的竞争、价格 / 行为竞争、增加回报以及打破现有的竞争格局等领域的竞争进行的。它强调在过去的战略理论中未能受到重视的两个方面：第一，“动态”的概念是指企业重塑竞争力以使其与变化的经营环境保持一致的能力，当市场的时间效应和速度成为关键、技术变化速度加快、未来竞争和市场的实质难以确定时，就需要企业有特定的、对创新的反应。第二，“能力”这一概念强调的是战略管理在适当地使用、整合和再造企业内外部的资源和能力以满足环境变化的需要。

2）竞争动力学派：该学派是在竞争力模式理论、企业能力理论和企业资源理论的基础上，通过对企业内、外部影响企业经营绩效的主要因素——企业之间的相互作用、参与竞争的企业质量、企业的竞争速度和灵活性的综合分析，来回应在动态的竞争环境条件下，企业应怎样制定和实施战略管理决策，才能获得超过平均水平的收益和维持的竞争优势。

动态竞争的特点：①动态竞争是高强度和高速度的竞争，每个竞争对手都在不断地建立自己的竞争优势和削弱对手的竞争优势，竞争对手之间的战略互动明显加快。②任何一个抢先战略都有可能被竞争对手的反击行动所击败。③竞争战略的有效性不仅取决于时间领先，更主要的是及时地建立新优势。在静态竞争条件下竞争战略的主要目的是建立、保持和发挥竞争优势，主要对成本与质量、时间和专有技术、建立进入障碍、规模优势四个领域的竞争有直接贡献，但在动态竞争条件下，上述四个领域所建立起来的优势都是可以被打破的。

（二）企业战略管理

1．企业战略管理的概念　企业战略管理是企业战略家确定目标、制定战略决策和实施战略方式或过程。它的核心是对企业现状及未来整体经营活动实行战略性管理。因此，战略管理属于高层次的管理，是从整体层面对于企业发展的控制，是关系企业生存发展的战略性管理。美国著名战略管理学家彼得•德鲁克（Peter F.Drucke）指出："战略管理是制定一种或几种有效的战略，以达到企业目的的一系列决策和行动。"而另一位著名的管理学、组织学家詹姆斯•汤普森（James Thompson）则认为："战略管理是通过指明企业发展长远方向，建立具体的业绩目标，根据有关的内部和外部环境，制定各种战略，进而执行所选择的行动计划，以达到实现目标的过程。"

综上所述，企业战略管理不仅涉及战略的制定和规划，而且也包含着将制定出的战略付诸实施的管理，因此是一个全过程的管理。战略管理不是静态的、一次性的管理，而是一种循环的、往复性的动态管理过程。它是需要根据外部环境的变化、企业内部条件的改变，以及战略执行结果的反馈信息等，而重复进行新一轮战略管理的过程，是不间断的管理。

2. 企业战略管理的特点

（1）企业战略管理具有全局性：企业的战略管理是以企业的全局为研究对象，根据企业发展需要和特征来确定企业发展的总体目标，涉及企业发展的行动，最终达到企业发展的总体效果。企业战略管理不是强调企业某一事业部或某一职能部门的重要性，而是通过制定企业的使命、目标和战略来协调企业各部门自身的表现。总体而言，战略管理具有综合性和系统性的特点。

（2）企业战略管理的主体是企业的高层管理人员：由于战略决策涉及一个企业活动的各个方面，虽然它也需要企业上、下层管理者和全体员工的参与和支持，但企业的最高层管理人员介入战略决策是非常重要的。这不仅是由于他们能够统观企业全局，了解企业的全面情况，更重要的是他们具有分配资源的权力，从而促进企业战略的实施。

（3）企业战略管理涉及企业大量资源的配置问题：企业的资源，包括人力资源、实体财产和资金，有些在企业内部进行调整，有些则从企业外部来筹集。在任何一种情况下，战略决策都需要在相当长的一段时间内致力于一系列的活动，而实施这些活动需要有大量的资源作为保证。

（4）企业战略管理从时间上来说具有长远性：战略管理中的战略决策是对企业未来较长时期（5 年以上）内，就企业如何生存和发展等进行统筹规划。虽然这种决策以企业外部环境和内部条件的现实情况为出发点，并且对企业当前的生产经营活动有指导、限制作用，但是这一切是为了更长远的发展，是长期发展的起步。

（5）企业战略管理需要考虑企业外部环境中的诸多因素：现今的企业都存在于一个开放的系统中，它们影响着这些因素，但更通常地是受这些不能由企业自身控制的因素所影响。因此在未来竞争的环境中，企业要使自己占据有利地位并取得竞争优势，就必须考虑与其相关的因素，包括竞争者、顾客、资金供给者、政府等外部因素，以使企业的行为适应不断变化的外部力量。

3. 企业战略的三个层次　一般来说，在大中型企业中，企业的战略可分为三个重要层次：公司战略、竞争战略和职能战略。

（1）公司战略：公司战略是企业战略中最高层次的战略，需要根据企业经营的理念、战略使命和战略目标，选择企业可以参与竞争的经营领域，合理配置企业经营所需要的资源，从而达成各个部门的相互支持和相互协调。总体而言，公司战略是公司配置资源和协调市场活动的策划，公司战略通常要解决的问题是：公司经营什么业务？公司应该在什么业务中经营？

(2) 竞争战略：竞争战略是在战略经营单位、事业部或子公司层面上的战略。所谓竞争战略就是各个经营单位在各自经营领域范围内，合理利用公司的资源和优势，建立和培育可持续竞争优势的策划。竞争战略主要是解决公司发展的如下问题：集中在哪些细分市场与竞争对手有哪些？用什么产品与竞争对手竞争？怎样在所选定的细分市场和产品范围内获得可持续发展的竞争优势？

(3) 职能战略：职能战略是企业内部主要职能部门的短期战略计划，它能够使职能部门的负责人清楚地认识到本职能部门在实施公司战略计划的计划和要求，从而促进各职能部门实现各自的经营管理职能，促进公司目标的实现。企业职能部门主要是指生产、市场营销、财务会计、人力资源等。

4. 企业战略管理过程　企业战略管理过程是动态的和连续的，提高企业竞争力是战略管理的核心。战略管理模式较多，图 8-1 展示的框架是一种被广泛接受、综合的战略管理过程模型，明确展示了战略管理过程中各个要素之间的关系。

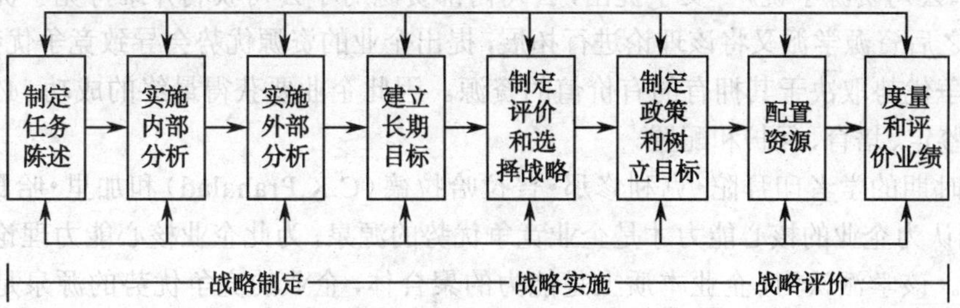

图 8-1　企业战略管理模型

然而，在实践中，战略管理过程并不是一成不变的，模型中任何元素的变化都可以导致其他要素，甚至所有要素的变化。战略制定者并不能够按部就班地履行某一过程，企业之间的各个层级之间存在着相互迁就、相互妥协的现象。

二、战略分析

战略分析最早源于军事，后随战略管理一同被引入企业管理中来。企业作为一个开放的系统，其内部和外部的环境无时无刻不在进行信息和物资的交换，企业的活动必然受到内外部环境的综合影响。因此，企业在制定战略目标时，必然要对企业内外部的环境进行透彻的分析。企业战略分析，即通过资料的收集和整理分析组织的内外环境，辅助决策者制定正确的战略决策。由于企业对外部环境的依赖性，将环境与自身环境相结合起来战略分析，就成为企业制定全部战略的关键。对企业所处外部环境的分析，可促使企业关注外部环境的变化和趋势，使企业保持与外部环境的协调发展，否则企业战略制定会缺乏客观基础。对企业内环境的分析，是对企业内部环境、职能条件进行系统的梳理，评估自己的优势和劣势，从而分析影响企业发展的关键性战略要素，找到适合企业发展的方向。

（一）环境条件分析

1. 企业外部环境分析　任何一家企业作为一个组织系统都需要从外部环境中获取资源，并向外界输出产品或服务，企业只有适应外部环境并与外界环境形成良性互动才能够实现企业健康发展，所以企业的战略制定往往以企业面对的外部环境为出发点。

一些学者意识到企业所处的宏观环境对于企业发展的巨大影响，提出了 PEST 分析法用于对企业所处的宏观环境的分析。PEST 分析法是指宏观环境的分析，P 是政治（politics），E 是经济（economy），S 是社会（society），T 是技术（technology）。在分析一个企业外部环境的时候，通常是通过这四个因素来分析企业面临的情况。然而要制定企业战略仅仅分析企业所处的宏观环境是远远不够的。哈佛大学商学研究院著名教授迈克尔·波特提出了五力分析模型，通过将复杂的企业战略因素汇聚于统一模型当中，用来分析产业的基本竞争态势，确认并评价企业所面临的五种竞争力量是企业制定竞争战略的必然环节。

2. 企业内部环境分析　企业内部环境分析主要是将企业与产业内的企业做横向比较，从而发现企业相对于产业内的主要竞争对手的优势和劣势。对企业的内部环境分析，需要了解企业在行业中所处的相对地位，具有哪些资源以及战略能力；还需要了解与企业有关的利益和相关者的利益期望，在战略制定、评价和实施过程中，这些利益相关者会有哪些反应，这些反应又会对组织行为产生怎样的影响和制约。

3. 企业资源和能力分析　美国管理学家伯格·沃纳菲尔特（Birger Wernerfelt）在其 1984 年发表的《公司资源学说》一文中提出，公司内部资源对于公司获利并维持竞争优势具有重要作用。之后资源学派又将该理论进行拓展，提出企业的资源优势会导致竞争优势的差异，企业的竞争优势取决于其拥有的有价值的资源。因此企业要获得最终的成功，必须要对其资源进行鉴定、培育、保护和配置。

同一时期的学者印拜陀·克利修那·普拉哈拉德（C.K.Prahalad）和加里·哈默尔（Gary Hamel）则认为企业的核心能力才是企业竞争优势的源泉，为此企业核心能力理论学派开始逐渐兴起。该学派认为，企业本质上是能力的聚合体，企业的竞争优势的源泉是蕴藏在其后面的核心能力。

（二）战略分析方法

1. SWOT 分析法　SWOT 分析法又称态势分析法，用来确定企业本身的竞争优势（strength）、竞争劣势（weakness）、机会（opportunity）和威胁（threat），从而将公司的战略与公司内部资源、外部环境有机结合，以寻找制定适合本企业实际情况的经营战略和策略的方法。SWOT 分析方法的第一步是利用模型来评估现有的战略和将来可能的战略，主要是以列表的形式来评估组织的优势、劣势、机会和威胁，具体内容如图 8-2 所示。

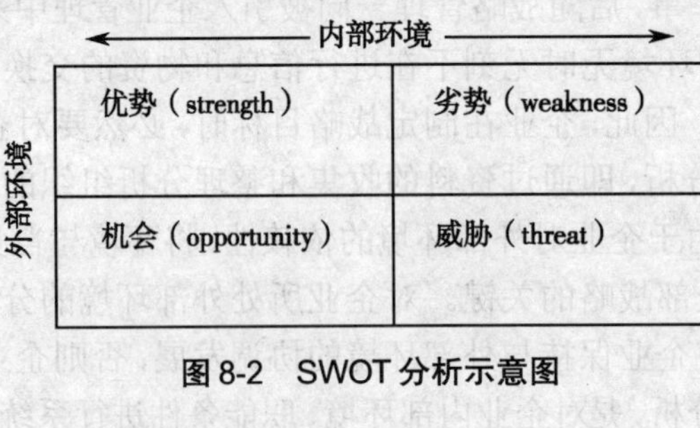

图 8-2　SWOT 分析示意图

(1) 优势：优势是指可以使组织比其他竞争对手更具有竞争力的因素。它包括产品线的宽度、产品大小、质量、可靠性以及服务的及时、态度的热情等。事实上，优势是能力或资源的组合，使组织能够有效地完成企业目标。

(2) 劣势：劣势是指企业中的缺陷、失误或者约束等因素，使企业不能够完成目标。劣势也指企业做事时没有效率，或者针对竞争对手而言，企业拥有低下的能力和较少的资源。包括产品竞争力、产品营销模式以及销售人员的工作能力等。

（3）机会：机会包括企业环境中任何对企业有利或未来会对企业发展有利的情况，如健康服务发展的趋势、被忽略健康服务需求，这些因素证实了客户对于产品或服务的需求，促使企业强化其在行业中的竞争位置。

（4）威胁：威胁包括企业环境中任何不利的因素、趋势和变化，它将削弱组织的竞争力。我国经济不发达、社会发展相对落后，庞大的老年人口势必会造成经济社会的压力，特别是老年人的健康状况，对健康服务产业的发展既是机遇也是挑战。

2. 内部因素评价法　内部因素评价矩阵（internal factor evaluation matrix，IFE 矩阵），是一种对内部因素进行分析的工具，其做法是从优势和劣势两个方面找出影响企业未来发展的关键因素，根据各个因素影响程度的大小确定权数，再按企业对各关键因素的有效反应程度对各关键因素进行评分，最后算出企业的总加权分数。通过 IFE，企业就可以把自己所面临的优势与劣势汇总，来规划企业的发展。

3. 外部因素评价法　外部因素评价矩阵（external factor evaluation matrix，EFE 矩阵）是一种对外部环境进行分析的工具。其做法是从机会和威胁两个方面找出影响企业未来发展的关键因素，根据各个因素影响程度的大小确定权数，再按企业对各关键因素的有效反应程度对各关键因素进行评分，最后算出企业的总加权分数。通过 EFE，企业就可以把自己所面临的机会与威胁汇总，来规划企业的发展。

4. 竞争态势评价法　竞争态势矩阵（competitive profile matrix，CPM 矩阵）用于确认企业的主要竞争对手及相对于该企业的战略地位，以及主要竞争对手的特定优势与弱点。CPM 矩阵与 EFE 矩阵的权重和总加权分数的含义相同。但是，CPM 矩阵中的因素包括外部和内部两个方面的问题，评分则表示优势和弱点。竞争态势评价法的分析通常包括五个步骤：确定行业竞争的关键因素；根据每个因素对在该行业中成功经营的相对重要程度，确定每个因素的权重，权重和为 1；筛选出关键竞争对手，按每个因素对企业进行平分，分析各自的优势所在和优势大小；将各评价值与相应的权重相乘，得出各竞争者各因素的加权平分值；加总得到企业的总加权分，在总体上判断企业的竞争力。

5. 波士顿矩阵法　波士顿矩阵法通过使用市场吸引力和所处的竞争位置来比较不同产品之间的情况。市场吸引力由行业成长率来衡量，而竞争位置则由经营单位的市场份额相对于行业中最大的竞争者的市场份额的比值来衡量。波士顿矩阵法将一个公司的业务分成四种类型：问题、明星、现金牛和瘦狗，各业务类型特点如图 8-3 所示。

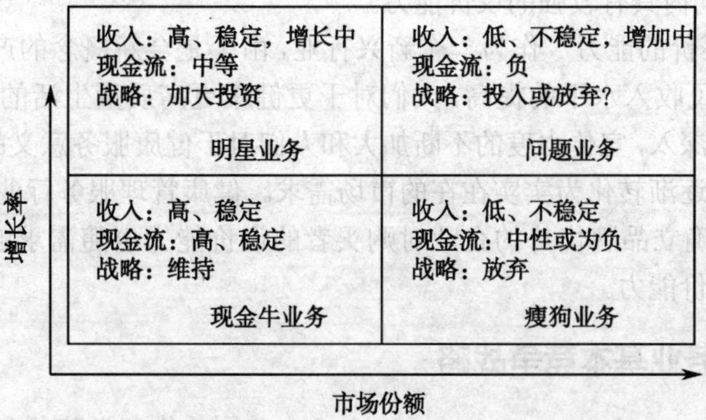

图 8-3　波士顿矩阵

第二节 健康服务竞争环境分析

一、健康服务竞争环境

（一）健康服务竞争环境的概念

健康服务竞争环境是指与健康服务企业经营活动有现实和潜在关系的各种力量和相关因素的集合，它直接影响着企业的生存和发展。主要包括健康服务产业中竞争的性质和所具有的潜在利润；健康服务产业内部企业之间在经营上的差异以及这些差异与它们战略地位的关系。

（二）健康服务业竞争环境分析

按照迈克尔·波特的观点，任何一个行业的竞争，远不止在原有的竞争对手之间进行，而是存在着五种基本的竞争力量，即行业内现有的竞争对手、潜在竞争对手、替代品的威胁、供应商讨价还价的能力和买方讨价还价的能力。对于健康服务行业而言，波特五力模型同样适用。

1. 行业内现有的竞争对手　目前健康服务业在国内还处在萌芽发展期，行业中的主要企业致力于开辟新用户、占领市场，销售者之间的竞争并不激烈。

2. 潜在竞争对手　从广义角度理解，任何拥有一定资金与社会资源的企业都具有进入健康服务产业的可能性，健康服务从业企业的品牌及无形资产含量高，适合长期运营，若中途结束运营，转行的空间极小，可回收价值很低。在中国健康服务市场，以个性化健康服务为主体的健康管理服务产业正处于形成初期，有巨大的产业发展空间和投资机会，因此受到国内外资本的热烈追捧，相信在未来同业竞争者的数量将不断增加。

3. 替代品的威胁　健康服务行业拥有庞大的产业，涵盖人体健康吃、喝、住、用、行的各个方面。以保健品市场为例，以“脑白金、黄金酒、白金酒”等为代表的保健品风靡市场，很大程度上是广告效应和传统交往文化造就的，购买者对该类产品产生消费偏好，潜意识中已将该类产品视作健康与面子的代表，替代偏好较弱。

4. 供应商讨价还价的能力　健康服务行业的供应者主要包括医疗器械、保健品及药品生产企业。由于目前我国医疗器械生产企业、制药企业等企业数量较多，市场竞争较激烈，因此对健康服务企业的议价能力整体较弱。但是某些先进的医疗设备或特效保健品凭借专利权，在专利保护期内具有较强的议价能力。

5. 买方讨价还价的能力　作为一个新兴行业，由于是全新概念的产品，业内企业数量有限，同时随着人民收入水平的提高，人们对于更健康更高质量生活的需求日益旺盛。随着市场开发的不断深入，宣传力度的不断加大和人们对于健康服务意义的认知的不断提高，这些内在的需要正逐渐转化为实实在在的市场需求。健康管理服务行业作为一个品牌效应很强的行业，业内确立品牌优势的企业对购买者的议价能力也随需求的增值而得到提高，从而拥有较强的议价能力。

二、健康服务业基本竞争战略

基本竞争战略（generic competitive strategies）由美国哈佛商学院著名的战略管理学家迈克尔·波特提出。基本竞争战略有三种：成本领先战略、差异化战略、集中化战略。企业必须从这三种战略中选择一种，作为其主导战略。要么把成本控制到比竞争者更低的程度；要么在企业产品和服务中形成与众不同的特色，让顾客感觉到你提供了比其他竞争者更多的价值；要么企业致力于服务于某一特定的市场细分、某一特定的产品种类或某一特定的地理范围。这三种战略架构上差异很大，成功地实施它们需要不同的资源和技能，由于企业文化混乱、组织安排缺失、激励机制冲突，夹在中间的企业还可能因此而遭受更大的损失。

（一）成本领先战略

成本领先战略（overall cost leadership）在20世纪70年代由于经验曲线理论的流行而得到普遍应用，是指企业的全部成本水平低于竞争对手。尽管产品质量和服务以及其他方面的管理不容忽视，但成本领先战略的主旨是使企业的成本低于竞争对手，在市场竞争中获得竞争优势。

1. 成本领先战略的优势　从五种竞争力量分析，成本领先战略可以为企业带来以下战略收益：

（1）抵挡住现有竞争对手的对抗：从竞争对手来看，采用成本领先战略可以抵挡行业内现有竞争对手的对抗，低成本能够使企业在保本的前提下，拥有战略的主动权。

（2）抵御购买商讨价还价的能力：在面对行业内强有力的购买商要求降低产品价格的压力时，处于低成本地位的企业在进行交易时能够拥有更多的主动权，可以有效地抵御购买商讨价还价。

（3）更灵活地处理供应商的提价行为：当供应商抬高企业所需资源的价格时，采用低成本战略的企业能够有更多的灵活性摆脱企业困境。

（4）形成进入障碍：采用成本领先战略的企业通常以规模优势或成本优势树立行业壁垒，为潜在进入者进入市场制造障碍。

（5）树立与替代品的竞争优势：在与替代品竞争时，采用低成本战略的企业往往比本行业中其他企业处于领先地位。

2. 实现成本领先战略的形式　成本领先战略要求企业产品在市场中必须拥有较高的市场占有率，利用规模效应和经验效应实现总成本最低。为实现产品领先的战略，企业可以从产品价值链链条的各个环节降低成本。

（1）设计的产品要便于制造和维修，保持较宽的相关产品系列分摊成本，同时，该产品要尽量覆盖主要用户，实现批量生产。

（2）优化采购计划，通过批量采购实现价格的最优化。

（3）尽量减少职能部门的费用支出，如研发、产品服务、营销策划、人力资源等。

（4）建立严格的成本控制系统，尽量精简企业的物资和人力资本支出。

（5）企业要尽量建立具有结构化、职责分明的组织机构，实现最有利的沟通和控制模式。

（6）领先掌握先进的行业知识或者生产工艺技术，降低成本。

（7）在现代化设备方面进行大量的领先投资。

3. 成本领先战略的风险　保持成本领先战略要求企业领先购买现代化的设备，及时淘汰陈旧的资产，在追求低成本的基础上形成较大的市场份额。而这些也正是成本领先战略的危险根源，这一战略的风险包括：

（1）生产技术的变化或新技术的出现使得过去的设备投资或产品经验变得无效。

（2）行业中新进入者通过模仿、总结前人的经验，使得他们的生产成本更低，从而使企业的竞争优势丧失。

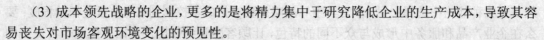

(3) 成本领先战略的企业，更多的是将精力集中于研究降低企业的生产成本，导致其容易丧失对市场客观环境变化的预见性。

(二) 差异化战略

差异化战略又称"别具一格"战略，是指为使企业产品、服务、企业形象等与竞争对手有明显区别，以获得竞争优势而采取的战略。这种战略的重点是创造被全行业和顾客都视为是独特的产品和服务。差异化战略的方法多种多样，如产品的差异化、服务差异化和形象差异化等。实现差异化战略，可以培养用户对品牌的忠诚。因此，差异化战略是使企业获得高于同行业平均水平利润的一种有效的竞争战略。

1. 差异化战略的优势　差异化战略可以使顾客对企业的品牌产生偏好或者忠诚，甚至使顾客愿意为之支付较高的价格，企业战胜各竞争对手，获得超过行业平均水平的利润。具体表现在以下几个方面：

(1) 形成强有力的产业进入障碍：由于产品特色，顾客对产品或服务具有很高的忠实程度，从而该产品和服务具有强有力的进入障碍。潜在的进入者要与该企业竞争则需要克服这种产品的独特性。

(2) 降低顾客对价格的敏感程度：由于差异化，顾客对该产品或服务具有某种程度的偏好和忠诚，当这种产品的价格发生变化时，顾客对价格的敏感程度不高。竞争对手要获得这些差异性或者抵消这些差异性需要付出相当的代价。生产该产品的企业便可以运用差异化的战略，在行业的竞争中形成一个隔离带，避免竞争者的伤害。

(3) 增强讨价还价的能力：产品差异化战略可以为企业带来较高的边际收益，降低企业的总成本，增强企业对供应者讨价还价的能力。同时，由于购买者无其他选择，对价格的敏感程度又降低，企业可以运用这一战略削弱购买者讨价还价的能力。

(4) 防止替代品的威胁：企业的产品或服务具有特色，能够赢得顾客的信任，便可以在与替代产品的较量中比同类企业处于更有利的地位。

2. 差异化战略的风险

(1) 可能丧失部分客户：如果采用成本领先战略的竞争对手压低产品价格，使其与实行差异化战略的厂家的产品价格差距拉得很大，在这种情况下，用户为了大量节省费用，放弃取得差异的厂家所拥有的产品特征、服务或形象，转而选择物美价廉的产品。

(2) 用户所需的产品差异因素下降：当用户变得越来越老练时，对产品的特征和差别体会不明显时，就可能发生忽略差异的情况。

(3) 大量的模仿缩小了感觉得到的差异：特别是当产品发展到成熟期，拥有技术实力的厂家很容易通过逼真的模仿，减少产品之间的差异。

(4) 差异化的竞争风险：竞争对手推出更有差异化的产品，使得企业的原有购买者转向了竞争对手的市场。

(三) 集中化战略

集中化战略也称为聚焦战略，是指企业或事业部的经营活动集中于某一特定的购买者集团、产品线的某一部分或某一地域市场上的一种战略。这种战略的核心是瞄准某个特定的用户群体，某种细分的产品线或某个细分市场。具体来说，集中化战略可以分为单纯集中化、成本集中化、差别集中化、业务集中化。

1. 集中化战略的类型

(1) 单纯集中化：即企业在不过多地考虑成本差异化的情况下，选择或创造一种产品、技术和服务为某一特定顾客群体创造价值，并使企业获得稳定可观的收入。

(2) 成本集中化：即企业采用低成本的方法为某一特定顾客群提供服务。通过低成本，集中化战略可以在细分市场上获得比领先者更强的竞争优势。实际上，绝大部分小企业都是从集中化战略开始起步，只是并不一定都能意识到它的战略意义，并采取更具有战略导向的行动。

(3) 差别集中化：即企业在集中化的基础上突出自己的产品、技术和服务的特色。企业如果选择差别集中化，那么差别集中化战略的主要措施都应该用到集中化战略中来。但不同的是，集中化战略只服务狭窄的细分市场，而差别化战略要同时服务于较多的细分市场。同时，由于集中化战略的服务范围较小，可以较之差别化战略对所服务的细分市场的变化做出更迅速的反应。

(4) 业务集中化：即企业在不过多考虑成本的情况下，按照某一特定客户群的要求，集中较好企业的某一个项业务，如准时制配送、流通加工、仓储等。如果将物流竞争战略定为物流业务集中化，那么企业物流的其他业务可能就是相对弱化，可能不能满足企业需求，为保证企业发展战略的顺利实施，企业可能会考虑物流外包。

2. 集中化战略的收益　同其他战略一样，集中化战略也可使得企业在本行业中获取高于一般水平的收益，主要表现为：

(1) 集中化战略便于使用整个企业的力量和资源更好地服务于某一特定的目标。

(2) 将目标集中于特定的部分市场，企业可以更好地调查研究与产品有关的技术、市场、顾客以及竞争对手等各方面的情况做到“知彼”，从而更有针对性地设计和开发产品与服务，从而满足顾客的需求。

(3) 战略目标集中明确，经济效果易于评价，战略管理过程也更容易控制，从而精简管理程序。

3. 集中化战略的风险　集中化战略也面临相当大的风险，表现为：

(1) 集中化战略的企业往往将企业的全部力量和资源都投入了一种产品或特定的市场，一旦顾客的偏好发生变化、技术创新或替代品的出现会导致企业受到很大冲击。

(2) 如果企业的竞争者进入企业选定的部分市场，并且采用更优于企业的集中化战略，将会对企业产生很大的威胁。

(3) 产品销量可能变小，产品要求不断更新，造成生产费用的增加，使得采取集中化战略的企业成本优势得以削弱。

三、服务竞争战略的制定

在企业竞争战略制定中，企业的战略观，即企业的战略思想，是企业经营战略中最本质的东西。詹姆斯•赫斯克特（Heskett）在其《服务经济管理》一书中，系统地提出了服务战略观，即“市场细分 - 服务定位 - 服务概念 - 价值 / 成本的杠杆作用 - 运营战略 - 运营战略与服务传递系统的整合 - 服务传递系统”。

在战略服务观的制定中，要遵循四个基本要素，包括目标市场的细分、服务概念、运营战略和服务传递系统。

1. 目标市场的细分　目标市场的细分，在于寻找客户群的共同点和它们之间的差异，进而对消费群体进行确认。通常在目标市场细分的过程中，健康服务企业所要解决的问题主要是：重要的细分市场的共同特性是什么？哪些维度可对健康服务行业进行客户市场细分？每个细分市场的需求度如何？健康需求的满足程度如何？是由哪些产品或服务进行满足的？这些产品和服务是由谁来提供的？通过对健康行业的市场进行细致的分析，从而使企业对于行业市场有全局性的了解，能够使企业更加针对性地为客户提供产品或服务，满足顾客的需求。

2. 服务概念　根据赫斯凯特（J.Heskett）的观点，任何服务理念都必须能够回答出以下问题：服务企业所提供的服务的重要组成要素是什么；目标分割市场、总体市场、雇员和其他人员如何认知这些要素；服务理念对服务设计、服务递送和服务营销的作用。在定义服务理念时需要考虑以下方面：服务最终是由员工提供的，特别是由那些与消费者发生交互作用的员工所提供，所以服务企业的服务理念在满足消费者需求的同时还要满足员工需求。从这个角度上讲，服务理念必须包括一套经由多数雇员一致同意的通用价值观。

3. 运营战略　运营战略就是根据市场要求来制定企业的各项政策、计划，最大限度地利用有限的资源保障企业的长期竞争战略。运营战略的目标必须是源于市场，必须明确企业的细分市场，企业的顾客群在哪里，运营将以何种方式提升顾客价值；同时必须明确企业的竞争对手是谁，如何运用运营战胜竞争对手，获得市场份额。

4. 服务传递系统　服务传递系统，即服务产生与传递到顾客手中的系统，包括成本、质量控制及客户满意的产生。设计服务传递系统涉及以下几个问题：地点、使顾客和工作流程更加有效的设施和布局、服务人员的工作程序和工作内容、质量保证措施、顾客参与程度、设备的选择和足够的服务生产能力。服务传递系统考察的是企业对于整个服务流程的把控，为保持与竞争对手的竞争优势，企业需要不断完善服务传递系统，为竞争对手的进入设置障碍。

第三节　服务扩张战略

一、扩张战略

（一）扩张战略的概念与特征

1. 扩张战略的概念　扩张战略又称多样化战略，是企业在新产品领域和新的市场领域形成的战略，即企业同时增加新产品种类和增加新市场的战略。服务扩张是一种企业增长战略。从企业发展的角度来看，任何成功的企业都应当经历长短不一的扩张战略实施期，因为从本质上说只有扩张战略才能不断地扩大企业规模，使企业从竞争力弱小的小企业发展成为实力雄厚的大企业。

2. 扩张战略的特征　与其他类型的竞争战略相比，扩张战略具有以下特征：

（1）实施扩张战略的企业不一定比整个经济增长速度快，但他们往往比其所在行业的市场增长得快。市场占有率的增长通常是衡量一个企业的重要指标，扩张战略的体现不仅应当有绝对市场份额的增加，更应有在市场总容量增长的基础上相对份额的增加。

（2）实施扩张战略的企业往往取得大大超过社会平均利润率的利润水平。由于发展速度较快，这些企业更容易获得较好的规模经济效益，从而降低生产成本，获得超额的利润率。

（3）实施扩张战略的企业倾向于采用非价格的手段同竞争对手抗衡。由于采用了扩张战略的企业不仅仅在开发市场上下功夫，而且在新产品开发、管理模式上都力求具有竞争优势，因而其赖以作为竞争优势的并不会是损伤自己的价格战，而一般来说总是以相对更为创新的产品和劳务以及管理上的高效率作为竞争手段。

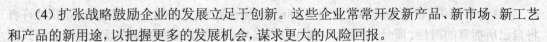

(4) 扩张战略鼓励企业的发展立足于创新。这些企业常常开发新产品、新市场、新工艺和产品的新用途，以把握更多的发展机会，谋求更大的风险回报。

(二) 扩张战略的类型

企业根据现有的经营业务领域和未来的经营业务领域之间的关联程度，将扩张战略分为横向一体化、纵向一体化和多样化战略。

1. 横向一体化　横向一体化指企业现有生产活动的扩展并由此导致现有产品市场份额的扩大。如上海亲和源在上海、海南、杭州等地开发养老地产以及附属旅游就属于这种战略。该战略又分为三种主要形式：

(1) 市场开发型：企业以现有的产品为基础，开发新的市场。

(2) 产品开发型：企业以现有的市场为主要对象，开发现有产品的同类产品。

(3) 产品 / 市场开发型：企业以新开拓的市场为主要对象，开发新产品。

2. 纵向一体化　纵向一体化指企业向原生产活动的上游和下游生产阶段扩展。现实中，多数大型企业均有一定程度的纵向一体化。该类扩张使企业通过内部的组织和交易方式将不同生产阶段联结起来，以实现交易内部化。纵向一体化包括后向一体化和前向一体化。后向一体化（backward integration）指企业介入原供应商的生产活动，如提供老年康复服务的某健康管理企业，转向生产老年康复设施设备的生产型企业。前向一体化（forward integration）指企业控制其原属客户公司的生产经营活动。

3. 多样化战略　多样化扩张是基于对市场风险和环境的不确定因素的防范意识。具有多样化经营的公司，可以减少某种不可预测因素的冲击。此外，一些原生产产品市场需求的下降，也会促使公司寻求多样化机会，以充分利用其生产能力。而当某一产品出现旺盛市场需求时，也会诱发新的公司介入此类生产活动。

二、连锁经营战略

(一) 连锁经营

1. 连锁经营的概念　连锁经营是指经营同类商品或服务的若干个企业，以一定的形式组成一个联合体，在整体规划下进行专业化分工，并在分工基础上实施集中化管理，把独立的经营活动组合成整体的规模经营，从而实现规模效益，是一种经营模式。

2. 连锁经营战略的特征

(1) 竞争性：是针对竞争者而制定的有明确目的的战略，追求成功效果。

(2) 环境性：经营战略阐述的是企业与市场环境相联系的方针，重点考虑环境对企业的要求。

(3) 长期性：为谋求企业长期生存和发展而进行的统筹规划。

(4) 全局性：根据企业的总体发展而制定的战略，追求企业的总体效果。

(5) 导向性：它不但决定企业的发展，而且决定企业如何发展；不但决定总部的发展，而且指导整个连锁体系发展。

3. 连锁经营的类型　连锁经营分为 3 种基本类型：直营连锁、特许连锁和自由连锁。这 3 种基本方式都发源于美国。

(1) 直营连锁：最早是由大西洋和太平洋茶叶公司于 1859 年发展起来的，直营连锁又叫正规连锁，连锁企业总部通过独资、控股或兼并等途径开设门店，所有门店在总部的统一领导下经营，总部对各门店实施人、财、物及商流、物流、信息流等方面的统一管理。

(2) 特许连锁：由胜家缝纫机公司于1865年发展起来，又称特许经营连锁，是指特许者将自己所拥有的商标、商号、产品、专利和专有技术、经营模式等以特许经营合同的形式授予被特许者使用，被特许者按合同规定，在特许者统一的业务模式下从事经营活动，并向特许者支付相应的费用。

(3) 自由连锁：于1887年由130家食品零售商自愿投资兴办的一家联合批发公司而发展起来，叫做自由加盟连锁(voluntary chain，VC)，是指分散在各地的众多的零售商，为了达到共享规模利益的目的，自愿组成一个组织，实施联购分销、统一管理。各零售商不仅独立核算、自负盈亏、人事自主，而且在经营品种、经营方式、经营策略上也有很大的自主权，但要按销售额或毛利的一定比例向总部上交加盟金及指导费，总部经营的利润，也要部分返还各加盟店。

(二) 特许连锁的优点和缺点

特许连锁既能够为连锁公司和加盟商带来好处，也能带来危害。总体来说，特许经营应该是"利"大于"弊"，这也是特许连锁能够盛行的原因。

1. 特许连锁经营的优点

(1) 特许连锁为总公司带来的好处主要表现为以下几个方面：①扩张速度快；②扩张成本和风险低；③能够降低规模成本，获得规模效益；④能够降低价格，增加企业的竞争力；⑤能够利用加盟店特有的经营活力；⑥能够促进品牌的快速成长，增加无形资产；⑦集中精力提高管理水平；⑧获得政府支持，加快跨地区或国家化发展战略。

(2) 特许连锁为各零售商带来的好处主要表现为以下几个方面：①投资成功的机会增加；②通过集中采购，降低采购成本；③分摊较低的广告费用，达到良好的宣传效果；④得到总公司的经营指导；⑤众多的加盟商之间的沟通交流，实现优势互补；⑥较易获得总部或银行的资金支持。

2. 特许连锁经营的缺点

(1) 特许连锁为总公司带来的不利之处主要表现为以下几个方面：①加盟店较为分散，难以控制；②加盟店可能存在弄虚作假的行为，减少总部的收入；③个别门店的失误，可能会损害整个公司的形象和声誉；④管理体系较为庞大，增加管理负担。

(2) 特许连锁为各零售商带来的不利之处主要表现为以下几个方面：①经营受到严格控制，自主权缺乏；②被迫购买总公司的产品，或分担总公司的损失；③容易产生对总公司的依赖；④容易受到总部错误决策的牵连；⑤一旦发生利益冲突，容易受到总部的排挤；⑥加盟店转让或退出，因受到合同条款的限制导致困难重重。

三、国际化战略

(一) 国际化战略的概念

国际化战略是企业产品与服务在本土之外的发展战略。企业的国际化战略是公司在国际化经营过程中的发展规划，是跨国公司为了把公司的成长纳入有序轨道，不断增强企业的竞争实力和环境适应性而制定的一系列决策的总称。企业的国际化战略将在很大程度上影响企业国际化进程，决定企业国际化的未来发展态势。

(二) 国际化战略的类型

1. 本国中心战略　在母公司的利益和价值判断下做出的经营战略，其目的在于以高度一体化的形象和实力在国际竞争中占据主动，获得竞争优势。这一战略的特点是母公司集

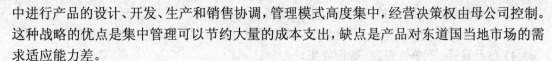

中进行产品的设计、开发、生产和销售协调，管理模式高度集中，经营决策权由母公司控制。这种战略的优点是集中管理可以节约大量的成本支出，缺点是产品对东道国当地市场的需求适应能力差。

2. 多国中心战略　在统一的经营原则和目标的指导下，按照各东道国当地的实际情况组织生产和经营。母公司主要承担总体战略的制定和经营目标分解，对海外子公司实施目标控制和财务监督；海外的子公司拥有较大的经营决策权，可以根据当地的市场变化做出迅速的反应。这种战略的优点是对东道国当地市场的需求适应能力好，市场反应速度快，缺点是增加了子公司和子公司之间的协调难度。

3. 全球中心战略　全球中心战略是将全球视为一个统一的大市场，在全世界的范围内获取最佳的资源并在全世界销售产品。采用全球中心战略的企业通过全球决策系统把各个子公司连接起来，通过全球商务网络实现资源获取和产品销售。这种战略既考虑到东道国的具体需求差异，又可以顾及跨国公司的整体利益，已经成为企业国际化战略的主要发展趋势。但是这种战略也有缺陷，对企业管理水平的要求高，管理资金投入大。

第四节　健康服务设计

一、健康服务设计

（一）健康服务设计概念

1. 健康服务设计的概念　健康服务设计是指健康服务企业根据自身的特点和运营目标，对服务运营管理作出的规划和设计，其核心是完整的服务包与服务传递系统的设计。服务设计的要素可以划分为结构性要素和管理要素，他们向顾客和员工传递了预期服务与实际得到服务的概貌。

2. 健康服务系统设计要素

（1）结构性要素

1）传递过程设计：前台和后台、流程、服务自动化与标准化、客户参与。对健康体检机构来说，顾客每次体检往往项目繁多，实现体检项目排队智能化不仅能够维持体检秩序，也能够节省顾客的时间，达到双赢的效果。

2）设施设计：大小、艺术性和布局。对于养老地产而言，适老化建设成为衡量养老地产实施的硬性指标，包括楼梯间扶手、桌椅的棱角设置以及摆设都要求以老年人的需求和特点为衡量标准。

3）地点设计：地点特征、客户人数、单一或多个地点、竞争特征。任何服务系统的设计与选择，往往会考虑到顾客需求和区位的选择，通常考虑的因素包括目标客户的人数及消费能力、周围同类型服务的数量、交通因素、地理优势等。

4）能力设计：对于健康服务来说，往往是通过无形的服务来实现其服务的效果，除了硬件设施等客观实体外，服务管理是留住客户的重要影响因素。如何让顾客在等待的过程中体会企业的人性化服务？如何根据客户需求调整企业的运营方案？如何实现健康服务企业和顾客的双赢？

（2）管理要素

1）服务情景：服务文化，激励、选择和培训员工、对员工的授权。

2）服务质量：评估、监控、期望和感知、服务承诺。

3）能力和需求管理：需求/产能计划、调整需求和控制供应战略、客户等待的管理。

4）信息设计：竞争性资源、数据收集。

（二）健康服务系统设计的方法

健康服务系统设计的方法主要取决于服务包的定位，根据服务包的定位和服务过程设计的分类方式，可以从四个方向来考察服务系统设计的原则，包括生产线方法、将顾客作为合作生产者、顾客接触方法及信息授权方法。

1. 生产线方法　生产线又称装配线或流水作业，是追求生产效率最大化的一种生产组织方式。生产线是由许多的工作站构成，将关键点着眼于生产线的平衡运作，避免忙闲不均的情况，使整个生产线达到均衡生产。生产线设计方法的特点主要是表现在四个方面：

（1）有限的个人差异：讲究标准化与质量；如果想要提供个人化的服务，员工必须授权。

（2）切割工作流程：将整个流程划分成数个例行的工作，即工作站的方式。如健康体检强调的是医检分离、专业体验、流水作业、一站式服务设计的理念，健康体检的流程通常包括体检预约、体检套餐的选择、体检表的领取、具体项目的检查、享用早餐、体检报告的提交、领取报告、绿色转诊服务等一系列的流程。

（3）应用科技取代人力：健康服务业的发展强调信息化建设，以健康体检机构为例，多是采用国际互联网、嵌入式开发、人工智能、移动通信等多种技术手段，以健康信息管理为基础，以全民健康为核心，围绕健康体检的市场推广、服务供给和持续服务，为体检档案的形成、存储、传递和共享提供全方位的技术支持。

（4）服务标准化：健康服务业服务标准化，一是要求对适合这种流程服务标准的目标顾客提供相同步骤的服务。二是提供的具体服务层面，即在各个服务环节中人性的一面，在一项服务接触或“真实的瞬间”中，服务人员所展现出来的仪表、语言、态度和行为等。因此在进行服务流程标准的设计过程中，要以向顾客提供便利为原则，而不是为了健康服务机构内部实施方便等。例如，病人到医院看病，要经历排队挂号、排队就诊、排队付款、取药四个环节。即便是每个环节的服务人员都工作得非常出色，也很难让病人满意，未来如何实现就医就诊服务的便捷还有待于优化。

2. 将顾客作为合作生产者　健康服务行业可以通过提高顾客参与度来增加顾客的消费欲望，而且针对愿意采用自助式服务的顾客，这种方式也可以通过一些顾客化的方式来支持成本领先的竞争战略。

（1）应用顾客本身的劳动力来取代服务提供者的劳力：如果没有顾客的投入，很多服务就无法进行。顾客投入包括智力、实体和情感投入。智力投入，如向医生提供个人健康状况的信息；实体投入包括有形物和体力的投入，如按照健身教练的锻炼计划进行塑形时，顾客就需要支出体力和实物；当顾客在面对技术欠佳、态度冷漠前台员工接触时，顾客还能够保持愉悦的心情和耐性，则需要顾客的情感投入。对顾客来说，他们在很多的服务环境中，往往是多种服务的组合，例如，如果想要成功地接受医生的戒酒治疗，则患者需要在智力、体力和情感三个层面都进行投入。

（2）分散服务需求：健康服务行业常会遇到服务行业的同样的困惑，就是供求关系。当健康需求高峰期来临时，常常顾客满堂，生产力的限制甚至会导致服务质量的普遍下降，最终引起消费者的不满；而消费低谷时候，生产力更多地被闲置，形成资源浪费。如果引入顾客参与，则可以稍微缓解该矛盾，使得企业提供的服务更加具有变通性和柔性，在一定的程度上缓解供需矛盾。

3. 顾客接触方法 服务传递系统可以划分为高度或低度接触顾客的作业方式，思考在创造服务的过程中需要顾客接触的服务数量以及不需要高度顾客接触即可通过技术辅助的能力。

(1) 顾客接触程度：顾客接触指整个服务系统中，需与顾客直接接触的活动。其程度可以通过在整个服务时间中顾客实际出现在这个服务系统中时间的百分比来计算。

(2) 划分高度接触与低度接触的作业

1) 高度接触的作业需要服务提供者具有良好的人际沟通技巧，而且往往因为顾客需求的时效与此类服务的本质，通常具有不确定性。对服务行业来说，前台服务是与顾客接触程度最高的部分，这就要求前台接待人员具有较好的形象和素质，这对于企业形象的建立和维持具有重要的影响。

2) 在区分高度接触与低度接触的作业后，为了维持高服务能量，可以将后台作业视为一个工厂来运作。低度接触系统中，顾客因不在过程中直接出现而不会对生产过程产生直接影响。即便在高度接触的系统中，我们也可以将一些运作部门封闭起来，不与顾客接触。如医院的洗衣房。

3) 销售机会与服务提供的功能。任何一家公司都是一个信息处理系统，所以要把信息内容当做服务设计中的可变因素来考虑，生产效率通常和销售机会挂钩，在选择服务传递方式时要在营销和生产之间进行权衡，并不局限于只提供一种服务方式。

4. 信息授权方法 运用信息技术，将服务流程智能化，同时针对员工与顾客授权。信息授权有员工授权与顾客授权两种。信息技术能够缩短服务程序，使顾客在服务过程中采取较为主动的角色。IT 技术可以使顾客有更大的自由来选择一个自己认为合适的服务提供商，可以通过网络查询自己的服务过程和结果。

二、健康服务设施设计

（一）服务设施设计的基本思想

1. 服务场景的营造 服务场景或服务环境在形成顾客期望、影响顾客经历和实现服务组织的差异化等方面，发挥着重要的作用。从吸引顾客，到保留顾客，再到提升顾客关系，在服务组织实现这一系列顾客关系目标的过程中，服务场景都有着深刻的影响。

服务场景的设计主要考虑的外部场景设施的设计，在整个服务场景的构建中占有重要的作用，它们既是内部空间的延伸，又能影响人们的服务活动，主要包括建筑物的设计、标志景观、停车场、道路铺装、植物绿化、艺术照明、小品、水体、周围景色以及企业所在地的周边环境等；内部空间布局与功能，包括与服务核心要素紧密相关的要素，服务场景内部的装修与设施的布局以及它们之间的关系共同构成了服务传递可视化和功能化的场景，主要包括建筑、大小、形状、颜色、布局、风格、附件、设备、空气质量、温度、照明、噪音、音乐、气味、气氛、陈设、舒适与标识等。

2. 服务设施设计的战略性影响因素

(1) 服务组织的性质和目标：服务组织的性质和目标决定其设计参数。一切设计参数都是服从服务组织的使命的。比如，一家养老机构必须要设计足够的公共活动空间及功能用房，服务设施设计还会对定义性服务做出进一步的贡献，使顾客对服务企业形成直接的认同。

除此之外，还要考虑到外部的设计，外部设计不仅会对服务企业的服务性质提供一些暗示作用。比如，经营残疾人康复用品的商店没必要装饰得十分豪华，它更需要在外观上创造出使顾客感到亲切、简洁、明快的感觉，同时充分考虑无障碍设计。

(2) 地面和空间的限制：由于成本、规划要求及实际面积等诸多方面的要求，使用于健康服务企业的土地资源受到了很多限制，这就要求服务企业在考虑设施设计时能将这些限制很好地考虑在内。在市区，土地资源是很有限的，服务企业就必须考虑向上或向下发展，有效地利用有限的空间。例如，养老机构可以利用周边的林地、农田，作为入住老年人的公共活动空间。

(3) 灵活性：服务设施设计中的灵活性是指当前完成的设施设计具有一定的预见性以便使服务企业能够适应未来的发展需求，服务企业对未来需求的适应如何，在很大程度上取决于当初设计时的灵活性，所以也称设施设计中的灵活性为"为未来而设计"。设施设计中的灵活性往往能够转化为资金上的节约，例如，很多早期的医院在最初的设计时没有考虑到汽车会迅速地进入人们的日常生活，所以没有设计足够的停车位，使得现在的医院就医停车难，现在不得不重新改造，假如当初设计时能考虑到这一点现在就可以节约这笔资金。

(4) 美学因素：健康服务企业环境设计的艺术性影响着客户的感觉和行为，所以在其布置上应该有创意，具有独特的面貌和出奇制胜的效果，易于捕捉客户的视觉从而引起注意，产生强烈的感染力，这就要求必须遵循艺术的规律。

在设计中必须把握一个"美"字。美并不等于豪华。首先美应该是一种和谐。只要设计合理，均体现着不同的美。新奇美好的寓意、新颖别致的构思都要通过结构、造型、布局表现出来。

(二) 服务设施设计的指导理论

1. 人体工程学　以人为主体，运用人体计测、生理、心理计测等手段和方法，研究人体结构功能、心理、力学等方面与环境之间的合理协调关系，意识和人的身心活动要求，取得最佳的使用效能，其目标是安全、健康、高效能和舒适。

2. 环境心理学　环境心理学是以心理学的方法对环境进行探讨，即在人与环境之间是"以人为本"，从人的心理特征来考虑研究问题。环境本身具有一定的秩序、模式和结构，可以认为环境是一系列有关的多种元素和人的关系的综合。人们既可以使外界事物产生变化，而这些变化了的事物，又会反过来对行为主体的人产生影响。例如人们设计创造了简洁、明亮、高雅、有序的办公室内环境，相应地，环境也能使在这一氛围工作的人们有良好的心理感受，能诱导人们更为文明、更为有效地进行工作。

3. 视觉识别理论

(1) 调节空间感：运用色彩的物理效应能够改变室内空间的面积或体积的视觉感，改善空间实体的不良形象的尺度。例如，面积小的房间选用暗色调的地板，使人有面积扩大的感觉，空旷的房间选用明亮色彩的地板使空间缩小。

(2) 调节心理：色彩给人以视觉上的冲击和感官信息上的引导，过多的高纯度的色相对比带来的是刺激和兴奋，过少的杂色色相分布带来的是虚无和惶恐。在养老机构的色彩设计中，通常设计暖色调以提高老年人的舒适感。

(3) 调节室内温感：人们对气候的感知除了切身的触觉之外，还有感官上带来的差异感，就如夏天穿白衣觉得清凉，浅色带来的是清净，深色带来的是厚重。色彩的合理搭配使人们在室内空间中从心理上感受温度的上升或下降。

(4) 调节室内光线：室内色彩可以调节室内光线的强弱。色彩不同反射率不同，如白色的反射率为70%～90%，灰色为10%～70%，黑色在10%以下，根据不同房间的采光要求，适当地选用反射率低的色彩或反射率高的色彩来调节进光量。

（三）服务设施布局的基本类型

1. 固定位置布局　当服务对象由于体积巨大、移动不便、特定服务方式等原因需要固定在特定的位置上时，服务组织只能够将服务提供系统移至服务对象处，并把各种服务设施要素围绕服务对象进行布置。如养老院康复室的建设，通常是将所有的康复设备集中在一处，由护理员或专业人员统一提供康复活动。

2. 相对位置布局　在地理中，指定一个物理或者地点作为参照物，则要测量的物体相对于参照物的方向、距离就是该物体相对于参照物的相对位置。相对位置布局就是将功能类似的服务设施布置在一起，形成不同的功能区，然后使各功能区的相对位置达到最优化，最终使各功能区之间的总流量达到最小化。

相对位置布局基本上面临两种应用情况：一种是区域内的功能区布局，如养老院和医院的相邻性；另一种是室内的功能布局。区域内的功能布局设计很可能在一个非常开阔的区域内进行，设计的自由度比较高，而室内的功能布局设计则更多地考虑服务设施的建筑结构的影响，如每个房间的大小、房间的走向等。

3. 服务线布局　健康服务活动也可以分解为一系列消费者必须经历的步骤和事件，整个服务流程类似于生产线，顾客就是生产线加工的对象或产品，所以我们把这类服务流程称作服务线或服务生产线。健康产业的服务线布局可以借鉴生产线布局的方法，在服务的过程中，顾客列队是否能够均匀前行，不至于出现在一些位置上顾客阻塞、拥挤，另外一些位置上却没有顾客的现象，关键问题依然是如何把服务工作单元组配成服务工作站，进而形成一个均衡运行的服务生产线。如健康体检机构的体检流程的设定。

三、新服务开发战略

（一）新服务开发

有研究表明，当一项产品设计好的结构体系逐步设计与推出时，它会比那些没有设计好的结构体系支持的产品更加成功。由于健康管理服务具有无形性这一特性，新服务开发系统就需要具备3个特性：客观性、精确性、实用性。

（二）新服务开发的类型

1. 突破创新性服务　突破式创新对人、对市场都是全新的，它是通过新服务开发周期中某些步骤开发出来的。突破式创新可以划分为3种类型。

(1) 重大创新：这种服务不仅对于服务企业来说是新的，而且对于市场来说也是新的。应用新技术，做出大量投资，承受较大风险是这种新服务的特点。对于医疗卫生服务来说，医药创新不仅仅包括药物的研发，也包括医疗服务提供方式的创新。医疗服务和信息技术的结合正在革命性地改变着医疗服务的提供方式，这将极大地提高医疗服务的提供效率和高质量医疗服务的可及性。

(2) 创新服务：这是投放到市场上的新服务，其服务企业已经在市场上经营，但目前只是针对一般顾客的需求，引进新服务的企业是针对某一新目标的顾客来改变过去面向一般顾客的做法。如地产商投向养老地产的商业行为，如何实现企业的盈利便在于实现“养老+

地产”的有力结合，硬件设施的适老化、成熟的社区管理系统和运营模式、丰富多彩的社区生活、完善的社区配套，让老年生活充满阳光成为养老地产的宗旨和吸引力。

(3) 新服务：对现存的某个组织的顾客提供新的服务（这种服务可能在别的公司已经存在）。除了引进新服务的风险，还有竞争对手已经占有一定市场份额的风险。

2. 渐进创新性服务　在新服务投入市场后，突破性创新的开发过程就变成了进一步创新的基础。渐进式创新通常是对现有服务传统组成（相关人员、系统和技术）的微小调整。渐进式创新也可划分成为3种类型。

(1) 服务延伸：加长现有的服务线，例如，在一个养老培训机构学校里开设一个新培训班。这种方法也称作“延长线”(line-stretching)。这种方法的投资一般较少，技术和营销方式都是已经具备的。

(2) 服务改善：这是最常见的革新方式。改变已有服务的特征，用新的性能使原有的服务更丰富、更迅速。例如，在养老院中引进爬楼机，帮助半失能老人实现行动的自由。

(3) 风格转变：这是服务变革汇总最为时尚的一种形式。表面上这种改变是最为显眼，并可能在客户感知、情感与态度上产生显著影响。例如，现在的养老机构的重新装修中，更多的是强调温馨、明亮的机构环境。但这些改变并不是从根本上改变服务，只是改变其外表，就如同为商品改换包装一样。

（三）新服务开发流程

1. 设计阶段

(1) 新服务设计的有效方式为服务体系设计矩阵：所谓服务体系设计矩阵，就是根据顾客接触不同而确定服务方式、对服务运作的不同要求所构成的矩阵。矩阵的横向量是固定的，即顾客的接触程度；而纵向量根据不同的研究对象来进行。

(2) 新服务设计应注意的问题

1) 并非服务的所有成分都在服务机构的控制之下。如养老地产中，很多的物业管理并不是由地产开发商提供，而老人居住在养老社区中，感受到最多的是物业的管理和服务，如果物业服务不到位，会直接影响楼盘的销售。因此，在养老地产的配套物业管理中，要选择口碑好的物业管理公司。

2) 对人与人之间沟通（口碑）的管理可以使一些变量在企业控制之下，但是另一些变量却在控制之外。“好事不出门，坏事传千里”的舆论效应，在健康服务行业同样适用，如健康服务医疗纠纷和养老机构的老年意外事件的发生都可能给健康服务机构带来致命的打击。因此，健康服务企业对投诉的管理使得企业可以收集服务弱点方面的信息，对不满意的顾客及时给予补偿，使之不再向其他潜在购买者做反面教材。

3) 很难让顾客感受到企业实际为其所做的一切。健康服务往往并不是通过实物来实现其价值，健康服务机构针对客户进行的行为（如体检、评估、营养指导等），尽管客户可以看到或接触到服务的某些有形部分（如设备、体检报告等），但是实际上，顾客很难把握许多指导，如营养指导。

2. 分析阶段

(1) 新服务分析与评估的目的：健康服务企业要实现好的市场前景，必须重视服务的分析和评估工作。

1) 发现潜在盈利大的新服务以追求利润：通过对新服务的分析和评估，发现拥有巨大市场潜力、满足顾客需求、符合市场发展趋势、能够创造经济利益的新服务构思。因此，在新服务的分析和评估中，要立足目标市场，通过把握顾客的消费需求，抓住商机开拓服务。如英国摩尔人健康中心对灰色市场（年龄超过50岁的人组成的市场）的细分，使得他们在健身俱乐部行业中获取了巨大的成功。

2）提高新服务的成功率和开发效率：通过分析与评估，淘汰无市场价值的新服务构思，提高新服务的成功率。

3）为后续的开发工作提供经验和信息：通过分析和评估，能对未来市场目标、服务定位等新服务及相关服务计划的改进提供指导和信息。如某养老地产抓住养老地产发展先机，在其他城市分别拓展业务，能够实现业务和项目的复制。

4）维持新服务开发活动的平衡，追求最佳的资源分配：评价需要考虑新服务在盈利组合、风险组合、设备组合、时间组合和多角化组合中的位置及组织中资源共享的情况，从而为新服务的开发提供选择性信息，使资源配置更加合理。

（2）新服务开发的评价系统：新服务开发的评价是新服务开发过程管理活动的一个重要内容。因此，新服务开发的评价是一个系统评价过程，贯穿于新服务构思、概念、营销计划等整个新服务开发过程。评价又是一个系统，是由评价人员、资金和评价技术等要素构成的统一体。

3．新服务开发阶段　新服务开发可以看作是市场定位的归宿点，又是下一个市场开拓的起点。从服务构思的概念化到服务提供的商业化乃至服务生产的规模化，企业内外部资源需要被全面合理地调动起来。了解新服务开发的过程特征，对健康服务企业新服务的开发管理很有启发意义，这些特征包括阶段性、专业性和综合性。

（1）阶段性：健康新服务开发过程包括设想产生、研究开发、工艺设计、营销等多个环节，各个环节都具有自身特点，需要分阶段完成各个环节的工作。

（2）专业性：新服务开发的各个环节都需要相应的知识和技能，研发、设计、营销等各自都有很强的专业性，这就要求不同的专业人才共同合作。

（3）综合性：各阶段、各专业之间有很强的相关关系，它们不是各自为政的独立单位，而是要围绕服务展开活动，是分工合作的一个整体。只有各方面的密切配合才可能完成新服务开发，达到目的。

4．全新服务全面上市　从新服务开发出来到市场普遍接受之前，总有一段必要过程，其间潜在顾客在服务人员的指引下，经历了第一次耳闻这种服务到最终接受并采用了这一服务的演进，称这一过程为新服务的推广。新服务的推广是以服务提供者为中心，在服务开发的基础上进行的市场开发。其推广原则如下：

（1）提高新服务的传播性：在服务推广初期，服务知名度低，造成大量潜在顾客的流失。服务人员应当通过广告、人员促销、专业机构认证等手段实现企业品牌的宣传。

（2）强化新服务的优越性：新服务常常是以独特的服务特色和优势吸引潜在的顾客。服务人员应突出服务开发过程中塑造产品的特色和优越性，以适当的宣传和品牌宣传来引发消费兴趣。

（3）降低新服务的专业性：新服务的推广需要以实用性来吸引顾客，在服务的推广过程中，服务人员应相对地降低服务的专业性或通过服务质量的重组降低产品或服务的专业性。

（4）创造新服务的可分性：当顾客对新服务产生兴趣时，往往会希望通过体验或者试用的方式来感受产品的价值。但复杂、昂贵的服务项目，常常会遏制消费者的冲动。针对这一情况，服务人员应该创造条件为顾客提供体验的机会，缓解顾客的消费顾虑，鼓励他们的消费欲望。

(5) 改善新服务的适用性：服务的适用性源于服务的设计和生产，在服务提供过程中可以通过预期引导和心理调节，改善顾客的感知质量和满意度，当试用结束时，顾客发现新服务符合自己的价值观念和消费习惯，又满足了自己的需求和预期，适时的沟通也会解决顾客的疑虑，那么服务便会水到渠成。

四、服务流程与服务蓝图

(一) 服务流程

1. 明确目标、目的或使命　服务流程设计时，必须明确服务组织使命、宗旨、战略规划、目标要求等，并根据上述基本要素清晰界定“输入 - 加工 - 输出”的基本要素和属性，使执行者能够更加明确服务组织的目标和使命。

2. 确定内部需求和能力要素　服务流程设计内容必须符合服务组织内部需求及其相关能力，以便提高服务质量和效率，这些要素大多涉及有效产出率、时间、成本、质量等。

3. 适宜组织结构与文化环境　必须适宜组织结构与文化环境，其中，组织结构涉及技术系统或专用技能（如软件开发、保险精算、数据统计、会计等）等硬件设施，还包括一些软件内容，如组织使命、职能特点、团队或小组结构形式，同时必须兼顾软硬件及其交错性有机整合要求，力求形成独特的文化氛围。

4. 分析现有技术或可获得技术能力　服务流程设计时必须分析现有技术或可获得技术能力。IT 技术应用已使数据输入从手工抄写发展到电子媒介，并使服务作业运营效率大幅度提高，如果相关 IT 技术比较缺乏或不足，则必须加大投资力度。

5. 准确定位所有利益相关者　跨边界作业活动流程参与者均为利益相关者，服务流程设计时必须准确定位利益相关者，以免在整体协调方面犯逻辑错误。服务流程设计时，对服务作业活动流程参与者的实际工作位置、社会地位等进行综合考虑。力戒利益相关者相互间界面混乱和利益冲突。

(二) 服务蓝图

1. 服务蓝图的概念　服务蓝图是一种准确地描述服务体系的工具，它借助流程图，将服务提供过程、员工和顾客的角色和服务的有形证据直观地展示出来。经过服务蓝图的描述，服务被合理地分解成服务提供的步骤、任务和方法，使服务提供过程中所涉及的人都能客观地理解和处理这些步骤任务和方法。

2. 服务蓝图的作用　服务蓝图具有直观性强、易于沟通、易于理解的优点，主要表现为以下几个方面：

(1) 促使企业全面、深入、准确地了解所提供的服务，有针对性地设计服务过程，更好地满足顾客的需要。

(2) 有助于企业建立完善的服务操作程序，明确服务职责，有针对性地开展员工培训工作。

(3) 有助于理解各部门的角色和作用，增进提供服务过程中的协调性。

(4) 有利于企业有效地引导顾客参与服务过程中并发挥积极作用，明确质量控制活动的重点，使服务提供过程更合理。

(5) 有助于识别服务提供过程中的失败点和薄弱环节，改善服务质量。

3. 服务蓝图的基本构成要素　服务蓝图包含的基本要素包括3部分，4种行为、连接行为的流向线、分割行为的3条分界线。图8-4所示为医院服务蓝图。

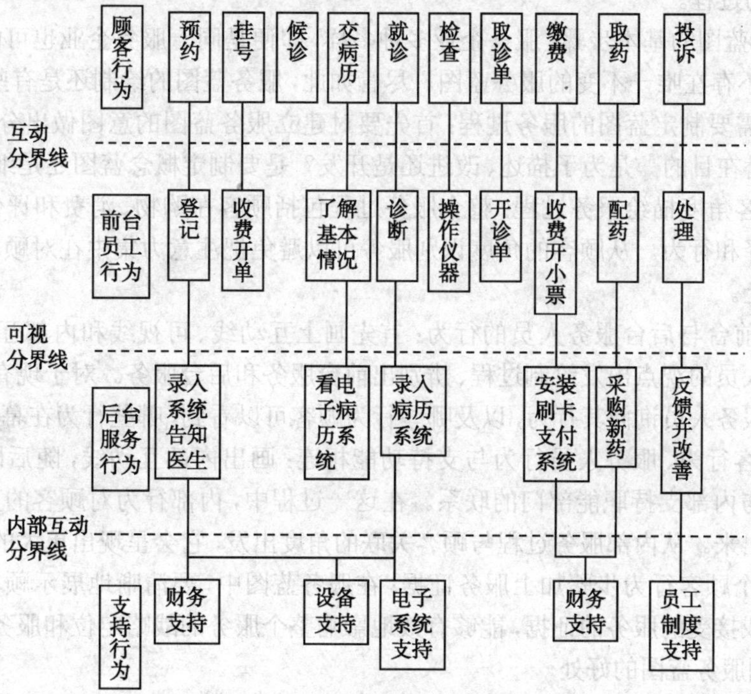

图8-4　医院服务蓝图

（1）4种行为

1）顾客行为：顾客行为部分展示了顾客从进入到离开服务系统的整个行为过程，包括进入、选择、购买、消费、结账、离开等步骤。将顾客行为置于服务蓝图的顶端，是为了突出顾客在整个服务系统中的核心地位，树立客户服务的理念。

2）前台员工行为：前台员工行为是指在前台接待和服务顾客的员工行为，包括这部分员工的行为举止、穿着形象、礼貌用语、服务技能、反应速度等。

3）后台服务行为：后台行为是发生在幕后、不直接与顾客接触的员工的行为。

4）支持行为：支持行为是指为前台及后台员工的服务行为提供支持的一些工作行为。支持行为对于前台服务员工而言是直接的行为，而对于顾客而言则是间接行为。

（2）流向线：流向线用来连接4种行为，目的是指明行为步骤的顺序，描述服务流程。

（3）3条分界线：分界线是用来分割上述4种行为。

互动分界线是把顾客服务和前台服务行为分开了，凡是穿过互动分界线的垂直流向线都表示在此处存在服务员和顾客的互动接触。互动接触对顾客的感知形成具有重要作用，在未来的服务系统设计中，要强化顾客的感知和体验。

可视分界线把前台服务和后台服务行为分开，前台服务行为是顾客能够看见的，后台服务行为是顾客看不见的，这提醒人们，在设计服务系统时，要选择好连接地点，设计好连接地点的环境和连接程序。

内部互动分界线用来区分一线员工的服务工作行为和二线员工的支持性工作行为。流向线垂直穿过内部互动线表示在此处存在内部互动接触。

4. 服务蓝图的开发与绘制　鉴于服务蓝图的复杂性，开发和绘制服务蓝图需要有关部门甚至客户的共同合作才能完成。开发与绘制服务蓝图的过程，也是对服务系统加深理解和发现问题的过程。

(1) 绘制蓝图的基本步骤：服务企业多种多样，即便是同一服务企业也可能提供不同的服务，因此，不存在唯一不变的服务蓝图。尽管如此，服务蓝图的绘制还是有些共性。

1）识别需要制定蓝图的服务过程：首先要对建立服务蓝图的意图做出分析，明确服务蓝图设定的潜在目的。是为了描述、改进还是开发？是要制定概念蓝图还是细节蓝图？

2）从顾客角度描绘服务过程：整个服务过程包括顾客在购物、消费和评价服务中执行或经历的选择和行为。从顾客的角度识别服务可以避免把注意力集中在对顾客没有影响的过程和步骤上。

3）描绘前台与后台服务人员的行为：首先画上互动线、可视线和内部互动线，然后从顾客和服务人员的观点出发绘制过程、辨别出前台服务和后台服务。对于现有服务的描绘，可以向一线服务人员询问其行为，以及哪些行为顾客可以看到，哪些行为在幕后发生。

4）把顾客行为、服务人员行为与支持功能相连：画出内部互动线，随后即可识别出服务人员行为与内部支持职能部门的联系。在这一过程中，内部行为对顾客的直接或间接影响方才显现出来。从内部服务过程与顾客关联的角度出发，它会呈现出更大的重要性。

5）在每个顾客行为步骤加上服务证据：在服务蓝图中，要清晰地展示顾客在服务过程中所看到的或接受的服务的证据，能够有效地影响整个服务的战略定位和服务品质。

(2) 绘制服务蓝图的好处

1）提供一个全局观点：让雇员把服务视为不可分割的整体，并与“我要做什么”关联起来，从而在雇员中加强以顾客为导向的重点。

2）识别雇员与客户之间的互动线阐明了客户的作用，并表示出客户在何处感受到服务质量的好坏，由此促进被感知服务的设计。

3）促使有意识地确定出顾客该看到什么及谁与顾客接触，从而促进合理的服务设计。

4）内部互动线显示出具有互动关系的部门之间的界面，它可加强持续不断的质量改进。

5）通过阐明构成服务的各种要素和关系，促进战略性讨论，若不能从服务整体性的角度提供一个基本立场，参加战略会议的各方就容易过分夸大自己的作用和前景。

6）为识别并计算成本、收入及向服务各要素的投资提供一个基础。

7）为外部营销、内部营销构建合理基础，如服务蓝图为广告代理或房地产销售小组提供服务全景，使其易于选择沟通的重要信息。

8）提供一种由表及里的提高质量的途径，使经理们能够识别出在一线或支持小组中工作的基层雇员为提高质量做出的努力，并给以引导和支持。雇员工作小组可以设计服务蓝图，从而更明确地应用和交流其对改善服务的经验和建议。

本章小结

服务企业可以被看作一个服务系统，本章主要是围绕战略管理对企业的意义展开。目前健康服务业正值发展期，企业运用波特五力竞争力模型对企业的外部环境进行分析，制定企业竞争发展战略。成本领先战略、差异化战略和集中化战略都是获取竞争优势的独特方式。

市场的全球化、经营模式的连锁化成为服务业发展的主要趋势。竞争战略和扩张战略成为服务业发展的主要发展战略。竞争战略强调通过市场定位、价值杠杆和战略整合实现企业的最大化效益。横向一体化、纵向一体化、多样化战略是企业扩张战略三种类型。服务型企业最佳的区域经营方式就是连锁经营，连锁经营具有竞争性、环境性、长期性、现实性、时代性五个特征。服务企业可以运用三种并不完全排斥的基本全球化战略：本国中心战略、多国中心战略和全球中心战略。

健康服务企业同样可以利用服务蓝图进行服务系统的设计和分析，服务蓝图最关键是从顾客的角度看待整个服务过程。

复习思考题

1. 健康服务行业的竞争环境对企业战略发展有何影响？

2. 竞争战略和服务扩张战略对企业发展有何不同作用？

3. 请选择一家健康服务企业，阐述该企业是如何按照服务设施的设计思路进行设计的，还存在哪些需要改进之处。

4. 请选择一家健康服务企业并描述其服务蓝图。

案例分析

“上海亲和源”，养老地产的先锋者

一个完整系统的商业模式描述应该是企业通过合适的市场和角色定位，整合自己的关键资源能力，针对不同的利益相关者确定关系的种类以及相应的交易内容和方法，从而清晰自己的盈利模式，最终实现较高的企业价值。

上海亲和源项目，从2005年立项，到2008年正式投入市场开始，已经走过了6个年头，入住会员数从最初的46位增加到1100多位，接待全国参访和学习人员也与日俱增。亲和源作为养老房地产的先锋，从园区设计、收费模式再到运营管理，都已成为国内养老地产运营方面的研究范本。

目前中国的商业养老市场本质上还是房地产，如何将养老与地产结合，使亲和源在养老房地产中鼎立一足，成为亲和源市场开发面临的首要难题。为此，对于亲和源来说，企业战略管理的首要目标便是找准“商业定位”。亲和源适不适合做养老市场？它本身的优势在哪里？市场上适合它的目标客户是哪些人？而它又能为这些客户提供一些什么服务和产品？

对于养老地产的发展而言，资金回收期太长，且没有回笼资金的项目支撑，一般企业很难有所作为。上海亲和源在这方面有独特的资源优势，在融资方面有温州商会的支持，并得到当地镇政府和市政府的大力支持，同时申请成为民政部标准化试点项目。在营销方面整合老年形态研究资源（老年协会、知名大学老龄化研究专家团）和沪上媒体职业经理人，使亲和源在首发市场的时候就具备“资金＋政策＋团队”的运营优势。

传统的养老模式认为将老人送进养老院是子女不孝的表现，为此亲和源以“替儿女尽孝，亲和源让老人放心！”的服务观念为先导，瞄准具有认购能力的老人，包括退休干部、退休企业家、中产阶级以上的老人、具有认购能力但因没时间或者机会在父母

身边尽孝的中产阶级以上的年轻人为主要销售对象，以会员制为形式，融居家养老和机构养老为一体，致力于建设以健康、快乐的老年新生活为目标的中、高档的养老社区。亲和源给每位老人配备了生活秘书、健康秘书、快乐秘书，他们各司其职，负责解决老人居住期间的各种问题。在品牌推广和战略上着重修正推广基调和方向，抛弃带有“强烈的房产烙印”的推广模式，添加“家”的元素，定位亲和源为“老年产业服务者”，要成为一个有社会责任感的企业、成为国内整个老年产业的基地。

企业的运行机制，除了精确的目标定位外，还需要将业务系统、关键能力资源、盈利模式以及现金流结构等结合起来。在未来发展上，亲和源将主要通过与开发商合作并输出管理以及自主开发楼盘等方式，在全国开展连锁经营。就目前来看，亲和源除在上海自主开发的项目，在海南三亚、辽宁营口、安徽黄山、浙江杭州和宁波相继开展养老地产。除此，亲和源已推出老年旅游等衍生业务来增加营收。亲和源耗费三年之久，潜心打造的“熟年”品牌已经进入启动阶段，首个“熟年”俱乐部已经在海南三亚瀚海银滩落成。未来在营口、海宁、象山、超山、腾冲等地，“熟年”品牌将形成全国连锁网络。

亲和源股份有限公司和美国艾玛客公司、法国索迪斯公司、香港美格菲公司、延华智能科技有限公司、复旦视觉艺术中心、曙光医院、上海老年大学以及阳光财产保险等十家战略合作伙伴强强联手、专业互补，共同签约成为亲和源老年产业战略联盟。通过与九大联盟的战略合作，无论从产业发展能力还是品牌传播面积角度，亲和源都获得了前所未有的提高。全国各地的关注眼光都投向了亲和源和亲和源模式，“居家养老与机构养老相结合”、“高端养老”、“会员制养老服务社区”，这一切都为整个养老产业注入了最新鲜的血液。

思考：

1. 运用SWOT分析上海亲和源发展的市场环境。
2. 上海亲和源在未来发展中采用何种战略？

（冯建光）

第九章

健康服务质量管理

学习目标

通过学习健康服务质量管理的基本理论和方法，了解健康服务质量的内涵；理解健康服务质量管理的模式；熟悉健康服务质量评价的内容和方法；掌握健康服务差距分析的原理和方法；了解健康服务质量改进、质量保证和质量审核的内涵。

学习重点

健康服务质量管理的模式；健康服务质量差距分析的原理和方法。

第一节 健康服务质量概述

一、健康服务质量的内涵

(一) 质量的含义

1. 质量的概念　国际标准化组织(ISO)2005年颁布的ISO9000：2005《质量管理体系基础和术语》中对质量的定义是：一组固有特性满足要求的程度。

上述定义，可以从以下几个方面来理解：

(1) 质量可以存在于不同领域或任何事物中。对质量管理体系来说，质量的载体不仅针对产品，即过程的结果(如硬件、流程性材料、软件和服务)，也针对过程和体系或者它们的组合。也就是说，所谓"质量"，既可以是药品、医疗设备或服务等产品的质量，也可以是某项活动的工作质量或某个过程的工作质量，还可以是指机构的信誉、体系的有效性。

(2) 固有特性是事物本来就有的，它是通过产品、过程或体系设计和开发及其后之实现过程形成的属性。例如：物质特性、感官特性、行为特性、时间特性、功能特性等。这些固有特性的要求大多是可测量的。

(3) 满足要求就是应满足明示的(如明确规定的)、通常隐含的(如机构的惯例、一般习惯)或必须履行的(如法律法规、行业规则)需要和期望。只有全面满足这些要求，才能评定为好的质量或优秀的质量。

2. 质量的特性　质量的内涵是由一组固有特性组成，并且这些固有特性是以满足顾客及其他相关方要求的能力加以表征。质量具有以下特性：

(1) 质量的经济性："要求"汇集了价值的表现。"价廉物美"、"物有所值"是表明质量有经济性的表征。虽然顾客和组织关注质量的角度是不同的，但对经济性的考虑是一样的。高质量意味着以最少的投入，获得最大效益的产品。

（2）质量的广义性：在质量管理体系所涉及的范畴内，组织的相关方对组织的产品、过程或体系都可能提出要求。而产品、过程和体系又都具有固有特性，因此，质量不仅指产品质量，也可指过程和体系的质量。

（3）质量的时效性：由于组织的顾客和其他相关方对组织和产品、过程和体系的需求和期望是不断变化的，例如，原先被顾客认为质量好的产品会因为顾客要求的提高而不再受到顾客的欢迎。因此，组织应定期对质量进行评审，按照变化的需要和期望，相应地改进产品、体系或过程的质量，确保持续地满足顾客和其他相关方的要求。

（4）质量的相对性：组织的顾客和其他相关方可能对同一产品的功能提出不同的需求；也可能对同一产品的同一功能提出不同的需求；需求不同，质量要求也就不同。

（5）质量的可比性：质量须在同一等级上做比较。等级是指对功能用途相同但质量要求不同的产品、过程或体系所做的分类或分级。不同等级的质量不具有可比性。

（二）服务质量的含义

1. 服务质量的概念　1982年，格朗鲁斯首次提出了感知服务质量概念，认为服务质量是顾客对其期望的服务与实际感知到的服务比较的结果。服务质量不能由管理者来决定，它必须建立在顾客的需求和期望的基础之上。更重要的是，服务质量不是一种客观决定的质量，而是顾客对服务的主观感知。

继格朗鲁斯之后，美国服务管理研究组合帕拉苏拉曼（Parasuraman）、泽丝曼尔（Zeithaml）和贝瑞（Berry）（以下简称PZB）对顾客感知服务质量进行了更加深入的研究。1985年，他们提出顾客所衡量的不仅仅是服务本身，也包括提供服务的过程，顾客感知服务质量也是多维的，并利用顾客接受服务前对服务的期望与顾客接受服务后的实际感知的差距来定义服务质量，将其定义为感知的服务与期望服务之间的差距，同样称之为感知服务质量。

总结学者们对服务质量的定义，我们将服务质量定义为其满足规定或潜在要求（或需要）的特征和特性的总和。特征用以区分同类服务中不同规格、档次、品位的概念。特性则是用以区分不同类别的服务，如疗养院有调理身心、给人愉悦的特性，旅馆有给人提供休息的特性。服务质量最表层的内涵还应包括服务的安全性、适用性、有效性和经济性等一般要求。

2. 服务质量的特征

（1）功能性：指服务效能上满足顾客的需要程度，如健康服务要满足顾客恢复和保持健康功能要求。

（2）安全性：指在服务过程中对顾客的生命健康及其财产安全的保障程度，在所有的服务质量特征中，安全性是最基本的特征。

（3）经济性：指顾客获得服务所需要的费用合理程度，通常与服务等级相联系。如不同级别的医疗机构，其服务定价标准不同。

（4）时间性：指顾客在获取服务的时间上满足的程度，包括及时、准时和省时三个方面。

（5）文明性：指在服务提供过程中，对服务人员的文明程度的要求。如亲切友好的态度、清洁优美的环境、和谐的气氛等。

（6）舒适性：在服务过程中，顾客感官上感受到的舒适程度，包括服务设施的使用舒适、服务方式的方便有序等。

(三) 健康服务质量的内涵

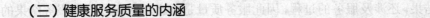

目前，学者对健康服务质量的定义主要分为两类：一类是笼统性定义，如美国医学会认为健康服务质量是“基于现有的健康专业知识，为个体和人群提供健康服务，以提高达到期望的健康状况的可能性”。这类定义往往操作性较差。另外一类是分解性定义，即尽可能列出质量的维度。Maxwell 认为服务质量包括了六个部分：第一，可得性（消费者容易得到相应的服务）；第二，中肯性[吻合个体和（或）整个社区的真切需要]；第三，有效性（切实能够解除痛苦、增进健康）；第四，公平性（一视同仁）；第五，可接受性（符合服务对象的文化观念及相应的政策法规）；第六，经济性（以最低的成本谋求最高的健康收益）。

此外，不同的利益相关者，如病人、医务人员和相关行政管理者，对健康服务质量的理解也有不同。对病人而言，有责任心、有礼貌、能治病就意味着服务质量好；对于健康工作者来说，服务质量就是医疗技能、提供健康保健资源和治愈或缓解疾病；而对于行政管理者来讲，他们更关注的是成本的控制和资源的有效利用。

目前比较认可的观点是 WHO 提出的，健康服务质量是健康服务的相关机构及部门利用一定的资源向居民提供健康服务以满足居民明确的和潜在健康需要的综合能力的特征，其特征指的是健康服务活动区别于其他服务活动的标志。健康服务质量是卫生服务技术、管理方法及其效益概念的综合体现，即医疗技术使用的合理程度、健康资源的利用效益、居民的生存质量及满意度等。质量作为健康服务的特性，应该从两个不同的水平进行理解：从广义上来讲，健康服务质量是一个整体系统，包括健康服务资源、行为、管理和产出。质量则是系统在各个方面的优势体现。从狭义上讲，质量被认为是健康资源和行为的某一特性和属性相对应一系列评价指标而言是否与其目的相适应，及提供健康服务是否准确、及时、有效、服务时间长短、服务效率高低等。健康服务质量是一个综合性、多样化、相对、动态发展的概念。

WHO 质量工作小组提出，健康服务质量至少包括以下四个方面：第一，服务过程的有效与舒适性（技术质量）；第二，资源的利用效率（经济效益）；第三，危险管理（发现和避免与健康服务相关的损害、伤害和疾病）；第四，病人的满意程度。

二、健康服务质量的特征

(一) 服务质量具有较强的主观性

在制造业中，产品的质量通常易于鉴别，因为其产品是有形的实体，确定其质量的依据是客观的，顾客可以借助产品的性能、颜色、款式、包装、材质等多种标准来判断产品的质量。而服务产品是不可感知的无形产品，服务的无形性使顾客很难客观地对服务质量给予评价，从而使消费者对服务质量的评价没有可依赖的客观对象，也没有客观的评价标准，往往取决于个人消费后所获得的满足程度，其结果是导致对消费后果的评价取代对服务质量本身的评价，主观随意性较大。

(二) 服务质量取决于过程质量

服务的生产与消费是同步进行的，具有不可分割性，这一点和制造业完全不同。在制造业中，有形产品的质量主要是产出质量或技术质量，它的生产及其质量形成过程，顾客一般是看不到的，顾客对产品质量的评价只注重生产的结果，即产品本身，对产品的生产过程一般不关注。而在服务的生产中，顾客是参与其中的，整个或主要的生产过程都暴露在顾客面前，并且顾客对服务参与起着积极的、能动的作用。这使得顾客对服务质量的评价不

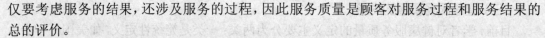

仅要考虑服务的结果，还涉及服务的过程，因此服务质量是顾客对服务过程和服务结果的总的评价。

（三）服务质量难以保持稳定和一致

服务无法像有形产品的生产一样通过机器流水线进行生产，实现标准化，从而保证产品的可靠性和一致性。服务的生产是一种人与人直接的接触，每次服务带给顾客的效用，顾客感知的服务质量都可能存在差异。这主要体现在三个方面：第一，服务人员方面的原因：同一组织中不同的服务人员，由于受其性别、学识、心情、态度、个人修养、服务技能、努力程度等因素的影响，即使同一服务人员提供的服务在质量方面也可能会有差异。第二，顾客方面的原因：不同的顾客对服务的要求、期望是不同的，这也直接影响服务的质量和效果。比如，同是去旅游，有人乐而忘返，有人败兴而归；同听一堂课，有人津津有味，有人昏昏欲睡。正如福克斯所言，消费者的知识、经验、诚实和动机，影响着服务业的生产力。第三，服务人员与顾客间相互作用：在多次购买和消费同一服务的过程中，即使是同一服务人员向同一顾客提供的服务也可能存在差异，最终会影响服务质量，正是服务的异质性使服务质量难以保持稳定和一致。

（四）服务质量在服务组织与顾客交易的真实瞬间实现

服务质量体现在消费者在消费服务时同服务提供者进行接触的瞬间，服务质量往往通过“服务的接触”来体现。服务的生产和消费往往是同时进行的，因此，服务产出过程中消费者的参与使服务的生产和消费表现为服务组织和顾客之间的直接关系，需要服务组织和顾客密切接触。组织与顾客的高度接触往往使服务质量体现在消费者在消费服务时同服务提供者进行接触的瞬间，服务接触的瞬间是服务质量展示的有限时机，一旦时机过去，服务交易结束，服务组织也就无法改变顾客对服务质量的感知。如果在这一瞬间服务质量出了问题，服务也无法像实物产品那样通过返修、退货等措施进行补救。真实瞬间是服务质量构成的特殊因素，这是有形产品质量所不包含的因素。

（五）服务质量的高低取决于顾客预期同实际感受的服务水平的对比

服务质量从本质上看是一种感知，它由顾客的服务期望与实际服务经历的比较决定。服务质量的高低取决于顾客的感知，服务质量最终的评价者是顾客而不是服务提供组织。顾客在接受服务的过程之中或之后，总是把实际感受到的服务与预期的服务进行比较，如果实际感受到的服务低于预期的水平，顾客就会对服务作出低质量的评价，而当顾客对服务的所有期望都得到满足或超额满足时，他们会把整体服务感知为高质量。

三、健康服务质量的构成

“美国医疗质量管理之父”Avedis Donabedia 提出了从结构（structure）、过程（process）和结果（outcome）三个层面来构建和评价健康服务质量。从此模型出发，健康服务质量的构成可以分为基础质量、环节质量和终末质量三个部分。

（一）基础质量及其构成

基础质量又称为结构质量，是指卫生服务中投入的基础条件，是由符合质量要求、满足健康服务工作需求的各要素构成，包括人员的数量和结构、技术水平、设备设施配备和机构的组织设置、各项管理规章和工作标准及流程等。基础质量是保证健康服务质量的物质基础和必备条件。健康服务质量通常由人员、技术、物资、规章制度和时间 5 个要素组成。

1. 人员质量　包括人的服务态度、业务水平、医疗道德、工作作风等。人员质量在健康服务质量要素中居首要地位，对健康服务起着决定性的作用。人员质量包含两方面含义：数量要充足，结构要合理。

2. 专业技术水平　指提供健康服务所必需的技术能力及技术手段。技术能力主要指技术人员所具备的基础理论、基础知识和基本技能。技术手段指卫生专业技术的发展和先进设备、仪器的应用。

3. 物资设备　指提供健康服务的物资、药品、器材的供应，设备的完好和先进程度。

4. 规章制度　指提供健康服务过程中涉及的各级各类规章制度，包括各项管理规章、工作制度、人员岗位责任制、各种工作标准和工作流程等。

5. 时间观念　时间又称“时限”。指卫生服务的及时性、适时性和准时性。

（二）环节质量及其构成

环节质量是在健康服务机构提供服务全过程中的各个环节的质量，又称为过程质量。环节质量包括卫生服务中的各个具体工作步骤和服务环节。包括公共卫生服务过程中的环节质量、基本医疗服务过程中的环节质量（门诊环节、住院环节、医技检查环节、诊断环节、治疗环节、护理环节等）。

（三）终末质量及其构成

终末质量是健康服务最终结果的质量。如预防干预措施是否有效、医疗服务的对象是否康复等。终末质量通常是以结局性指标反映的。这些结局性指标可以分为对人群健康的影响及对特定服务对象健康的影响。前者主要是指公共卫生服务提供后，人群健康水平的提高和疾病发病率的降低等；后者主要是指对特定服务对象提供了健康服务后，其主要健康问题解决的程度。

四、健康服务质量管理

（一）质量管理概念

1. 质量管理　质量管理是指在质量方面指挥、协调、控制的活动。通常包括制定质量方针和质量目标、质量策划、质量控制、质量保证和质量改进。

上述定义可从以下几个方面来理解：

(1) 质量管理是通过建立质量方针和质量目标，并为实现规定的质量目标进行质量策划，实施质量控制和质量保证，开展质量改进等活动予以实现的。

(2) 组织在整个生产和经营过程中，需要对诸如质量、计划、劳动、人事、设备、财务和环境等各个方面进行有序的管理。围绕着质量形成的全过程实施质量管理是组织的各项管理的主线。

(3) 质量管理涉及组织的各个方面，是否有效地实施质量管理关系到组织的兴衰。组织的最高管理者应正式发布本组织的质量方针，在确立质量目标的基础上，按照质量管理的基本原则，运用管理的系统方法来建立质量管理体系，为实现质量方针和质量目标配备必要的人力和物质资源，开展各项相关的质量活动，这也是各级管理者的职责。

2. 全面质量管理　全面质量管理（total quality management，TQM）的含义可以这样来表述：以质量为中心，以全员参与为基础，目的在于通过让顾客满意和本组织所有者、员工、供方、合作伙伴或社会等相关方受益而达到长期成功的一种管理途径。

该含义有如下要点：

(1) 全面质量管理是对一个组织进行管理的途径，对一个组织来说，就是组织管理的一

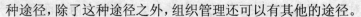

种途径，除了这种途径之外，组织管理还可以有其他的途径。

(2) 正是由于全面质量管理讲的是对组织的管理，因此，将“质量”概念扩充为全部管理目标，即“全面质量”，可包括提高组织的产品的质量，缩短周期（如生产周期、物资储备周期），降低生产成本等。

(3) 全面质量管理的思想，是以全面质量为中心，全员参与为基础，通过对组织活动全过程的管理，追求组织的持久成功，即使顾客、本组织所有者、员工、供方、合作伙伴或社会等相关方持续满意和受益。

（二）全面质量管理的内容

发达国家组织运用全面质量管理使产品或服务质量获得迅速提高，引起了世界各国的广泛关注。目前举世瞩目的ISO9000质量管理标准、美国波多里奇奖、欧洲质量奖、日本戴明奖等各种质量奖及卓越经营模式、六西格玛管理模式等，都是以全面质量管理的理论和方法为基础的。具体来讲，全面质量管理主要包括以下几个内容：

1. 质量方针和质量目标　质量方针是指由组织的最高管理者正式发布的该组织总的质量宗旨和质量方向。质量目标是组织在质量方面所追求的目的，是组织质量方针的具体体现。

2. 质量策划　质量策划致力于制定质量目标并规定必要的运行过程和相关资源以实现质量目标。质量策划关键是制定质量目标并设法使其实现。

3. 质量控制　质量控制致力于满足质量要求。质量控制是一个设定标准（根据质量要求）、测量结果，判定是否达到了预期要求，对质量问题采取措施进行补救并防止再发生的过程。

4. 质量保证　质量保证致力于提供质量要求会得到满足的信任。质量保证定义的关键词是“信任”，对达到预期质量要求的能力提供足够的信任。质量保证的核心是如何给顾客建立这种信任。

5. 质量改进　质量改进致力于增强满足质量要求的能力。由于要求可以是任何方面的，因此，质量改进的对象也可能会涉及组织的质量管理体系、过程和产品，可能会涉及组织的方方面面。

（三）健康服务质量管理

1. 健康服务质量管理的内容

(1) 预防保健质量管理：预防保健工作包括了妇幼保健、城乡基层卫生保健、卫生监督、计划生育、卫生防疫等。其质量要求主要有以下几个方面：一是要保证预防保健人才队伍的整体素质，把“预防为主”的方针落实到工作中去；二是要建立健全不同专业质量指标体系和标准，这是质量控制的依据，也是评估的依据；三是研究建立起适合不同业务体系的质量管理方法；四是要着重效果的评估和持续提高。

(2) 医疗质量管理：医疗防治机构包括医院、门诊部、各类专科防治机构、疗养院、康复机构等。在机构、床位和专业卫生人员数量上，它们占卫生系统总数的80%以上，其质量好坏对健康服务质量有相当大的影响。

医疗质量的特征主要包括时间性、安全性、效应性和经济性。时间性表现为诊断是否迅速，治疗是否及时，疗程的长短。安全性要求健康服务时刻注意保护病人的生命安全，最大限度地减少因医护措施不当而给病人带来不必要的痛苦、损害和感染等。效应性要求所有医护措施作用于患者时产生积极的诊治效果。即诊断应正确、全面，检查应有较高的阳性率，治疗应有效。效应性不仅表现为检查、仪器治疗、药物治疗等生物学效应，还表现为对患者的心理影响和社会适应能力的提高。经济性强调降低医疗服务成本，降低患者就诊费用等。医疗服务质量管理应立足于医疗质量的四大特征并采取有效措施加强管理。

2. 健康服务质量管理的模式　从系统观点来看，质量管理就是改变质量系统的全部或部分构成要素及其关系，使质量系统的整体功能或状态向着期望的方向发展。面对错综复杂的影响服务质量的因素，不同的管理者会有不同的认识。有的重视服务的提供过程，有的重视消费者的需求，有的重视供求双方的互动，有的则重视所有各相关因素的综合作用。这些有关质量的关键影响因素认识上的差异，分别对应着不同的质量管理模式。

(1) 服务过程导向的管理模式：顾名思义，健康服务过程导向的质量管理模式把质量保证与控制的重点放在服务的过程上，认为优质的卫生服务集中体现为安全而有效的诊疗过程，因而质量管理的关键是设计科学的健康服务程序、选择适宜的资源和技术、以最低的成本提供最安全有效的健康服务。

健康服务的过程是决定服务效果的关键因素，因而服务过程导向的质量管理模式有其合理性的一面，所以目前绝大多数的健康服务机构所采用的都是过程导向的质量管理模式，针对健康服务过程的质量控制策略与措施是最为发达的领域。比如，绝大多数健康服务机构会制定诊疗规程和服务指南，即将经研究证明有效的疾病诊断和健康服务步骤与处理方案规范化，然后要求相关健康服务人员对照进行。

然而，健康服务过程导向的质量管理模式也存在许多困难与挑战。首先，影响健康服务质量的因素除了服务过程外，还有服务利用者的需求、情境及价格等其他因素。例如，好的治疗方案只有经过病人执行后才能奏效，很多研究表明患者依从性与治疗效果密切相关。其次，健康服务的过程与效果之间的关系错综复杂，很多情况下难以区分两套服务过程孰优孰劣。此外，人群存在巨大的差异，相应的也要求健康服务过程针对具体对象提供个性化的服务，从而给标准化服务过程管理带来了巨大的挑战。

(2) 客户需求导向的管理模式：客户需求导向的质量管理模式强调以客户为中心来组织健康服务的提供。这种模式认为，顾客对服务质量的主观看法，消费者是否会再次购买服务，是否与服务人员合作，是否会向他人介绍服务，都是消费者的主观评估确定的。美国著名的营销学家Oliver提出的“期望与实际比较模式”是应用最为广泛的消费者满意程度模式。根据这个模式，如果消费者感觉中的服务质量不如期望，他们就会感到不满意；如果消费者感觉中的服务质量超过他们对服务的期望，他们就会感到满意；而如果他们感觉中的服务质量与期望相符，他们既不会满意，也不会不满意。

客户需求导向的服务质量管理模式极大地丰富了对服务质量的理解，使人们更加重视服务质量的动态性、主观性、复杂性等特点。但是，它仍然有以下几个缺点：首先，客户需求知识影响服务质量的诸多因素中的一个方面，而不是全部；其次，客户需求导向的质量管理模式片面强调了消费者的满意程度，使得管理者不能同时兼顾消费者、员工、机构和社会的利益；再次，此模式要求管理人员将注意力从服务过程和服务结果转移到消费者的心理感受，而不是将服务过程和消费过程有机地结合起来；最后，消费者的满意度和主观感受不容易客观测量。

(3) 供求互动导向的管理模式：供求互动导向模式认为健康服务本身是服务人员和消费者相互交往的过程。管理者必须理解和分析这种面对面的互动过程的性质，才能提高健康服务的质量。有学者认为，面对面服务质量是由协调、完成任务和满意三个层次组成的。

影响供求双方互动的服务质量的因素有很多，其中主要包括了服务内容、服务程序、服务提供者和利用者的特点等。此外，健康服务机构的特点、提供服务的有形环境和服务时间、当地的社会环境和文化习俗的特点等都会对服务质量有重要影响。

供求互动质量管理模式把所关注的焦点放在了健康服务提供者与利用者互动的具体过程上，这样做虽然在一定程度上兼顾了服务提供者与利用者双方的影响与作用，但同样存在严重的缺陷。事实上，外在的互动过程仅仅只是全部健康服务提供与消费过程的一小部分，绝大部分甚至更重的服务活动是在“后台”完成的。可见供求互动质量管理模式并不够全面。另一方面，稍纵即逝的互动过程很难准确观测，这也给质量控制带来了困难。

(4) 整体质量管理模式：整体健康服务质量管理模式是把与健康服务质量相关的全部因素视为一个有机的整体或系统，该系统的最高目标是优质的服务。质量管理本质上属于一个系统工程，虽然在特定的资源条件下人们只能控制和改变质量系统中的部分关键要素，但要素的选择和调整策略的制定都必须基于完整系统的考虑，而不是基于与系统割裂开来的具体要素。

首先，整体健康服务质量管理模式强调了全面而系统地审视健康服务质量标准。具体地说，这种模式认为有效的健康服务质量标准至少应包括如下主要方面：①满足顾客期望。②质量标准应该具体，便于服务人员了解和执行。③员工接受，只有为员工接受和理解的质量标准才有可能得到执行。④强调重点，过于复杂的质量标准，反而使员工无法了解核心要求。⑤及时修改，质量本身是动态变化的，应该及时根据现实环境的变化和顾客需求的变化修改质量标准。⑥既能切合实际又能具有一定的挑战性，如果标准太高，员工不仅无法达到，还会产生不满情绪；相反，如果标准太低，就无法促进员工主动提高服务质量。

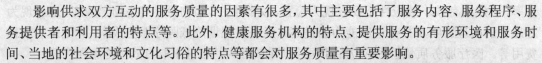

第二节 健康服务质量评价

一、健康服务质量评价概念

健康服务质量评价是指对卫生服务机构开展的各项卫生服务活动满足居民明确和隐含需要的能力的各个特性进行分析，从而对所开展的卫生服务活动满足居民各种需要的程度做出判断的过程。健康服务质量的好坏直接关系着居民的生命安全与身体健康，相对于其他服务活动而言，健康服务质量尤为重要。质量管理也就成为各级各类卫生服务机构管理工作的首要任务。健康服务质量评价既是卫生服务质量管理工作开展的基础，又是已经开展的各项卫生服务活动的科学总结。

二、健康服务质量评价意义

通过健康服务质量评价，可以向卫生管理者回答下列几个问题：卫生服务的重要性是什么？通过卫生计划与评价要解决什么问题？预期可以达到什么目标？取得什么效果？达到预定目标要消耗多少资源？是否值得？执行计划可能有什么副作用？等等。健康服务评价是卫生计划的继续和发展，评价可以说明一项工作形成的最终结论，但并不是在管理的最后阶段才开始实行。评价标志着新的管理循环开始，通过评价对今后工作提出建议和希望。一项成功的评价必须联系工作应达到的目标，如果目标说明越具体，评价工作越容易进行。

三、健康服务质量评价内容

随着医学模式的转变和人们卫生服务需求的变化，健康服务质量的内涵发生了很大变化，由原来的仅用于衡量技术水平发展到对工作效率、费用控制、服务态度、对居民需要的及时反应、对病人价值观的尊重、服务的可及性、公平性等多方面的综合体现。针对健康服务质量内涵的转变，健康服务质量评价在观念、标准和方法学方面也应发生相应的变化。从生理服务、技术服务到心理社会服务，从技术效果到社会效益，从卫生服务的使用价值到交换价值，从质量投入到质量产出，都属于评价范围。

（一）健康服务结构质量评价

健康服务结构质量评价主要用来衡量卫生机构的规模和潜在发展能力。评价的主要内容包括组织的机构设置、技术人员的学历层次及职称结构、仪器设备的购置、固定资产、经费来源及环境等卫生资源的拥有状况及特征。目前，健康服务机构结构质量评价正在弱化规模评价，强调内涵发展能力的提高；由绝对指标向相对指标转化，强调资源配置的合理性和结构适宜性。例如，弱化大型医疗仪器设备的存量评价，突出设备的利用率、病床的周转率、仪器的投入产出比等。

（二）健康服务过程质量评价

健康服务过程质量评价主要在于对卫生服务人员的操作行为进行评价，强调质量监控体系的健全与否，标准在于考核医疗程序是否与标准操作程序相符合，同时倾向于对医疗行为的适宜性进行评价。健康服务过程质量评价的缺陷在于：尽管在诊疗过程中有固定模式可循，但是由于病型差别以及个体差异的存在，相同的操作流程并不一定指向相同的转归和预后，即过程评价对健康结果的敏感性较差。同时，诊疗标准程序和质量控制标准在制定上存在困难，很难统一口径。不过，卫生服务过程评价中经济学指标的引用，如医疗费用均值、住院日、药费等，将有助于进一步辅助说明诊疗行为的合理性。目前，过程评价的重点正集中在对医疗服务效率的探讨与测量上。

（三）健康服务结果质量评价

由于健康是健康服务质量评价的唯一终极标准和归宿，故健康服务结果评价中，各种健康指标构成了产出评价的主体。这反映了由于卫生技术的干预给人群带来的健康水平的提高，是健康这一概念在卫生服务中的具体形象化和映射。卫生服务结果评价主要分为公共卫生服务质量评价和医疗服务质量评价，医疗服务质量评价又可分为诊断质量评价和医疗质量评价两类。常用的公共卫生服务结果质量评价的指标包括：人均期望寿命、孕产妇死亡率、婴儿死亡率、两周患病率、慢性病发病率，以及与干预内容相关的评价指标。常用的诊断质量评价指标包括：诊断符合率、3 日确诊率等。常用的治疗质量评价指标包括：治愈率、好转率等正相指标和院内感染率、手术并发症发生率、医疗技术事故发生率等负相指标。这些评价内容及指标具有客观性强、灵敏度高、易于操作等优点，且与群体健康关系密切，成为卫生服务质量评价的基础和重点。

四、健康服务质量评价方法

（一）定性评价方法

1. 专题讨论　专题讨论方法，也称专题小组访谈法。它基于结构化、半结构化或者非结构化的访谈。专题小组通常由 12～15 人组成，他们坐在一个房间里参加一些主题讨论。

专题小组的参与者并不是通过严格的概率抽样筛选出来，通常是根据参与者的背景与讨论主题的相关性有意识地选择的。

2. 开放式问卷调查　开放式问卷又叫无结构型问卷，是问卷设计者提供问题，由被调查者自行构思自由发挥，从而按自己意愿答出问题的问答题型。其特点是项目的设置和安排没有严格的结构形式，所调查的问题是开放式的，被调查者可以根据自己的意愿发表意见和观点。但开放式问卷并非真的完全没有结构，只是结构较松懈或较少。这种类型的项目较少作为单独的问卷使用，往往是在对某些问题需要作进一步深入调查时与结构型问卷配合使用，或用在研究者对某些问题尚不清楚的探索性研究中。

3. 专家座谈会　专家座谈会是指据规定的原则选定一定数量的专家，按照一定的方式组织专家会议，发挥专家集体的智慧，对预测对象未来的发展趋势及状况，作出判断的方法。专家座谈会有助于专家们交换意见，通过互相启发，可以弥补个人意见的不足；通过内外信息的交流与反馈，产生“思维共振”，进而将产生的创造性思维活动集中于预测对象，在较短时间内得到富有成效的创造性成果，为决策提供预测依据。但是，专家会议也有不足之处，如有时心理因素影响较大；易屈服于权威或大多数人意见；易受劝说性意见的影响；不愿意轻易改变自己已经发表过的意见等。

（二）定量评价方法

1. 统计学方法

(1) 层次分析法（analytic hierarchy process，AHP）：是一种实用的多准则决策方法。它把一个复杂问题表示为一个有序的递阶层次结构，利用人们的判断，对决策方案的优劣进行排序。这种方法能够统一处理决策中的定性与定量因素，具有实用性、系统性、简洁性等优点。层次分析法的基本思路是评价者首先将复杂的问题分解为若干组成要素，并将这些要素按支配关系形成有序的递阶层次结构；然后通过两两比较，确定层次中诸要素的相对重要性，最后结合各层次要素的重要程度，得到诸要素的综合评价值，并据此进行决策。层次分析法体现了人们在决策思维过程中进行分解、判断、综合的基本特征。

(2) 加权秩和比法：即先对实际服务情况进行编序，经过相关回归分析得到线性回归方程，利用方程计算综合评价值之后进行排序。

2. 经济学方法

(1) 成本最小比法（cost-minimization analysis，CMA）：是成本效果分析的一种，它是指在结果相同的情况下通过比较不同项目之间的最小成本的一种方法。

(2) 成本效益分析（cost-benefit analysis，CBA）：是通过比较不同的备选方案的全部预期成本和全部预期收益来评价备选方案，为决策者选择计划方案和决策提供参考依据，即研究方案的收益是否超过它的资源消耗的机会成本，只有收益不低于机会成本的方案才是可行的方案，其决策标准也比较简单，总的来说只要方案的净社会效益大于零即效益大于成本，这个方案就是经济上可行的。

成本效益分析不仅要求成本，而且产出指标也要用货币的单位来衡量。从理论上讲，成本效益分析是将投入与产出用可直接比较的统一的货币单位来估算，是卫生项目经济学评价的最高境界，但同时也是最难操作的一种方法。因为这种分析方法要求将投入和产出用货币单位来表示，这就使得不仅项目间可以用精确的货币单位换算来比较优势，而且项目自身也可以比较投入和产出的收益大小，可是在实际操作上很难。

(3) 成本效果分析（cost-effectiveness analysis，CEA）：主要是评价使用一定量的卫生资

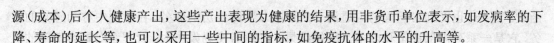

源(成本)后个人健康产出，这些产出表现为健康的结果，用非货币单位表示，如发病率的下降、寿命的延长等，也可以采用一些中间的指标，如免疫抗体的水平的升高等。

成本效果分析的指导思想是以最低的成本去实现确定的计划目标，任何达到目标的计划方案效果越好，或者消耗一定卫生资源在使用中应该获得的最大的卫生服务的效果，即从成本和效果两方面对备选方案之间的经济效果进行评价。当方案之间成本相同或接近，选择效果较好的方案；当方案之间的效果相同或接近，选择成本较低的方案。

(4) 成本效用分析(cost-utility analysis, CUA)：是比较项目投入成本量和经质量调整的健康效益产出量，来衡量卫生项目或治疗措施效率的一种经济学评价方法，是成本效果分析的一种发展。有人把它看作是一种特殊形式的成本效果分析，因为这里的效果量度就是效用或偏好的调整的结果，但是与成本效果分析不同，成本效用分析在评价结果时，不仅分析有关的货币成本，而且分析病人因不舒服或功能的改变或满意度变化所增加的成本。成本效用分析方法的主要争议来自效用的度量，度量效用要计算最常用的结果量值，即质量调整生命年。

3. 社会学方法　社会学评价方法不以健康服务的实际提供情况为依据，而是单纯地根据卫生服务的对象，即患者或者卫生服务的消费者的主观感觉。通过量表将这种主观感觉进行量化，表达服务对象的满意程度以及由此来反映卫生服务质量的优劣。目前主要有SERVQUAL 量表，以及在其基础上进行修改的加权 SERVQUAI 量表、SERVPERF 量表和加权 SERVPERF 量表等。

4. 顾客满意度评价方法　顾客满意度是指顾客对组织及其产品、服务的满意程度，它是从内部员工的工作满意入手，提供能使顾客满意的产品及服务流程，创造良好的组织形象。顾客满意度也是顾客对组织的感受状态，并且在高满意度的状态下更容易激发交易行为的发生。顾客满意度调查是最重要的质量评价方法之一。在卫生服务领域常用的是医院顾客满意度调查。医院顾客满意度调查对象主要包括：员工满意度、病人满意度和社会满意度。主要方法是问卷调查，通过对满意度调查统计结果，分析顾客满意度情况以及存在的问题，找出真正影响满意度的原因，主要包括主观和客观原因，如人员、设备、环境等因素，采取积极的有针对性的措施进行改进。

第三节　健康服务质量的改进

一、健康服务质量的差距分析

(一) 5GAP 模型

服务质量差距模型，又称为 5GAP 模型，是 20 世纪 80 年代中期到 90 年代初，美国营销学家帕拉休拉曼、赞瑟姆和贝利等人提出的，5GAP 模型是专门用来分析质量问题的根源。顾客差距(差距 5)即顾客期望与顾客感知的服务之间的差距是差距模型的核心。要弥合这一差距，就要对以下四个差距进行弥合：差距 1——不了解顾客的期望；差距 2——未选择正确的服务设计和标准；差距 3——未按标准提供服务；差距 4——服务传递与对外承诺不相匹配。

服务质量差距模型如图 9-1 所示。首先，模型说明了服务质量是如何形成的。模型的上半部涉及与顾客有关的现象，期望的服务是顾客的实际经历、个人需求以及口碑沟通的函数。另外，也受到组织营销沟通活动的影响。实际经历的服务，在模型中称为感知的服务，它是一系列内部决策和内部活动的结果。在服务交易发生时，管理者对顾客期望的认识，对确定组织所遵循的服务质量标准起到指导作用。当然，顾客亲身经历的服务交易和生产过程是一个与服务生产过程有关的质量因素，生产过程实施的技术措施是一个与服务生产的产出有关的质量因素。分析和设计服务质量时，这个基本框架说明了必须考虑哪些步骤，然后查出问题的根源。要素之间有五种差异，也就是所谓的质量差距。质量差距是由质量管理前后不一致造成的。最主要的差距是期望服务和感知（实际经历）服务差距（差距5）。

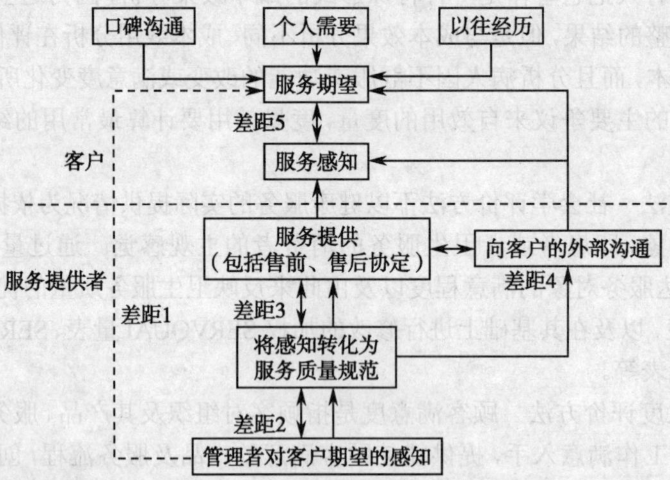

图 9-1　服务质量差距模型

（二）健康服务差距分析

1. 缺陷一　管理人员对顾客期望的理解存在差异。在大多数的情况下，这类缺陷是由于管理人员缺乏必要的知识，不能深入理解需求等造成的。原因主要有：

(1) 在市场调查和市场需求分析工作中，管理人员由于采用的方法或技术不合适，使得收集的信息不准确；

(2) 管理人员对所收集到的有关的信息作出错误的解释；

(3) 管理人员根本未进行任何形式的市场需求调查；

(4) 服务人员与管理人员沟通不良，未向管理人员反映顾客的期望；

(5) 机构中管理层次过多，服务人员无法向高层管理人员反映顾客的期望，或者各个管理层次对服务人员收集的信息做出错误的解释或传递不完整的信息。

2. 缺陷二　管理人员确定的质量标准与管理人员对顾客期望的理解之间存在差异。其产生的主要原因有：

(1) 服务机构在其服务质量设计方面的失误或设计程序不完善；

(2) 服务质量设计工作管理不善；

(3) 机构无明确的有关质量管理的目标；

(4) 高层领导对服务质量的设计工作重视不够。

3. 缺陷三　管理人员确定的服务质量标准与服务人员实际提供的服务质量之间存在差异。其产生的主要原因有：

(1) 管理人员制定的服务质量标准过于复杂或僵化；

(2) 服务人员不愿接受管理人员所制定的标准，如服务人员不愿意改变自己的行为，就有可能抵制标准的执行；

(3) 服务质量标准与目前的组织文化不适应；

(4) 管理人员对服务操作工作管理不善；

(5) 管理人员未做好内部营销工作，没有将营销职能转移到每一位员工；

(6) 设备或管理系统落后，不能适应优质服务的需要。

4. 缺陷四　服务人员实际提供的服务与机构在营销活动中宣传的服务质量之间存在差异。其产生的主要原因有：

(1) 在制定市场沟通计划时，管理人员对本机构服务能力考虑不足；

(2) 管理人员未做好营销协调工作；

(3) 在市场沟通时，只介绍服务质量标准，但实际上在具体运作时却未执行；

(4) 有意夸大宣传或做过多许诺，以吸引顾客。

5. 缺陷五　顾客感觉中的服务质量或实际经历的质量与顾客期望的质量不同。这种缺陷是以上四类缺陷综合的作用所致。

二、健康服务质量的改进

(一) 质量改进的含义

质量改进是使效果达到前所未有的水平的突破过程。按照这一观点，质量改进的对象包括服务质量以及与其他有关的工作质量；质量改进的效果在于突破。它与质量控制效果不一样，但是两者又紧密相关。质量控制是质量改进的前提，质量改进是质量控制的发展方向，控制意味着维持质量水平，改进意味着突破或者提高。

(二) 质量改进的方法

1. PDCA 循环　PDCA 循环也叫质量管理循环，是英文 Plan（计划）、Do（执行）、Check（检查）和 Action（处理）的缩写，就是按计划、执行、检查、处理 4 个阶段的顺序进行管理工作，并且循环不止进行下去的一种科学的管理工作程序。PDCA 循环最早于 1920 年由美国休哈特（W.A.Shewhart）首先提出，20 世纪 60 年代后由美国戴明（W.Edards Deming）进行推广，因此它也经常被称为“戴明循环”。可以认为，质量控制是面对今天的要求，而质量改进则是面对明天的要求。质量改进是一个变革的过程，该过程必然要遵循 PDCA 循环的规律。

(1) PDCA 循环基本内容：分为四个阶段八个步骤。

第一个阶段（P）：制订质量目标、活动计划、管理项目和措施方案。可分为四个步骤。第一个步骤：分析品质现状，找出存在的品质问题（根据顾客、社会以及组织的要求和期望，衡量组织现在所提供的产品和服务的质量找出存在的问题所在）——收集有关数据：调查表、排列图、直方图、控制图。第二个步骤：分析质量问题产生的各种原因（影响因素）——鱼骨图、头脑风暴法（brain storming）。第三个步骤：找出影响质量问题的主要原因——柏拉图（排列图）、相关图。第四个步骤：针对主要原因制定对策，所采取的措施，提出执行计划——5W2H 法。

第二个阶段（D）：执行计划。即第五步按照预定的质量计划、目标和措施及其分工去实际执行。

第三个阶段(C)：检查执行情况及效果，即第六步，把执行的结果与预定的目标对比，检查计划执行的结果是否达到预定的效果(重点在对计划执行情况的检查、分析)。

第四个阶段(A)：对执行计划结果的情况进行总结处理。第七步，根据检查的结果总结成功的经验和失败的教训，把成功的经验肯定下来，纳入有关的标准和制度(包括修订相关程序或流程)，失败的教训也要总结整理，记录在案，作为借鉴，防止再发。第八步：提出该循环尚未解决的问题，并将其转入下一个PDCA循环中去，作为下一个循环中的计划目标。

(2) PDCA循环基本原理及特点：PDCA的思想实质是转动PDCA即管理，不转动说明没有管理，连续转动进行连续改进，使绩效不断得到提高。它是动态前进管理方法(图9-2)。

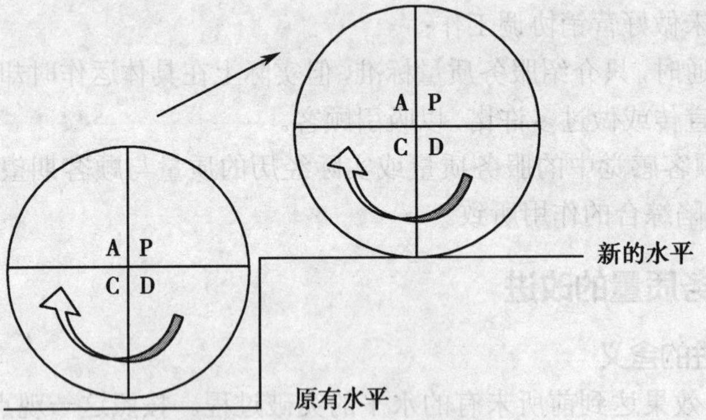

图9-2　PDCA循环的基本原理

1）PDCA循环是大环套小环，一环扣一环，小环保大环，推动大循环：机构级的大循环，部门级的小循环，班组级的更小循环，上一级的大循环是下一级的小循环的根据，下一级的小循环是上一级的大循环的组成部分和具体保证。

2）PDCA循环每转动一次就提升一步：PDCA循环是螺旋式上升和发展，如同爬楼梯一样，上升到一个新的高度，就有新的内容和目标，这样循环往复，质量问题不断解决，工作质量、管理水平和产品质量就不断提高。这个过程就是一个持续不断改进的过程。每一项计划指标，都要有保证措施，一次循环解决不了的问题，必须转入下一轮循环解决，这样才能保证计划管理的系统性、全面性和完整性。

3）PDCA循环是综合性的循环：PDCA四个阶段是相对的，不是截然分开的，而是紧密连成一体的，甚至有时边计划边执行、边执行边检查、边检查边总结、边总结边改进调整，交叉进行，质量管理工作就是在这样的循环往复中从实践到认识再从认识到实践两个飞跃中逐步达到预定的目标的。

2. 质量缺陷管理

(1) 概念：在质量管理过程中，既要及时排除服务的质量缺陷，又要保证服务质量继续提高。缺陷是指服务不能满足预期的要求，是质量管理的主要对象。

(2) 质量缺陷的类型：缺陷可以分为偶发性和长期性两种类型。所谓偶发性缺陷是指服务质量突然恶化的情况，它是生产过程中系统偏差所造成的。由于偶发性缺陷影响生产的进程，所以必须采取措施使其恢复到正常水平，它类似于服务质量的急性病，采取的对策方式是救火式的，对策的目的就是恢复常态。所谓长期性缺陷是指服务质量长期处于低水平状态，它是生产过程中随机偏差综合影响所造成的。人们对它有所察觉，但是已经习以为常，缺乏采取措施的紧迫感。长期性缺陷不易引起人们的重视，但是所造成的损失远远高于偶发性缺陷。它类似于服务的慢性病，对其采取的方式是质量突破，对策的目的是层次提高。表9-1对比了这两种缺陷。

表9-1 偶发性缺陷和长期性缺陷对比分析

对比项目	偶发性缺陷	长期性缺陷
经济损失	较小	较大
重视程序	重视	常被忽视
措施目标	恢复原状	达到新水平
所需资料	局限、少	多个变量、复杂
资料收集方式	日常工作	特别设计调查
主要分析者	服务人员	管理/技术人员
分析频率	频繁	不频繁
分析方法	简单	复杂
解决期限	短期	长期
解决问题方式	就事论事	制定周密计划

三、质量保证

（一）质量保证系统

总体上讲，可以将质量保证的系统划分为内部和外部两大类。

1. 内部系统 包括卫生行政部门的定期和不定期监督检查；在健康服务机构内部的上级工作人员对下级工作人员的业绩的考核与评价；不同健康服务机构之间的相互考核与评价等。

2. 外部系统 包括顾客对健康服务机构和服务人员的评价与意见的反馈；大众媒介的报道与监督等。

（二）质量保证的条件

1. 完备的组织系统 即要求有一套质量保证与控制系统的存在。包括有专门的机构和专业的人员负责质量管理工作。

2. 法律法规的保证 严格意义上说，健康服务的质量保证最为有效的手段是依靠法律和法规，制定与完善有关的法律与法规已经是一项重要任务。

3. 领导重视 领导重视是搞好质量保证的最为重要的前提条件，没有领导的重视，就谈不上组织的质量保证的计划和实施问题。

4. 足够的投入 足够的资源投入，包括人力、物力、财力、时间等，是开展质量保证的基础。

5. 建立目标 要进行质量保证工作，必须事先设立良好的目标，然后根据目标设立应该开展的活动等，没有明确的目标或目标不合理，就无法开展质量保证工作。

6. 有效的激励和惩罚措施 要制定一套有效的激励和惩罚措施，奖励质量好的机构与员工，惩罚质量不好的机构与员工。

7. 适宜的绩效指标与标准 建立用于评价质量好与不好的指标和标准，是进行科学、可行的质量保证体系的前提条件。没有标准，就谈不上客观的业绩评价，光靠主观的评价是难以令人信服的。

8. 适宜的考评方法 采取适宜的质量评价方法是做好质量保证工作的必要条件，没有适宜的方法和技术保证，评价结果的可靠性就会受到影响。

9. 建立服务双方公开的对话机制 要使健康服务的供需双方建立起公开的对话机制，只有这样才能使服务人员尽快、准确地了解服务对象的需求，然后根据需求设立服务系统和服务内容。

10. 全体人员的充分参与 要搞好质量保证工作，不仅仅是管理人员的任务，而且是全体员工的责任。要把质量管理的任务落实到每一位员工。

11. 可靠的信息系统 要做到客观、科学的质量评价，必须有可靠的信息，所以建立较为完备的信息系统是十分必要的。

四、质量审核

（一）概念

质量审核是确定质量活动及其有关的结果是否符合计划安排，以及这些安排是否有效贯彻并适合于达到目标的有系统的、独立的审核。质量审核的终究目的就是要评价是否需采取改进或纠正措施。

（二）类型

1. 服务质量审核 服务质量审核是对最终服务质量、经济和社会效益进行审核与评价，查明服务质量特性是否符合规定或是否满足潜在要求。

2. 程序质量审核 程序质量审核是对质量标准 / 质量计划 / 管理标准等进行审核。重点检验服务过程中某些关键环节能否得到切实保证。

3. 质量体系审核 质量体系审核是对服务体系各环节和要素全面审核，涉及质量管理标准、质量计划、规章制度、组织结构、人员素质和运行状况等。

（三）质量审核的要求

各类质量审核必须遵循以下的基本要求：

1. 审核工作必须有法可依 即质量审核要建立在法制的基础之上。在机构内部，质量审核由上级主管部门授权组织按照既定的要求和计划进行。顾客对机构进行的质量审核是按照机构的承诺和合同进行的。总之，审核工作必须有一定的标准和程序，这些标准和程序的具体要求都是事先规定了的，它们可以被认为是审核工作的法规。

2. 审核人员的专业化要求 审核人员必须是受过专门培训的、经验丰富的人员。一般的质量管理人员也不一定就能够做好质量审核工作。

3. 审核人员的独立性 为了审核人员不受外界的干扰而影响其公正性和客观性，必须独立地进行，为此，审核人员不应该对被审核的对象的质量负有责任。

4. 审核工作按计划进行 它是预先安排的，而不是临时的应急手段。审核的计划和日程要通知被审核的部门，不搞突然袭击。

5. 审核工作要在协调的气氛中进行 要阐明审核者的目标和被审核者的目标是一致的。审核要重点了解实际的工作情况，而不能纠缠枝节问题。审核的结果和建议要上报审查，然后再组织实施。

本章小结

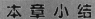

本章从质量管理的一般概念和方法出发，介绍了服务质量与产品质量管理的差异，进而过渡到健康服务这一特殊的质量管理领域。本章主要介绍了健康服务质量管理的基本理论和基本方法。包括健康服务质量的内涵、特征以及管理模式；介绍了健康服务质量评价的概念、意义、内容和方法；以持续质量改进为目标介绍了健康服务质量差距分析方法，并在此基础上如何进行质量改进、质量保证和质量审核。质量管理是管理活动的核心，也是贯穿整个管理过程的管理活动。学生在学习本章时，应以掌握基本知识、基本理论和基本方法为目标，如有余力，可以阅读其他关于质量管理、服务质量管理以及卫生服务质量管理的相关书籍和参考资料。

复习思考题

1. 健康服务质量管理的模式主要有哪些？
2. 请列出健康服务质量评价的主要内容及常用指标。
3. 请以某卫生服务机构为例，使用5GAP模型分析其服务差距产生的原因。

案例分析

PDCA循环在某市松山社区卫生服务项目中的应用

为了更好地实现某市松山新区社区卫生服务项目的可持续发展、提高其卫生服务质量，该区尝试将PDCA循环实现质量目标的理念和方法应用于社区卫生服务项目中，具体举措如下：

1. 计划阶段（plan）

(1) 制定目标：包括总体目标和具体目标。①总体目标：发展社区卫生服务是为了满足城市居民的基本医疗卫生需求，实现人人享有初级卫生保健的目标，积极探索社区卫生服务全面质量管理与控制模式，确保城市居民获得基本医疗卫生服务。②具体目标：获得更高更好的社区卫生服务质量，提高社区卫生服务水平，让广大人民群众更加满意；合理配置社区卫生资源，充分发挥各种资源的效用，不断提高管理水平；培养全科医生，提高其素质和技能，其最终目的是满足社会人群不同层次、不同需要的社区卫生服务需求。

(2) 制定设置规划和实施方案：根据某市城市社区卫生服务机构文件精神，结合松山区实际，制定《松山新区城市社区卫生服务机构设置规划》和《松山新区城市社区卫生服务实施方案》。

(3) 制定工作任务：①完成设置规划，建立健全社区卫生服务网络。②推进规范化建设。一是严格准入审批；二是达标建设；三是完善服务功能；四是统一机构制度及标识；五是建立健康档案；六是搞好人员培训。

(4) 制定考核标准：以原卫生部《城市社区卫生服务机构基本标准》为依据，结合我区实际，制定《松山新区社区卫生服务机构规范化建设考核标准》。从基础设施、队伍

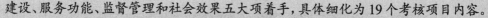

建设、服务功能、监督管理和社会效果五大项着手，具体细化为19个考核项目内容。

2. 实施阶段(do)　根据工作任务和考核标准，逐步完成松山新区社区卫生服务项目的建设。

(1) 完成设置规划：建立健全社区卫生服务网络。按居民从家步行10～15分钟到达社区卫生服务机构的标准进行设置。完成1个社区卫生服务中心、7个社区卫生服务站的布局。

(2) 推进规范化建设：①严格准入审批；②达标建设；③完善服务功能；④统一机构制度及标识；⑤建立健康档案；⑥搞好人员培训。

3. 检查阶段(check)　根据《松山新区社区卫生服务机构规范化建设考核标准》，从基础设施、队伍建设、服务功能、监督管理和社会效果五大项，19个具体考核项目内容，对社区卫生服务项目的建设情况和质量标准进行逐项考核，并作出评价，做到考核标准科学、可行、规范。

4. 处理阶段(action)　区卫生局通过对社区卫生服务质量评价和考核的汇总，多层次、多角度分析存在的问题及其原因，有针对性地采取措施，改进工作。经过循环往复的计划-执行-检查-处理，促进社区卫生服务项目健康地可持续发展。

思考：

你认为PDCA循环在某市松山新区社区卫生服务应用得是否合理？还有哪些需要改进的地方？

（张　楠）

第十章

健康服务营销管理

学习目标

通过学习掌握市场营销概念、健康服务营销的概念及特征；掌握健康服务营销组合的内容；熟悉健康服务营销管理过程；了解市场营销学的形成和发展过程，服务营销与市场营销的区别。

学习重点

健康服务营销及相关概念；健康服务营销策略组合。

第一节　健康服务营销概述

一、市场营销

(一) 市场营销的含义

国内外学者对于市场营销的定义，伴随着营销理论与实践的不断发展与创新而有不同的表述。如1985年美国市场营销协会给出的定义为"市场营销是个人和组织对理念、货物和劳务的构想、定价、促销和分销的计划与执行的过程，以创造达到个人和组织的目标的交换"。2004年又将其修定为"市场营销是创造、沟通和传递价值给顾客，经营客户关系，以便让组织与其利益相关者受益的一种组织功能和过程"。

本书采用著名营销学家菲利普·科特勒教授的定义：市场营销是个人和集体通过创造、提供出售，并同别人自由交换产品和价值，来获得其所需所欲之物的社会过程。而市场营销管理则是"选择目标市场，并通过创造、传播和传递更高的顾客价值来获得、保持和增加顾客的一门艺术和科学"。根据这一定义，可以将市场营销概念具体归纳为下列要点。

1. 市场营销的基本目标是"获得、保持和增加顾客"。

2. "交换"是市场营销的核心。市场营销的基本业务就是在交换过程中"创造、传播和传递更高的顾客价值"。

3. 交换过程能否顺利进行，取决于营销者创造的产品和价值满足顾客需求的程度，以及对交换过程管理的水平。

(二) 市场营销学的形成和发展

市场营销学产生于20世纪初，其发展主要经历了以下几个阶段：

第一阶段：19世纪末到20世纪初，为市场营销的初始阶段。这一阶段由于工业革命的爆发，使资本主义世界经济迅速发展，需求膨胀。市场总势态是供不应求的卖方市场。这一时期的市场营销学，其内容局限于流通领域，真正的市场营销观念尚未形成，研究活动基本上局限于少数大学的理论研究领域，还没有得到社会和企业界的重视。

第二阶段：从20世纪20年代到第二次世界大战结束，为市场营销学的应用时期。1929—1933年资本主义世界爆发了空前的经济危机，经济出现大萧条、大萎缩，社会购买力急剧下降，市场问题空前尖锐。这个阶段，市场营销学的研究主要集中于产品推销这一狭窄的概念，在更深更广的基础上研究推销术和广告术。这一时期市场营销理论研究开始走向社会，被广大企业界所重视。

第三阶段：20世纪50年代至80年代初，为市场营销学的繁荣发展时期。第二次世界大战结束以后，各国经济由战时经济转入民用经济。战后经济的恢复及科学技术革命的发展，促进了西方国家经济迅速发展。这个时期，市场营销学的研究从流通领域进入生产领域，形成了“以需定产”的经营指导思想。市场营销学由指导流通的销售过程发展为参与企业经营决策的一门管理科学。

第四阶段：20世纪80年代至今，为市场营销学的创新发展阶段。市场营销理论在指导企业的市场营销实践中作出了重要贡献。但20世纪80年代以后，随着国际竞争的日益加剧，营销环境复杂多变，对某些特殊复杂的营销环境而言，常规的市场营销理论及方法，显露出某种局限和不足。新的市场营销环境催生了新的营销观念，新的营销观念又推动着市场营销理论想纵深方向发展，市场营销理论进入分化和扩展阶段出现了大量的营销理论和方法的创新，如关系营销、网络营销、绿色营销、服务营销等，出现多元化发展趋势。

（三）营销观念的演变

任何经营活动都是在一定的经营思想指导下的行动。市场营销观念反映了企业在从事经营活动时所特有的指导思想和行为准则，它是企业管理者对于市场的根本态度和看法，是一切经营活动的出发点，也是一种商业哲学或思维方式。

随着社会和经济的发展、市场环境的变迁，以及企业经营经验的积累，营销观念发生了深刻的变化。企业的市场营销观念五种观念：生产观念、产品观念、推销观念、市场营销观念、社会市场营销观念。其中前三者是以企业为中心的观念，第四种是以消费者为中心的观念，最后一种是以社会整体利益为中心的观念。

1. 生产观念　生产观念（production concept）是指导销售者行为的最古老的观念之一。生产观念认为，消费者喜欢那些可以随处买得到而且价格低廉的产品，企业所关心的是提高生产效率、扩大生产和降低成本，大力拓展市场赚取更多的利润。这种观念可以用“我们能生产什么，就卖什么”来概括。

生产观念是在卖方市场条件下产生的，是20世纪20年代以前各资本主义发达国家企业的主导观念。在这段时期，资本主义国家处于工业化初期，市场需求旺盛，整个社会产品供应能力则相对不足，企业只要提高产量，降低成本，便可获得丰厚利润。在生产观念指导下，企业经营者很少考虑消费者的需求。

2. 产品观念　产品观念（product concept）是一种以产品为中心的经营指导思想。产品观念也是产生于市场产品供不应求的卖方市场环境下的。这种观念认为，消费者最喜欢高质量、高性能或具有特色的产品，因此企业的经营管理核心在于产品创新和不断提高产品质量。在这种观念指导下，只要企业能生产出质量上乘、有特色的产品，就会受到消费者欢

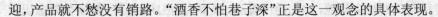

迎，产品就不愁没有销路。"酒香不怕巷子深"正是这一观念的具体表现。

产品观念仍然把关注点放在产品上，忽视市场需求的变化，此时企业最容易导致"营销近视症"。也就是在市场营销工作中缺乏远见，只看到自己的产品质量好，而看不到市场需求的变化，致使企业经营陷入困境。

3. 推销观念　推销观念（selling concept）也被称为销售观念，这种观念认为，消费者通常表现出一种购买惰性或抗衡心理，若听其自然，消费者就不会大量购买本企业的产品，因此企业必须通过比竞争对手更为有效的推销手段，刺激消费者大量购买以增加利润。推销观念产生于卖方市场向买方市场的过渡时期。

从20世纪20年代到第二次世界大战结束，由于科学技术的进步、科学管理和大规模生产的推广，市场上的商品供应量大大地增加，各企业之间市场竞争加剧。许多企业家感到，即使有物美价廉的产品，也未必能卖得出去。企业要想在激烈的市场竞争中求得生存和发展，就必须重视产品的销售工作。因此，企业纷纷开始研究和使用推销术。推销观念的产生使得销售工作在企业营销管理中的地位大大提高了一步，推销观念可以用"我们卖什么，就努力让人们买什么"来概括。

4. 市场营销观念　市场营销观念（marketing concept），又称以消费者为中心的观念。这种观念认为，企业的一切计划与策略应以消费者为中心，正确确定目标市场的需要与欲望，通过协调各种以让顾客满意为目标的营销活动，实现企业的目标。

市场营销观念是20世纪50年代以后各工业发达国家企业的主导观念。第二次世界大战结束之后，随着科学技术日新月异的发展并应用于生产实际，社会生产力迅速提高，使社会产品日益丰富，而社会购买力水平迅速提高，使得消费者的需求不断变化。在这样一种新的市场环境中，企业必须花费相当大的力量来研究消费需求。因此，许多企业都把研究消费需求当作本企业营销活动的中心，千方百计地满足顾客的需求，实现企业的营销目标。

市场营销观念的出现是营销观念演变过程中一次质的飞跃，使得企业经营理念发生根本性变化。西方国家的管理学家对这一转变非常重视，给予了很高的评价，称之为企业经营观念的一次革命。它改变了传统营销观念以生产和产品为中心的原则，确立了"顾客至上"的原则，通过顾客满意实现企业长远发展的目标。在市场营销观念看来，企业的营销重点从注重推销、注重流通领域转到重视企业营销的全过程，不仅强调要深入调研发现和分析市场的需求，还强调营销是企业各个职能部门的相互协调，更强调每一个部门和员工都必须在"以顾客需求为导向"的指导思想下去开展工作。

5. 社会营销观念　社会营销观念（social marketing concept），是对市场营销观念的补充和延伸。20世纪70年代以来，西方资本主义国家市场营销环境出现新的变化，资源短缺、环境恶化、通货膨胀、失业增加、社会服务被忽视、消费者保护运动盛行。在这种情况下，一个企业仅仅奉行市场营销观念满足个体消费者需要是不够的，它往往导致资源浪费、环境污染、损害消费者利益等诸多弊病。社会营销观念认为，营销不仅要满足消费者个人的需求和欲望，还应当采取整体营销活动，在满足顾客需要的同时兼顾社会的长远利益，其实质就是把消费者利益、社会利益和企业利益结合统一起来，统筹兼顾，促进社会的全面发展。

2002年科特勒在其著作《社会营销——提高生命质量》一书中，给出了社会营销的最新定义：社会营销是采用市场营销的理念和方法来影响目标受众的行为，是他们为了个人、集团或者社会整体的利益而自愿接受、拒绝、调整，或者摒弃某种行为。社会营销在健康服务

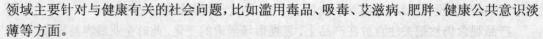

领域主要针对与健康有关的社会问题，比如滥用毒品、吸毒、艾滋病、肥胖、健康公共意识淡薄等方面。

（四）市场营销组合策略

1960年，麦卡锡提出了著名的4P组合。麦卡锡认为，企业从事市场营销活动，一方面要考虑企业的各种外部环境，另一方面要制订市场营销组合策略，通过策略的实施，适应环境，满足目标市场的需要，实现企业的目标。麦卡锡提出市场营销四个可控要素：产品（product）、地点（place）、价格（price）、促销（promotion），即4P组合，4P理论是营销策略的基础。

产品策略（product strategy），主要是指企业以向目标市场提供各种适合消费者需求的有形和无形产品的方式来实现其营销目标。其中包括对同产品有关的品种、规格、式样、质量、包装、特色、商标、品牌以及各种服务措施等可控因素的组合和运用。

定价策略（pricing strategy），主要是指企业以按照市场规律制定价格和变动价格等方式来实现其营销目标，其中包括对同定价有关的基本价格、折扣价格、津贴、付款期限、商业信用以及各种定价方法和定价技巧等可控因素的组合和运用。

分销策略（placing strategy），主要是指企业以合理地选择分销渠道和组织商品实体流通的方式来实现其营销目标，其中包括对同分销有关的渠道覆盖面、商品流转环节、中间商、网点设置以及储存运输等可控因素的组合和运用。

促销策略（promoting strategy），主要是指企业以利用各种信息传播手段刺激消费者购买欲望，促进产品销售的方式来实现其营销目标，其中包括对同促销有关的广告、人员推销、营业推广、公共关系等可控因素的组合和运用。

二、服务营销

（一）服务营销概念

所谓服务营销，就是服务企业为了满足顾客对服务产品所带来的服务效用的需求，实现企业预定目标，通过采取一系列整合的营销策略而达成服务交易的商务活动的过程。服务营销是市场营销体系的一部分，服务营销是对市场营销学的发展、充实和延伸，其主要研究服务市场营销的普遍规律和策略技巧

服务营销（services marketing）于20世纪60年代兴起于西方，缘于服务业的迅猛发展和产品营销中服务日益成为焦点。1977年肖斯塔科提出“服务营销”概念，提出服务产品和实物产品在生产和消费过程中存在较大的差异，服务营销才从市场营销中独立出来。此后，营销学界对服务营销的研究不断深入，并推动服务营销逐渐发展为营销理论体系中的重要分支。服务营销的发展可以分为三个阶段：第一阶段（20世纪60～70年代）：脱胎阶段，是服务营销刚从市场营销学中分离来的时期。研究侧重于服务的特征、服务与实体产品的区别、服务营销与市场营销学研究角度的差异。第二阶段（20世纪80～90年代）：理论发展阶段，服务营销的理论范式基本形成。期间服务营销理论的进展主要得益于两大流派，学界称之为北欧学派和北美学派，都是服务业最发达的地区，彰显了服务营销中理论和实践的密切关系。第三阶段（20世纪90年代至今）：成熟阶段，服务营销学科体系基本完善，对企业服务竞争的指导作用也日趋呈现。

（二）服务营销与市场营销的区别

服务营销与市场营销有着十分密切的联系，服务营销的理论基础和结构框架都是从市

场营销中派生出来的，但服务营销与市场营销有诸多不同点，主要表现在：

1. 研究对象不同　服务营销主要以服务为研究对象，而市场营销一般以有形产品为研究对象。

2. 产品概念不同　服务营销强调人是服务产品的构成要素，因为服务产品的生产过程也是消费者参与的过程，是服务提供者和服务对象密切接触的过程，服务效果的好坏不仅取决于服务提供者的素质，而且也与顾客的行为密切相关。因此，服务营销学必须加强顾客对生产过程参与状况的研究，市场营销强调的是以顾客为中心，满足消费者需求，而不涉及对顾客的管理内容。另外，服务营销重视内部员工的管理，而市场营销中，人员只是产品交易行为的承担者，不构成产品本身。

3. 有形展示不同　服务产品具有无形性，有形展示策略是服务营销的重要手段。

4. 质量标准和质量控制不同　服务的质量很难像有形产品一样具有统一的质量标准，很大程度上取决于顾客的感知状况，顾客感知不仅受到服务结果的影响，还受到服务过程的影响，因而要研究服务质量的过程控制。

5. 渠道策略和时间因素不同　服务基本不涉及物流环节，主要是服务选址和服务网络设计。服务生产和消费的同步性使服务的供需不平衡成为常态化。

6. 地位和职能部门不同　市场营销活动主要由企业的营销部门负责。服务营销贯穿服务全过程，无法由营销部门单独完成，必须依靠各个职能部的协同努力。

三、健康服务营销

（一）健康服务营销概念

健康服务营销，是指在健康服务市场环境中，以健康服务为产品，以满足个体或群体的健康需求为目的，通过与他人交换健康服务来满足其需求和欲望，同时实现健康服务组织目标的一系列整体活动。

（二）健康服务营销的特性

健康服务营销在遵循一般营销规律的同时又有自身的特殊性。

1. 健康服务产品的特殊性　正如本书第二章所述，健康服务产品具有无形性、不可分割性、差异性、易损性和时间性五方面特性。健康服务是一种无形的服务产品，很难通过陈列、展示等形式直接激发消费者的购买欲或供消费者检查、比较、评价。健康消费者只有通过亲自参与服务过程，才能对服务医生根据其相关健康信息做出的个人健康维护计划和健康指导做出质量及效果判断。健康服务质量不仅取决于服务提供者的专业素质和技术，还与服务的过程、时间、地点、提供方式等变化有关。所以，健康服务质量的差异性，使客户忠诚度减弱，给营销工作带来一些困难。服务的易损性和时间性，也使医生向不同消费者提供的服务和效果，可能因等待或服务需求的波动而受到影响。因此，在健康服务过程中尽可能地采用一些标准化手段，如应用有权威性的管理软件和分析软件，帮助医生正确制定客户健康服务目标，弥补人为分析的失误，避免因失误造成客户损失。

2. 健康服务人员的专业性　健康服务内涵丰富而复杂，产品涉及预防医学、临床医学、行为医学、心理学、营养学和其他相关学科的理论和方法。这要求健康服务人员需具备国家认证的健康管理师和医生的专业资格，能提供解决问题的指导性意见，具有高度的专业化水平。所以，健康服务人员在健康信息提供和健康促进服务过程中，不能仅注重营销技巧的提升，更应该体现其专业知识水平和技能，以满足客户的差异化健康需求。

3. 健康服务方式的多样性　健康服务涉及医疗卫生服务、健康管理与促进服务、健康保险和保障服务、健身养生服务、中医药健康服务等方方面面，而每一方面，其服务的内容和管理策略也有不同，服务方式具有多元化特征。例如健康管理与促进服务中，除通常的健康调查与监测、健康评估、健康干预等健康管理服务形式外，还有对团体单位提供团体检查、医疗保健讲座、制定健康管理建议等服务，为满足社会不同需求的VIP健康管理高端服务、会员制服务、贵宾专用绿色通道、心理咨询与治疗等。广告、人员销售、健康出版物、互联网、热线电话、手机短信等方式也为客户服务提供了更为方便的渠道。

4. 健康服务营销过程的信息不对称性　健康服务机构作为健康产品的提供者，对服务的内容拥有充分的信息。而健康服务专业的复杂性使健康消费者没有足够的医学知识和信息来做出自己的消费选择，无法判断自己是否需要或应该获得何种健康服务，对所获得的服务质量和价格也无法把握，供需双方明显的信息不对称使得健康消费需求始终处于被动状态。

第二节　健康服务营销组合策略

随着市场机制在健康服务中的作用逐渐被人们认识，健康服务机构的竞争也日益激烈。为占领市场或扩大市场份额，健康服务机构也须采取一定的营销策略。与有形产品的营销一样，健康服务营销工作的重点同样是采用正确的营销组合策略，满足目标市场顾客的需求，占领目标市场。

所谓健康服务营销组合是指健康服务机构为了进占目标市场，针对目标市场的客户群健康需求、自身的经营能力和市场竞争等因素制定的综合营销手段。但是，健康服务及服务市场具有若干特殊性，从而决定了健康服务营销组合策略的特殊性。在制定服务营销组合策略的过程中，学者们又根据外部营销环境的变化在传统的4P组合基础上又增加了3P，即人员（people）、有形展示（physical evidence）和过程管理（process management）。

一、健康服务人员策略

成功服务营销的关键在于人。健康服务机构提供服务的特殊性，其运作高度依赖于人的因素。人在服务的过程中充当了双重的角色，既是服务的主体——生产者和销售者，又是服务的客体——消费者。一方面，服务企业对内可以开展内部营销，即通过为员工提供合适的能满足其需要的工作来吸引、激励和开发员工；另一方面，对外开展外部营销，把内部营销和外部营销有机地结合起来，取得最好的营销效果。

（一）内部营销

作为服务主体的服务人员，在顾客看来，他们是服务中重要的参考因素，消费者总是将他们与服务联系在一起来理解。顾客购买服务，实际上是“买”人。服务企业员工的素质直接影响服务的质量，进而影响服务的效率。为了成功地实行服务营销，服务企业首先必须进行成功的内部营销，这同外部营销一样重要。

1. 内部营销的含义与内容　内部营销是指企业针对雇员构成的内部市场，开展一系列积极的、协同的、营销式的活动，以调动员工的工作热情，促使其树立强烈的服务意识和顾客导向思想，确保企业整体营销的高效性。

内部营销的宗旨是把员工当做顾客看待，通过向员工提供让其满意的“工作产品”，吸

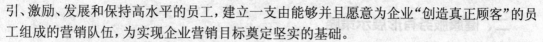

引、激励、发展和保持高水平的员工，建立一支由能够并且愿意为企业“创造真正顾客”的员工组成的营销队伍，为实现企业营销目标奠定坚实的基础。

内部营销的目标人群是企业的管理层和所谓的“兼职营销者”。前者包括高层管理部门以及中级管理和监督人员；后者包括与顾客发生接触的一线人员和从事支持性工作的企业员工，如技术服务人员、送货人员等。

内部营销包括两个方面：态度管理与沟通管理。态度管理是内部营销的主要部分，它是对雇员的态度及其有关顾客意识与服务意识的动机进行管理，这是一个持续不断的过程；沟通管理旨在确保企业内部信息畅通，使管理人员、一线服务人员和二线支持性人员能够取得完成各自职责所必需的信息，并能把各自的需要、要求和观点等传达出来，这通常是一个断续的过程。真正成功的内部营销过程是将态度管理和沟通管理结合起来，前者施加影响，后者提供支持，才能使内部营销成为不断发展的永续过程。

2. 内部营销的实施对策　为成功地开展内部营销活动，在实际操作中，服务企业要注意以下要点。

(1) 争聘优秀人才。具有服务导向并受过良好训练的员工，远比原料和技术珍贵。聘用尽可能优秀的人才来实施服务是服务营销中的关键。服务企业的高层主管要有勇气参与到争取优秀职员的竞争中；要像产品营销人员那样思考问题，瞄准高目标，利用多种渠道，网罗人才，并对人才进行适宜的“工作定位”。

(2) 推行规范化服务，对服务人员的外表、态度、行为进行规范，包括语言规范化、接待程序规范化、卫生制度规范化、着装规范化、质量标准规范化等。

(3) 关心员工的个人需求，吸引并留住员工。员工需要工作动力，必须不断了解内部员工的需要变化，关心他们的个人发展，向员工提供一种清晰的、值得去追求的视觉感受是十分重要的。

(4) 对员工进行有效培训。培训的目的是使企业员工明确服务战略、营销活动的性质和范围以及作为成员的双重责任（既懂专业又通营销），强化有利于实现战略目标的态度，提高雇员的沟通、推销和服务技能。

(5) 强调集体协作。人们大多希望和群体保持一致，并为之作出贡献，而集体工作往往能鼓舞斗志，增强活力。实践证明，集体协作能够加强内部服务，倡导集体协作是对外提供优质服务的关键。

(6) 适当放权，给员工以自由发挥的余地。统治性的管理只会削弱员工对管理者的信任，限制他们个人的自由发展。服务组织中的适当分权管理往往是必不可少的，员工只有拥有适当自由发挥的余地，才能向顾客提供创造性服务。

(7) 建立高效的绩效评估系统和奖励系统，强化竞争机制，教育和激励员工不断提高服务质量。

（二）外部营销

作为服务客体的消费者，是服务过程的另一重要组成部分，对他们必须开展外部营销。一方面，服务质量的好坏直接取决于顾客消费服务时的心境及顾客对服务的评价，因此，对顾客的需求特点、行为模式等必须进行认真分析；另一方面，服务的无形性使顾客对服务产品质量的认知受其他顾客的影响极大，不仅有来自其他顾客舆论的影响，也有来自服务场景中不同顾客之间无形的相关作用的影响，如服务场景中一些不受欢迎的顾客的出现也许会令其他许多顾客望而却步。顾客及顾客之间关系的管理是外部营销的一项重要工作。

二、健康服务有形展示策略

（一）有形展示的含义

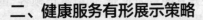

服务产品具有无形性的特征，如何使这种看不见又摸不着的产品尽可能地有形化，以便顾客感知到并获得一个初步的印象，是市场营销学者研究的一个重要问题。环境心理理论认为，顾客利用感官对有形物体的感知及由此所获得的印象，将间接影响到顾客对服务产品质量及服务企业形象的认识和评价。消费者在购买和享用用服务之前，可以看到服务工具、改施、人员、信息资料、价目表及其他顾客等，这些有形物都会成为顾客了解无形服务的线索，顾客会根据这些可以感知到的有形物体所提供的信息对服务产品做出判断。服务市场营销学者不仅将环境视为支持及反映服务产品质量的有形实证，而且将有形展示的内容由环境扩展至包括所有用于帮助生产服务和包装服务的一切实体产品和设施。在服务市场营销管理的范畴内，一切可传达服务特色与优点的有形组成部分都被称为“有形展示”。

（二）有形展示的类型

从不同的角度划分，有形展示可分成不同的类型。美国著名的营销学家贝里和潘拉索拉曼认为：服务企业的有形展示可分为实体环境、信息沟通和价格三种要素类型。三者之间并非完全排斥，而是有所交叉。

1. 实体环境　实体环境包括周围因素、设计因素和社会因素。

（1）周围因素：指空气的质量、噪声、气氛、整洁度等。周围环境通常被顾客视为构成服务产品内涵的必要组成部分，消费者通常假定周围因素应该是很好的，因此，格外地兴奋和惊喜，但是，如果它们达不到顾客的期望，就会削弱顾客对服务的信心，因此环境因素对服务的影响是中性或消极的。

（2）设计因素：这类因素比周围因素更易引起顾客的注意，通常被用于改善服务产品的包装，使服务的功能更加突出，场景更加赏心悦目，以促使顾客产生购买服务的欲望。设计性因素具体又包括美学因素（如建筑风格、色彩等）和功能因素（如陈设、标志等）两类。

（3）社会因素：是指在服务场所内一切参与影响服务产品生产的人，包括服务企业的员工和其他同时出现的各类人员。他们的人数、言行举止、仪表等皆可影响顾客对服务的质量的期望与判断。

2. 信息沟通　信息沟通是另一种服务展示形式，这些沟通信息来自企业本身以及其他引人注意的地方；他们通过多媒体传播展示服务的效果。从赞扬性的评论到广告，从顾客口头传播到企业标记，这些不同的沟通形式均传送了有关服务的线索。它们可能强化企业的营销策略，也可能让企业事与愿违。

3. 价格　与物质环境、信息沟通一样，价格也传递着有关服务的线索。价格能展示空洞的服务，也能标识不凡的效果；它能表达对顾客利益的关心，也能让人觉得像漠不关心。制定正确的价格不仅仅是吸引货币的问题，它也能传送适当的信息，服务企业应对此给予重视。

（三）有形展示的管理

服务企业要克服服务的不可感知性带来的营销难题，采用有形展示策略，可考虑从两个方面着手：一是使服务的内涵尽可能地附着在某个（些）实物上，使服务有形化；二是使服务易于在心理上进行把握。为了使服务更容易地为顾客所把握，服务企业要遵循以下两个基本原则。

1. 把服务同易于让顾客接受的有形物体联系起来，同时注意，使用的有形物体必须是顾客视为重要的，并要确保这些有形物体所暗示的承诺能在服务消费过程中兑现。

2. 把重点放在发展和维护企业同顾客的关系上。使用有形展示的最终目的是建立企业同顾客之间的长久关系。服务业的顾客，通常都被鼓励去寻找和认同服务企业中的某个人或某群人，而不只是认同于服务本身，即服务领域强调以人表示服务。服务提供者直接与顾客打交道，不仅其仪态、言行影响着对服务质量的认知和评价，他们之间的关系也将直接决定着顾客同整个企业关系的融洽程度。因此，塑造团结协作、积极向上的环境氛围对于服务营销的成功也是极为重要的。

三、健康服务过程管理策略

顾客所获得的利益与满足，不但来自服务本身，同时也来自服务的递送过程。研究表明，较好的服务系统运作方式可以促使服务企业在管理方面产生较大的营销杠杆作用和促销优势。显然，顺利进行的服务有利于产生竞争优势，尤其是在各种服务产品之间差异性很小的情况下。所谓“作业”，是指通过某种手段将资源投入，经由合并、重塑、转化或分割等方式，而引导出有用的产出（产品与服务）。服务业的过程管理实际上就是作业管理，它包括规划、组织与控制这些资源的转化过程，其最终目的是提高服务作业效率，增加顾客满意度。

服务作业系统可按多种方式进行分类，如按服务业的过程形态可分为线性作业、订单生产和间歇性作业；按服务制造过程中与顾客接触的程度，可分为高接触度作业与低接触度作业等。这些分类有助于揭示服务过程中的作业顺序，便于服务的规划和控制。服务企业营销者为了更好地了解服务递送过程，可考虑制作服务系统的流程图表，并将服务过程中与顾客的互动顺序也予以流程化，以发现可能存在的“瓶颈”，及时采取根治措施。

尽管统计资料显示，服务业的生产率比制造业的生产率低，提高得也慢，一些学者仍提出了若干改进服务业生产率，进而提高服务业作业效率的措施。这些措施包括：

1. 狠抓员工的招聘、考核、培训和激励工作，使之技术更精良、顾客意识更强烈、更善于处理棘手问题。

2. 尽量应用先进科技手段，实行系统化管理。

3. 设计一套更有效的新型服务，来消除或减少对低效率服务的需求。

4. 改变顾客与服务提供者之间的互动性，争取并保持顾客在生产过程中的合作与配合。

5. 合理调节供求，实质保持均衡。①加强对服务需求的管理，可采取的措施有：实行高、低峰期的差别定价策略，以抑制或刺激需求；发展非高峰期的服务，刺激需求；提供辅助性的服务，以留住高峰期处于等候中的顾客；实行预约制度，及时了解需求情况，并对高、低峰的需求进行综合平衡。②加强对服务供给的管理，主要措施有：增强顾客的参与程度；雇佣临时支援，增加高峰期的服务供给量；加强对现有员工的交叉训练，使其一专多能，发挥更高效用；通过采取简化服务递送方式、做好事先预备工作和用科技取代人力等手段，提高服务供给的速度。

四、健康服务产品策略

（一）服务产品概念

服务产品与有形产品大不相同，它是服务人员同顾客共同作用的结果，顾客购买服务的过程实质上是感知服务的过程，这种感知具有很大的伸缩性，这意味着企业提供的出售物同顾客所感知到的服务产品可能是两码事。消费者很难对服务的质量进行客观性的界定，许多消费者通过将所提供的服务与自己的心理预期进行比较来做出判断。健康服务企业为了提供能够更好地满足消费者需求的健康服务产品，必须从以下几个层次去理解“服务产品”的概念，如顾客利益、基本服务组合和服务递送体系。

1. 顾客利益　顾客在购买服务的过程中，所追求的并非服务本身，而是服务能给自己带来的真实利益。由于顾客很难对服务产品的质量进行有效的界定，他们对服务的评价往往是建立在对服务的心理预期的基础上的，服务企业必须关注顾客对服务产品的心理预期，即顾客期望服务产品能带给他们的利益是什么等问题。这是理解服务产品概念的基础。

2. 基本服务组合　指能够满足顾客或目标市场需求的一系列无形和有形的服务要素的集合，它是服务概念的具体体现。服务产品的独特性，使服务企业向顾客提供服务带来了困难，也给顾客认清服务带来了困难。为了更好地满足顾客的需求，企业必须把服务产品用有效的服务要素进行适当的组合。基本服务组合所包含的要素中，有些是企业可以控制的，有些则是企业不可控制的，企业营销管理部门必须努力控制那些构成服务产品的各种要素，使之达到既定的服务规范和服务标准。

如同产品的整体概念一样，服务产品作为一个整体也包括三个方面的内容：核心服务、便利服务和辅助服务。核心服务指健康服务机构为消费者提供的服务产品的最基本效用，如医院提供的诊疗服务等。为配合、方便核心服务的使用而提供的服务称为便利服务，如医疗机构的挂号服务。一般地，离开了这些服务，顾客使用核心服务会有很大的不便。辅助服务的作用是增加服务的价值或使企业的服务同其他竞争者的服务区别开来，它常被企业作为差异化营销战略而使用。

3. 服务递送体系　基本服务组合只是揭示了服务产品的技术层面，而服务的生产、传递过程、顾客对服务的感知过程也是服务产品的重要组成部分。服务递送体系指服务产品生产和消费的全过程，它具体包括以下三个要素。

一是服务的易接近性，即顾客能否较容易地接触、购买和使用服务。它取决于服务人员的数量和技术、办公时间及地点、办公室或柜台的摆设、顾客的数量与知识水平等因素。

二是顾客与企业的交换过程。服务的不可分离性和服务的不可储存性，决定了顾客在购买、消费服务的过程中不仅要同服务人员打交道，还要了解和熟悉企业的经营管理制度和运作程序，有时，还要使用某些技术设施或资源，甚至同其他顾客进行交流等，所有这些都将对顾客感知企业服务产生最大影响。如果顾客认为这些过程过于烦琐和复杂，或者在这个过程中没受到友好的对待，则他很难对企业的服务效果满意。

三是顾客参与。由于服务产品的生产和消费同时进行，顾客直接参与服务产品的生产过程，并影响到他们对服务产品的认知。如何使顾客更加愿意参与服务生产或配合服务人员的工作，对提高服务产品的质量具有重要的作用。

（二）服务产品的开发策略

与营销实物产品一样，服务产品的开发和规划对服务企业营销人员也十分重要。服务企业的营销管理人员也要考虑和服务产品相关的商标、包装、担保等。当然，服务产品的特殊性决定了服务企业管理者在设计服务产品时有特殊的策略。

1. 尽量使服务产品有形化　由于服务产品的无形性，使得消费者很难通过实体的方法来理解、评价服务，而且也使得营销人员难以直观地感受到这一服务产品的开发过程，为此，必须尽量使服务有形化。另外，由于服务产品的无形性，品牌的作用就显得特别突出，它有助于为顾客提供一种有形的线索来识别企业的特定服务，人们可以凭借品牌来鉴别一项服务的质量和可靠性，将无形的服务有形化；同时，品牌也有助于使企业的服务与其他同类服务区分开来，建立其服务差异优势。如现在很多连锁健康管理机构非常注重企业品牌和文化的建设。

2. 尽量使服务产品标准化　由于服务的对象和环境不尽相同，服务产品本身也随之不断地变化，这就加重了服务产品开发和规范化的困难。如果服务企业能将自己提供的服务标准化，则这种服务就比较容易开发，而且成本也能降低，如很多体检机构在一定程度上实行体检产品标准化。而对于服务对象经常变化的业务，可以通过调整“服务的要素组合”改变服务的质量，从而满足不同的顾客需求。如目前很多个性化健康管理服务，就是根据顾客的不同需求提供不同的服务。

健康服务机构必须根据消费者不断变化的需求、机构的技术能力和市场竞争等因素来开发和组合健康产品，否则难以在市场竞争中求得生存。服务机构利用先进的医学技术成果开发新产品来满足客户新的需求；也可以借鉴国内外成熟的技术和产品，进行改良，在本地区推广，或对原有的产品特点和内容进行改进，赋予老产品新的特点。健康服务产品与其他有形的产品不同，它主要是依靠高超的技术来提高服务的质量、参与竞争。包括硬技术、软技术和复合技术。硬技术是通过提高服务设备和仪器的档次等，来促进质量的提高，这是当前许多健康服务机构主要采取的产品策略。软技术是指精心设计服务操作体系，招募优秀的健康服务人员，或通过培训等措施提高服务人员的基本素质。软硬技术都较为片面，健康服务机构应将硬技术和软技术组合起来形成复合技术，来满足客户多样化需求，增加企业经营的稳定性。

五、健康服务定价策略

健康服务产品的定价策略同有形产品的定价策略没有本质上的差别，健康服务企业在制定产品的价格时也必须考虑定价目标、成本、供给、需求、竞争等基本因素，除此之外，健康服务产品的独特性，决定了健康服务企业的价格决策必然具有不同于一般企业的特点，这主要表现在以下几个方面。

1. 服务的无形性使服务产品的定价困难。顾客在购买服务产品时，往往难以客观、准确地检查其品质，再加上很多服务产品是针对各类顾客的不同需求，对服务内容做适当的增减，使得顾客只能猜测服务产品的大概特色，然后同价格进行比较，但对结论缺乏准确信息，这就决定了服务产品的定价区间要大于有形产品的定价区间，服务企业的价格政策更能体现灵活性。从定价方法上看，服务企业也多倾向于采用顾客导向定价方法，而较少采用实物产品通用的成本导向定价法。

2. 服务的异质性可以为企业选择目标市场和制定价格战略提供决策依据。一般地，越是独特的服务，卖方越可以自行决定价格，只要买方愿意接受。在此情况下，价格往往被当作质量的代指标，而提供服务的个人或企业的声誉，则可能成为影响价格的重要因素。另外，各种服务之间没有统一的质量标准做比较，往往是顾客要求越多，其得到的也就越多，而价格则没有变化。这容易促成顾客对某企业的偏爱，从而为服务企业的市场定位提供重要参考。

3. 服务的不可分离性使得服务受地理和时间因素的限制较大，顾客只能在一定的时间和区域内才能接受到服务。这种限制不仅加剧了服务企业之间的竞争，而且直接影响其定价水平。

4. 服务的不可储存性以及由此引起的较大需求波动，往往会引发不同的服务价格层次，服务企业为了充分利用剩余的生产能力，可采用差异化的定价策略来调节需求高低峰，使服务的供给和需求达到较好的平衡。

价格策略是健康服务产品营销组合中极为重要的因素。健康服务广，成功的定价直接关系到健康服务机构的收入业绩和利润。许多机构为保证自己在市场体系中的地位，常常尽可能地降低成本费用，利用低价作为主要竞争手段。因在同一地区，有数个同一类别的健康服务机构，在服务质量差别不大的情况下，顾客往往会首先选择服务价格较低者。但长期保持低价可能会造成健康机构没有利润或亏损，进而影响服务质量。所以，可以通过对不同等级的医疗服务机构定价的区别，来鼓励顾客到基层健康服务机构就诊，接受健康服务。

六、健康服务分销策略

由于服务的不可分离性和异质性等特征，使服务营销的分销渠道比有形产品简单。一般认为，服务销售以直销最普遍。因此，与实物产品的营销企业相比，服务营销企业不太关心运输、仓储、存货等问题。同时，与消费者直接联系的优势在于服务人员能从顾客身上获得直接、详细的反馈信息，有利于使服务更具个性化，以更好地满足特定的市场需求。

近年来，随着经济的发展和流通的扩大，对于那些能够采用标准化的服务企业，分销渠道开始包括一个或一个以上的中介机构。尽管中介机构所执行的各种功能没有一致性，服务企业在市场上有两种主要的分销渠道可供选择却是事实。这两种渠道便是直销和经由中介机构销售。另外，特许经营则是服务营销中营销中介运用的最大变革，它不仅涵盖了广阔的服务业范围，而且使服务业突破了地区的限制，使全球性的服务业得到了迅速发展。

虽然与实物产品的营销企业相比，服务营销企业不太关心运输、仓储、存货等问题，但是因为服务不能储存，服务营销企业却比实物产品营销企业更注意供货（即提供服务）的时间和地点。不论以什么渠道类型去争取顾客，选择服务地点对服务营销企业都是十分重要的。除了一些与服务地点相对无关的行业（如广告代理、公用事业等）之外，许多服务也需要选准位置，提供集中服务。

七、健康服务促销策略

健康服务的无形性、异质性等特征决定了顾客很难评估一项服务的优劣，也不易对促销的服务产品形成印象，加上经营规模、可用促销方式以及道德等因素对服务业的限制，使得服务促销比产品促销困难得多。健康服务企业的主要促销手段是：广告、人员推销和公共关系。

（一）广告

服务广告要努力实现将无形服务有形化，消除顾客的不确定心理。服务企业在利用广告促销方式时，应遵循以下指导性原则：

1. 广告信息应能够明确、恰当地表达服务产品的内涵。

2. 在充分了解顾客需求的基础上，多强调服务给顾客带来的利益满足，少强调技术细节，争取广告取得最佳效果。

3. 承诺必须兑现。广告中关于服务能给消费带来的利益的承诺必须务实，必须是顾客

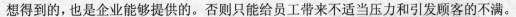

想得到的，也是企业能够提供的。否则只能给员工带来不适当压力和引发顾客的不满。

4. 将员工视做广告对象之一。服务业的广告主不仅要懂得如何激励顾客购买，而且还要懂得如何更好激励自己的员工去表现。

5. 诱导顾客更好地与服务生产人员合作完成服务过程。

6. 注意广告的连续性。服务企业可以通过在广告中持续不断地使用主题词、造型、象征等手法加深受众的印象，减少服务的无形性和差异性缺憾。

7. 利用顾客之间的“口碑”方式传播，即“让大家告诉大家”，让意见领袖影响意见接受者。

8. 突出服务的安全性，解除顾客购买后的疑虑。

（二）人员推销

服务企业在运用人员推销方式时应注意以下原则：

1. 发展与顾客的个人关系。服务企业员工与顾客之间的良好个人接触，可以使双方相互满足，而且可以取得较好的长期效应。

2. 采取专业化导向，让顾客相信本企业有提供预期服务结果的能力。

3. 利用间接销售形式争取顾客，通过参照群体、意见领袖等渠道影响顾客的选择过程。

4. 以推销人员的魅力和销售技巧建立并维持有利的企业形象。

5. 销售多种服务而不是单项服务。例如，服务企业推销员可以围绕核心服务提供多项辅助服务，这将有利于增大买卖双方的利益。

6. 简化顾客购买过程，尽量减少向顾客提出的要求，以提高他们的满意度。

（三）公共关系

公共关系是为了树立和维护服务企业良好形象而采用各种交际技巧，提高企业的知名度。主要的公关手段有：媒介宣传、企业宣传资料、邀请顾客参观、与相关社团建立密切关系等。

在健康管理服务营销中，促销策略起着非常重要的作用。尤其当各家机构提供的产品差别甚微，高明的促销将会取得竞争的主动权。健康服务机构通常通过广告、公关、人员促销等沟通活动，为自己的服务创造虚设的附属性，以树立机构在顾客心目中良好的形象，达到事半功倍的效果。比如根据目标市场消费者习惯和特征、产品和各种媒体的特性，选择广告媒体。利用报纸、杂志、电视等形式作为健康服务的广告媒体；通过新闻宣传、事件创造、公益活动、书刊资料、试听资料和电话等公关工具的运用，建立与公众的良好关系并获取信赖和支持。人员促销在营销活动中也起着不可替代的作用，健康服务机构通过健康服务人员与客户的接触、互惠式的沟通与履行诺言，不仅可以了解潜在客户的购买意图和态度，为客户提供个性化服务，宣传或销售健康产品，而且还可以与顾客建立并保持长期的关系，使顾客成为忠诚消费者，以取得企业持久的竞争优势。

第三节 健康服务营销管理

要实现健康服务营销的目的，需要通过健康服务营销管理加以实现。所谓健康服务营销管理是指健康服务机构为创造、建立和保持机构与目标市场之间的有效交换和互利关系，而对营销方案的分析、设计、执行和控制。具体的管理过程包括营销环境分析、选择目标市场、确定健康服务营销战略、设计营销组合方案和组织实施营销活动。

一、健康服务营销环境分析

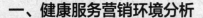

市场营销活动既要受自身条件的制约，也要受外部环境的制约，健康服务组织需要根据环境的实际状况和发展变化趋势，利用市场机会，调整营销策略，扬长避短，确保在竞争中的优势。

所谓健康服务营销环境，主要是指影响和制约健康服务提供者营销决策的各种内外部因素的集合，既包括各种不可控的宏观环境，也包括与健康服务组织密切相关的微观环境。

（一）服务营销的宏观环境

宏观环境主要包括人口、经济、自然、政治和法律、社会文化和科学技术等环境因素。

1. 人口环境　主要包括人口数量、结构、分布、流动等统计因素。由于市场是由有购买欲望同时又有支付能力的人构成的，人口因素会对健康服务市场产生至关重要的影响。在一定经济条件下，人口规模和增长速度决定着健康服务市场容量的大小，直接影响健康服务业的规模；人口年龄性别结构往往决定着健康服务需求结构；不同地区的人口，其健康消费习惯及需求的内容和数量也存在差异，所以人口的地理分布和人口流动也对健康服务市场产生至关重要的影响。

2. 经济环境　一般是指影响健康服务机构营销方式与规模的经济因素，主要包括经济发展状况、消费者收入与支出状况等。我国改革开放以来经济快速持续稳定的增长为健康服务业创造了有利的条件。随着经济的发展，我国居民的可支配收入也有了较高的增长，收入的变化直接影响支出模式的改变。随着我国经济社会发展和居民收入的增加，人们对健康的重视程度也越来越高，健康服务需求也呈现出多样性和多层次性。

3. 政治法律环境　由制约和影响社会上各种组织和个人的政策法律、政治体制、政府机构等组成。政治环境主要是指党和政府的路线、方针和政策，他们的制定和调整将对整个健康产业和健康服务需求产生巨大影响。现阶段为了支持、鼓励和规范健康服务产业的发展，全国性和地方性的健康服务与管理政策陆续出台。2013年9月28日，国务院发布《关于促进健康服务业发展的若干意见》（国发[2013]40号），对进一步鼓励、支持和规范健康产业和管理的发展起到了巨大的支持作用。法律是由国家制定或认可，并以国家强制力保证实施的行为规范的总和。新中国成立以来，尤其是改革开放以来，我国卫生法制建设取得了重要进展，以相关法律为核心，以行政法规、部门规章和地方性法规为主体，与相关法律法规相衔接的卫生法律法规体系已经初步形成，为规范和指导健康服务行为、保障公民的生命健康发挥了重要的作用。

4. 社会文化环境　主要指一个国家或地区的民族特征、价值观念、生活方式、风俗习惯、宗教信仰、伦理道德等的总和，是在一定文明基础上的特定社会群体的情感模式、思维模式和行为模式，是影响人们的消费需求、欲望、行为的基本因素之一。随着人民生活水平的提高、新的健康理念的形成，人们的保健意识越来越强烈，更加关注健康的生活方式。人们也逐渐改变有病才去医院的传统观念，健康服务也从治病向预防保健服务转变，这也加速了健康服务业的发展。

5. 科学技术环境　科学技术是第一生产力，在现代生产中发挥着越来越重要的作用。新技术的应用会引起企业市场营销策略的变化，也会引起企业经营管理的变化，甚至还会改变消费者的购物习惯。随着科技的发展，越来越多的新兴技术在健康服务中得以运用，医疗设备不断更新，医学技术不断提高，信息技术不断发展，使得健康服务提供者不断开创

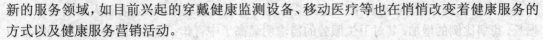

新的服务领域，如目前兴起的穿戴健康监测设备、移动医疗等也在悄悄改变着健康服务的方式以及健康服务营销活动。

（二）营销的微观环境

健康服务营销的微观环境主要包括内部微观环境和外部微观环境。其中内部微观环境主要是指健康服务机构自身各方面，如资金、设备、员工素质、职能部门的设置、人员配备及管理者与被管理者、各职能部门之间工作的协调状况等方面。外部微观环境主要有竞争者、需求者或者公众等。

1. 竞争者　健康服务机构只要参与市场营销就会遇到竞争，在竞争性的市场上，任何一个组织都有竞争者。现有的竞争者分为直接竞争者和间接竞争者。直接竞争者是指健康服务规模、技术能力、品牌地位、经营模式、管理水平等基础条件相当且处于相同市场区域的同类机构。间接竞争者是指基础条件存在差异或者生产替代健康服务产品的组织。随着国家《关于促进健康服务业发展的若干意见》的出台，我国健康服务业必然迎来快速发展的良机，各类健康服务机构的出现和发展必然带来相互之间的竞争。健康服务组织要获得成功，必须加强对竞争者的研究，知己知彼，才能在顾客心目中确立有利的地位，获取战略优势。

2. 需求者　又称为顾客，是健康服务组织的市场目标，是健康服务的对象。顾客对健康服务营销的影响程度远远超过前述的环境因素。顾客是市场的主体，任何健康服务组织的服务，只有得到了顾客的认可，才能赢得这个市场，现代营销强调把满足顾客需要作为企业营销管理的核心。

3. 公众　是指对健康服务组织实现营销目标的能力有实际或潜在利害关系和影响力的团体或个人。公众一般可分为政府公众、媒介公众、群众团体、当地公众、内部公众和一般公众。健康服务组织面对广大公众的态度，会协助或妨碍健康服务组织营销活动的正常开展。所有健康服务机构都必须采取积极措施，树立良好的组织形象，力求保持和主要公众之间的良好关系。

二、市场细分与目标市场选择

健康服务市场是多层次、多元化的，不同的人对健康服务的需求是不尽相同的。健康服务机构应该区分它能够为之提供有效服务的最具吸引力的细分市场，扬长避短。

（一）市场细分

健康服务市场细分是指健康服务机构根据消费者的需求特点、购买行为的差异性，将具有不同健康消费需求和消费动机的消费群体，加以归类并细分为若干个不同的客户群，每个具有同类需求倾向的客户群是一个细分市场。健康消费者的需求多种多样，任何一个健康服务机构、任一种产品都不可能满足所有消费者需求，只有选择最适合自己的市场领域，才能在竞争环境中取胜。因此，健康服务营销首要问题就是借助市场细分选择目标市场，发掘市场机会，准确企业定位，有针对性地制定营销策略。

健康消费者对健康服务需求的差异是市场细分的依据。消费者本身以及其所处的社会环境、经济状况、购买动机和购买方式都会影响健康消费者的需求。因此健康服务市场细分应考虑以下因素：

1. 人口和社会经济因素　这一因素是指根据人口统计变量将目标群体分成特征更趋一致的群体，营销目标群体的年龄、性别、家庭规模、家庭类型、收入、职业、教育程度、种族和民族等因素都会对其本身的健康需求产生影响。如女性由于生理结构上的差异，有较高的身体不适比例，在健康消费中往往表现出极高的忠诚度和推荐度；老年人口随着年龄的增长，患病比例的增加，其对卫生服务的需求明显高于中青年；消费者的收入水平和财富积累、文化、传统、约定俗成的不同社会阶层等都影响和制约健康消费者的行为和选择偏好。

2. 心理因素　是指按照一般心理倾向来划分不同的群体，通常以社会阶层、生活方式及个性特征等变量对市场进行细分。每一个社会阶层的成员都具有类似的价值观和行为特征，阶层不同，偏好也不一样；生活方式是指人在活动、兴趣和意见上表现出的生活模式；个性是指个人独特的心里风格及特征，一般认为，人的个性必然反映在其市场行为上，因此它也是分析目标群体一个非常重要的细分变量。

3. 行为因素　根据消费者对行为的认知、态度和信念以及追求行为改变的利益等，将目标群体进行细分。比如消费者购买健康产品是理智动机还是惠顾动机，是维护健康利益还是追求时尚或显示自己的身价、满足自己的虚荣心等。

（二）目标市场选择

健康服务市场细分显示了健康服务机构所面临的市场机会，健康服务机构还要以此为基础发掘市场机会，寻找目标市场。

目标市场（target market）是健康服务机构从若干个同质的小市场中选出来，合乎健康服务机构的服务能力并要进入的具体特定市场。目标市场选择就是通过评估细分市场，在诸多细分市场中选择最为合适的细分市场作为目标市场的过程。这一过程实质就是确定目标市场营销战略，决定相应的营销组合和基本的营销做法的过程。其战略一般有三种：

1. 无差异营销　健康服务组织不考虑细分市场的差异性，更多地考虑目标群体的共同需要，针对健康服务市场运用同一种营销策略。无差异营销有利于降低成本产生规模效益，得到最低的成本经济性。但是这种做法强调消费者的共同性，而忽视其差异性，难以满足不同层次、不同类型的目标群体的需求。

2. 差异营销　健康服务组织在市场细分的基础上选择若干细分市场作为其目标市场，针对不同目标市场的特点和差别，分别采用不同的营销组合。这种方法可以使消费者的不同需求得到充分的满足。但是差别营销的成本和营销难度都会增大。

3. 集中营销　是指健康服务组织选择一个或少数几个性质相近的细分市场作为营销目标，实行高度专业化的营销策略。这可以使有限的资源在一个较小的细分市场上获得最大的影响力。

三、设计营销组合方案

通过对目标市场的分析和选择，健康管理机构根据竞争者的产品在细分市场上所处的地位以及顾客对产品的某些属性的重视程度，塑造出本机构与众不同的鲜明特色或个性，并传递给目标顾客。

为实现这个目标营销部门必须针对自身的市场定位设计出正确的市场营销组合，针对目标人群设计不同的产品、价格、渠道、促销、人员、有形展示和过程管理策略组合，以满足目标客户不同需要。（具体内容参考第二节）

四、健康服务营销计划的制订与实施

（一）营销计划的制订

为了使健康服务机构的营销有效地为组织服务，必须制订更为具体的营销计划，使营

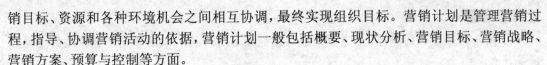

销目标、资源和各种环境机会之间相互协调，最终实现组织目标。营销计划是管理营销过程，指导、协调营销活动的依据，营销计划一般包括概要、现状分析、营销目标、营销战略、营销方案、预算与控制等方面。

1. 概要　主要是对营销目标和措施进行简要的概括说明，便于相关管理者对计划的迅速了解和掌握。

2. 现状分析　说明健康服务市场、产品、竞争和环境等相关背景，描述现状；分析健康服务组织的优势和劣势以及机会与威胁。

3. 营销目标　是健康组织营销计划的核心部分，一般包括市场占有率、经营额、净收益率、投资收益率等。

4. 营销战略　是说明实现营销目标的途径与手段，包括目标市场选择、市场定位、营销组合策略等。

5. 营销方案　战略必须具体化，即设计具体的实施步骤、活动程序和行动方案，要进一步从做什么、何时做、谁来做、什么时候完成、花费多少等方面全盘考虑实施营销战略的所有环节和内容。

6. 预算　说明执行计划所需的适量费用、用途和理由。

7. 控制　这是营销计划的最后部分，说明如何检查、落实计划的执行和进度，便于管理层进行有效监督，确保营销计划的完成。

（二）营销计划的实施

1. 制定行动方案　有效执行计划需要详细、具体的行动方案，已明确计划中的关键环境、措施和任务，把任务、责任分配到个人或团队。还要考虑日程安排，及每个行动确切的起始、完成时间。

2. 调整组织结构　在计划实施过程中，组织结构应与任务相一致，同自身特点、环境相适应。必须根据计划的需要，适时改变、完善组织结构。

3. 形成规章制度　要保证计划落在实处，就必须明确与计划有关的各环节，岗位、人员的责、权、利，明确要求与奖惩措施，并建立规章制度进行约束和管理。

4. 协调各种关系　为了有效实施营销计划的战略和计划，行动方案、组织结构、规章制度等因素必须协调一致，相互配合。

本章小结

市场营销是个人和集体通过创造、提供出售，并同别人自由交换产品和价值，来获得其所需所欲之物的社会过程。市场营销观念经历了生产观念、产品观念、推销观念、市场营销观念和社会营销观念，4P 理论是市场营销策略的基础。健康服务营销在遵循一般营销规律的同时又有自身的特殊性，包括健康服务产品的特殊性、服务人员的专业性、服务方式的多样性以及营销过程的信息不对称性等。为在竞争中占有优势，健康服务机构也必须采取一定的营销策略，除了传统的产品、地点、价格和促销策略外，还包括人员、有形展示和过程管理策略。健康服务营销管理是对营销方案的分析、设计、执行和控制的过程。具体的管理过程包括营销环境分析、选择目标市场、确定健康服务营销战略、设计营销组合方案和组织实施营销活动。

复习思考题

1. 结合健康服务的特性，思考健康服务营销组合与传统的市场营销组合存在的主要区别是什么。

2. 健康服务营销管理过程包括哪些内容？

案例分析

医院卫生间应该更卫生

“我每次到医院上厕所都是用脚开门，进去后尽量不去碰里面的任何东西。因为上厕所的什么人都有，有患传染病、皮肤病的病人，还有人在里面呕吐、咳嗽……”“广州的很多三甲医院的厕所连洗手液、干手机、擦手纸都没有，老人和小孩的体质本来就弱，被交叉感染的概率很大。”“很多医院的厕所卫生状况很差，我们去医院做尿检，都是在厕所里取样，不知道会不会有交叉感染的可能……”

2012 年 7 月 30 日广州某报报道多家医院厕所卫生状况，引起社会热议，市民、官员纷纷为报道叫好。该报记者根据读者提供的线索，对市区 14 家三甲医院及二甲医院进行明察暗访，发现市内多数医院厕所卫生状况不乐观，连洗手液、干手机等基本清洁设施都没有，甚至出现病人如厕被熏到呕吐的状况。记者从市内各大医院了解到，有些医院厕所之所以不卫生，投入问题是关键。不少医院表示，门诊量太大，患者及家属进进出出，对洗手液和卫生纸等消耗量很大，医院不愿意额外出这笔钱。而要把医院水龙头换成感应式，把马桶冲水换成脚踩式，也是一笔开销。此外，“对于这些硬件设施，卫生管理部门并没作硬性规定，医院何必自讨麻烦。”也有医院诉苦说，不放置洗手液、不装干手机并非怕花钱，而是有些患者素质不够高，根本不知道爱护这些设备，干手机动不动就被弄坏了，后来医院也很烦，干脆不用算了。有些人把洗手液弄得到处都是，既浪费，又给清理增加了难度。“实在是人太多，我们也心有余而力不足。”目前医院的物业基本都引入社会化管理，包括厕所保洁在内，具体由外聘的物业公司操作，医院方面每周对诊室和其他地方进行检查，如发现不足之处，可向物业公司进行反映并督促物业公司进行改正。为什么由专业的物业公司包办，仍是“卫生间不卫生”呢？业内人士指出，由于医院人流量大，洗手液等消耗量太大，医院不愿意增加额外开支，这是关键的因素。针对上述情况，广东省卫生厅副厅长廖新波表示，一个单位的厕所是其单位的名片，而医院的厕所更是细菌的集散地，清洁不当有可能发生交叉感染，因此需作为一项必需的日常管理工作来抓。廖新波认为，医院的厕所至少要达到一般公厕的标准，如干燥、无味。

思考：

结合本章有形展示策略内容，对上述现象进行分析。

（翟向明）

第十一章

医疗产业

学习目标

通过本章的学习，掌握医疗产业和产业化的内涵、医疗产业政府规制的内容；熟悉医疗服务市场的特殊性、医疗机构经营管理的目标；了解医疗服务需求和利用的基本知识、医疗产业管理包括的主要内容、影响医疗机构经营管理的因素和公立医院法人治理结构的框架及其权责划分。

学习重点

医疗产业和产业化的内涵；医疗产业政府规制的主要内容。

第一节 医疗市场

一、医疗服务需求

（一）基本概念

1. 需求　需求是指消费者在一定时期内在一定价格水平下愿意并能够购买的某种物品或服务的数量。

2. 医疗服务需求　医疗服务需求是指消费者在一定时间内、一定价格条件下，愿意且有能力购买的卫生服务及其数量。卫生服务需求是由卫生服务需要与消费者购买能力共同决定的。

（二）医疗服务需求的特点

1. 盲目性　医疗服务需求的盲目性主要包括两个方面，一是求医的盲目性，随着社会经济水平的提升，居民的生活条件越来越好，人们对健康也越来越关注。就医时的盲目性主要表现在盲目地选择就医的时机，以及盲目地选择就医地点。前者主要表现在没有必要的就诊或者有必要也不去就诊两个极端；后者主要表现在本该在社区解决的健康问题，患者选择去大医院解决或是本该在大医院解决的健康问题，患者选择去基层医疗机构解决。另一方面是用药的盲目性，无论是供需双方中的供方医务人员还是需方的求医者，都呈现出追求新药、贵药和洋药的倾向。这既浪费了紧缺的药物资源，也在一定程度上损害了人群的整体健康收益。

2. 被动性　在医疗服务需求产生的过程中，由于存在着信息缺乏，消费者在利用服务的种类和数量上的自主选择性不大，虽然其获得医疗服务的愿望与医务人员的判断之间存在一定的差异，但最终他的需求还是受到医务人员的影响。因此对消费者来说医疗服务利用是被动的，而医生拥有主动权地位，他们作为患者的代理人为病人选择服务。另外，医疗服务需求的被动性还体现在，消费者因疾病或伤痛到医疗机构就诊，是为了减轻病痛、恢复健康，往往带有求助心理，希望通过医务人员提供的服务来消除病痛、维护健康。因此消费者与医务人员之间的关系存在着救援和被救援的关系，医疗服务需求者与供给者之间并不存在平等的交换关系。

3. 不确定性　由于个体差异，同一疾病类型的同质患者，或者同一患者在不同时期患同样的疾病，其临床症状、体征、生理生化指标等方面都可能不尽相同，所应获得的医疗卫生服务也可能不一样。而且，对于个体而言，由于其发病的偶然性，要想预测出哪个人会患病和需要利用何种医疗服务都十分困难。所以说，医疗服务需求存在着不确定性。但是，对于整体人群而言，疾病的发生又具有一定的规律性，通常可以通过人群的患病率或就诊率来反映其医疗服务的需要和需求，那么也就可以对特定人群的医疗服务需求水平进行预测。

4. 差异性　这里所指的差异性主要反映在三个方面。首先是时间的差异性。例如有些疾病比较容易发生在特定的季节，由此决定了对诊治这些疾病的卫生资源的需求，也具有相应的季节性。其次是地区的差异性，例如血吸虫病主要发生在长江以南的一些地区，因此对诊治这类疾病的卫生资源需求具有相应的地区差别性。最后就是需求的内容和数量上的差别性。引起这种差别的原因，主要是由于需求者的年龄、性别、身体素质、生活习惯、经济收入等等，从而对医疗服务需求在内容和数量上必然产生差异性和不均等性。

（三）医疗服务需求的测量指标

1. 疾病频率（度）指标

（1）两周患病率：两周患病率是常用的反映卫生服务需要的指标之一，是反映居民整体健康水平的敏感指标，是进行卫生筹资和卫生资源规划配置的主要依据之一。两周患病率是指调查前两周内患病的人数与调查总人数之比。

两周患病率 = 调查前两周内患病人次数 / 调查总人数 × 100%

（2）慢性病患病率：慢性疾病患病率是反映居民健康状况、疾病负担和卫生服务需要量的重要指标。慢性病患病率是指调查前半年内调查患慢性病的人数与调查总人数之比。

慢性病患病率 = 调查前半年内患慢性病人数 / 调查总人数 × 100%

（3）健康者占总人口比例：人群健康状况好，卫生服务需要量就少；反之，卫生服务的需要量多。健康者占总人口的比例是反映调查人口中健康人数占调查总人数之比。

健康者占总人口比例 = 调查人群中健康人数 / 调查总人数 × 100%

2. 疾病严重程度指标

（1）两周卧床率：两周卧床率 = 调查前两周内卧床人（次）数 / 调查总人数 × 100%

（2）两周活动受限率：两周活动受限率 = 调查前两周内活动受限人（次）数 / 调查总人数 × 100%

（3）两周休学（工）率：两周休学（工）率 = 调查前两周内因患伤病休学（工）人数 / 调查总人数 × 100%

（4）两周千人口患病日数：调查前两周内每千人口患病日数累计。

（5）两周千人口因病卧床日数：调查前两周内每千人口因病卧床日数累计。

(6) 两周千人口因病伤休学(工)日数：调查前两周内每千人口因病伤休学(工)日数累计。

(四) 影响医疗服务需求的因素

1. 人口数量　从人口学的角度考虑，其他因素不变的情况下，人口的数量是决定卫生服务需求的重要因素之一。通常情况下，人口数量的增加，会导致卫生服务的需要和需求增加。

2. 人口构成　人口的年龄构成、性别构成是影响卫生服务需求的重要因素之一。通常情况下，人群中老年人和婴幼儿的比例增加，或女性的比例增加，会使人群卫生服务需要和需求增加。

3. 健康服务水平　健康服务水平包括预防保健等公共卫生服务和医疗服务的质量和覆盖程度。通常来说，在人群支付能力保持不变的情况下，健康服务水平高的地区，人群健康水平相对较好，卫生服务的需求低，反之，则卫生服务需求高。

4. 文化教育　学校教育年限长短对卫生服务的需求的影响存在着不同的结论。受教育多的人，更注重预防保健和早期治疗，这样医疗服务的需求量就会增加，但是由于他们掌握更多的预防保健知识，通常会保持更好的健康状态，且会更多地采用自我治疗，从而使卫生服务需求量降低。

5. 气候地理条件　生活在城市和农村、南方和北方、内地和沿海、平原和山地等不同地域的居民，居住地的气候地理条件、环境污染程度以及生产、生活方式、习俗等等，具有明显的差别，因而会影响他们的生存和健康，使他们对医疗的需求也存在很大差异。

6. 居住地点和条件　人们所居住的房屋布局、结构、规模等条件对卫生服务的需要也会产生影响：住房条件差，如背光、通气性差、潮湿、阴冷等，易使消费者患佝偻病、哮喘、传染病等疾病；家居的现代的高级装修，存在着一些危害健康的因素，如甲醛污染等，也会导致相应的健康问题。这些居住条件和环境的因素往往也会导致卫生服务需求的变化。

7. 婚姻状况　婚姻状况对卫生服务需要有一定的影响。单身、离婚者等比有配偶的人群卫生服务需求大。

二、医疗服务利用

(一) 医疗服务需要、需求和利用的关系

卫生服务需要是依据人们的实际健康状况与“理想健康状况”之间存在的差距而出现的对卫生服务(医疗、预防、保健、康复等)的客观需要。卫生服务需要包括由个人察觉到的需要和卫生专业人员判定的需要。卫生服务需求是从经济和价值观念出发，在一定时期内、一定价格水平上人们愿意而且有能力消费的卫生服务量。图 11-1 示卫生服务需要和卫生服务需求的关系。其中数字 1 所示的区域代表没有认识到的需要，代表已经有健康问题出现，但由于个人并未意识到，也没有被卫生人员发现的情况。这类卫生服务需要通常通过健康体检或者疾病筛检等手段被技术人员识别出来。数字 2 代表的区域是认识到的卫生服务需要，这部分需要已经被个人或者卫生技术人员识别出来，如果人们愿意并有能力消费卫生服务，这部分需要就转化为需求，即图中数字 3 代表的区域，表示有需要的需求。数字 4 代表的区域是没有需要的需求，这部分需求从专业的角度讲是没有需要的，但居民认为有需要并且有购买意愿和支付能力。这部分需求大多数最终也会产生实际的卫生服务利用，但从整个体系的角度看，大多数情况下是对资源的浪费。

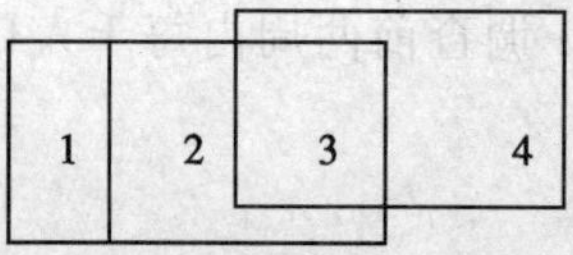

图 11-1　卫生服务需要和需求的关系

卫生服务利用是卫生服务需求者实际利用的卫生服务的数量，是卫生服务需求和提供之间重叠的部分。卫生服务利用是卫生系统对人群卫生服务需求的满足程度，是人群卫生服务需要量和卫生资源供给量相互制约的结果。卫生服务利用直接反映卫生系统为人群健康提供卫生服务的数量和工作效率，间接反映卫生系统通过卫生服务对居民健康状况的影响。

（二）常用的测量医疗服务利用的指标

1. 门诊服务利用指标

（1）两周就诊率：两周就诊率 = 调查前两周内就诊人次数 / 调查人数 × 100%

（2）两周患者就诊率：两周就诊率 = 调查前两周内患者就诊人次数 / 两周患者总例数 × 100%

（3）两周患者未就诊率：两周患者未就诊率 = 调查前两周内患者未就诊人次数 / 两周患者总例数 × 100%

2. 住院服务利用指标

（1）住院率：住院率 = 调查前一年内住院人次数 / 调查人数 × 100%

（2）人均住院天数：人均住院天数 = 调查前一年内住院天数总和 / 住院人数总和

（3）未住院率：未住院率 = 调查前一年内经医生诊断应住院未住院患者数 / 应住院患者数 × 100%

（三）影响医疗服务利用的因素

1. 社会经济发展水平　医疗服务利用的数量、质量、类型、方式等均受到社会经济发展水平的影响与制约。一方面，社会经济因素可以直接对医疗服务的供给产生影响，例如，如果社会经济发展水平较低，意味着没有足够的财力支持卫生资源投入的增加，以卫生资源为基础的医疗服务的提供也就难以在数量上和质量上有所提高；另一方面，社会经济因素也可以通过对人口数、人口结构、居民收入水平、受教育程度、就业状况、生活条件等来影响居民对医疗服务的需求，进而对医疗服务利用产生影响。

2. 医疗服务价格　对于一般商品或服务来说，商品或服务的价格是决定利用量的主要因素。由于价格杠杆的作用，供给量与商品或服务的价格呈同方向变化。如果医疗服务提供者的目的是为了追求利润的最大化，则他们所提供的医疗服务的数量必然会受到服务价格的影响，即医疗服务的供给量随着服务价格的改变而改变。还有一类医疗服务的提供者，提供医疗服务的目的是为了追求社会福利，以获取社会效益，他们将尽可能多地提供居民所需要的卫生服务，而不论服务价格的高低，即医疗服务的供给量并不一定随着价格的升高而增加，也不一定随价格的降低而减少，而是取决于医疗服务提供者提供医疗服务的目的和居民对医疗服务的需求。但是这类医疗服务供给者所提供服务的数量在一定程度上也会受服务价格的影响，通常在所提供服务的价格下降到低于成本的情况下，就要减少服务的提供数量，甚至停止提供服务，否则医疗服务的供给者将难以在亏本经营的情况下维持对该项医疗服务的正常提供。总而言之，无论是营利性的还是非营利性的卫生服务提供者，至少应在保本的前提下再考虑医疗服务的供给量。当然，也不排除那些亏本提供医疗服务的情况，之所以产生这种供给行为，可能是有其他一些特殊的目的或是因为医院管理不善，对成本缺乏足够的了解，这种情况则另当别论。此外，对于提供某些具有较高固定成本的服务，如MRI、CT、医用直线加速器等大型仪器的诊治服务，服务价格的高低对供给量会产生较大的影响。当服务的价格较高时，在利益机制的驱动下，这类服务的供给者将尽可能多地提供该项服务，以获得更多的利润或盈余。即使这类服务的价格降到低于成本的水平，但只要高于可变成本，则通过增加服务的供给量仍有可能获得利润或盈余。这是因为随着服务量的不断增加，单位服务的固定成本将不断降低，服务量越大，单位服务的固定成本就会越小，这样可以使由于价格低于成本所带来的亏损逐渐减少，最终所提供服务的收入能够弥补成本，甚至高于成本。因此，通常供给者会尽量多地提供这类服务。目前在我们国家，大多数医疗机构的资金主要来源于提供医疗服务的收入。无论资金来自何方，从医疗机构的角度来看，它们总是希望收入能够最大限度地弥补成本，并在此基础上获得较高的利润或盈余。因此，在成本不变的条件下，价格越高，则医疗机构提供的服务量也越大，尤其愿意提供那些价格高出成本很多的服务。此外，他们也通过增加服务量来获得更高的盈余，如大量开药、提供过多的检查和治疗程序等。

3. 医疗服务需求水平　医疗服务的供给量应根据需求量来确定。因此，医疗服务供给的数量和结构应与人们对医疗服务的需求数量和结构相匹配，这样才能够达到供需平衡，否则供非所需将会使医疗资源的利用效率降低，而供不应求又会使需求难以得到满足，影响居民的健康。例如，在居民中健康者、慢性病患者和患小病小伤者占了绝大多数，因而对医疗服务需求量最大的是社区卫生保健服务。但目前我国医疗服务的提供主要是医疗服务，尤其是高档次的医疗服务和专科医疗服务，与居民对医疗服务的需求结构不相匹配，导致卫生资源利用的低效率。这是由于医疗服务提供未能全面考虑需求所带来的结果。此外，由于一些因素的影响（如公费医疗、医疗保险等），使得部分需求者的行为发生了改变，产生过度利用医疗服务的现象，从而导致对医疗服务需求量的增加及服务利用量的相应增加。

4. 医疗资源　医疗资源包括医疗机构、卫生技术人员、床位和设备等，它们是提供医疗服务的主体。如果其他条件不变，医疗服务的提供量则依赖于医疗机构的数量和类型、医疗机构中卫生技术人员和设备的数量及种类、人员的质量、人与物质要素的结构及匹配程度、医疗机构经营策略、管理水平等，那些影响到卫生资源数量、质量及配置的因素，也会影响到服务的提供。在诸多卫生资源要素中，医生是影响医疗服务提供量的关键因素。实际上是否应提供医疗服务完全是由医生来决定的，医生认为需要提供则是实现医疗服务利用的前提条件；又由于医疗服务的需求弹性较小，再加上信息不对称，因而，医疗服务的利用在很大程度上取决于医生的决定。在医疗人员及其他要素不变的前提下，医疗服务的物质要素（主要包括仪器设备、材料和药品）对医疗服务的利用量也产生较大的影响，即医疗服务的利用量随着物质要素和量的增加而增加。

5. 医疗服务技术水平　医疗服务的技术水平是医学科学知识的应用能力，它影响到医疗服务提供的质与量，尤其是提供的质量。例如，医疗技术水平的提高，有利于创造新的治疗方法，治疗过去治不了的疾病，也有助于发现过去不能够发现的疾病。因此，在某种程度上可以说医疗技术水平的提高，不仅使医疗服务的质量有所提高，也使医疗服务的供给数量得到增加。另一方面，医疗技术水平的提高还可以提高对疾病的诊疗效率，从而使卫生资源能够得到更有效的利用，加大了医疗服务供给量增加的可能性。

6. 医疗保障制度 医疗保障制度对医疗服务的利用量也会产生较大的影响。一方面，通过对医疗服务的提供方采取不同的支付方式对医疗服务的利用产生影响；另一方面，又通过对医疗服务的需求方采取各种费用分担形式来影响需求方，从而对医疗服务的利用产生影响。对医疗服务供给方的支付方式包括按服务项目付费、按平均定额付费、按病种付费、按服务点数付费及总额预付等方式。不同的支付方式可在不同程度上对医疗服务供给者的行为产生影响，从而影响到医疗服务的供给量。例如，采取按服务项目付费的支付方式，就会促使提供者多提供服务。但如果采取按人头付费的支付方式，则提供者就会尽可能减少不必要的医疗服务的提供，并尽可能提供基本的医疗服务，同时多提供预防保健服务，以减少人们对医疗服务的利用。对医疗服务需求方所采用的费用分担方式包括设立起付线、对医疗费用进行共付、建立封顶线等，目的是通过利益机制使医疗服务的需求方自觉地约束自己的行为，减少对医疗服务的过度利用，从而可以对医疗服务的供给量产生间接的影响。此外，在医疗保障制度的实施过程中还采取了一些其他约束供方行为的措施，如增加需求者对提供者的选择性，促进提供者之间的竞争，并减少不必要或低质量服务的提供，还有针对医疗机构采取分解处方、分解住院等方面问题的行政措施，也在很大程度上影响医疗服务的利用量。

三、医疗服务市场

（一）医疗服务市场的概念

1. 医疗服务市场的含义 医疗服务市场是指医疗服务产品按照商品交换的原则，由医疗服务的生产者提供给医疗服务消费者的一种商品交换关系的总和。这个定义包括几层含义：首先，医疗服务市场是医疗服务商品生产和交换的场所，即发生医疗服务行为的地点和区域；其次，医疗服务市场是医疗服务提供者把医疗服务作为特定的商品并以货币为媒介，提供给消费者的商品买卖交易活动场所；再次，医疗服务市场是社会经济体系的一部分，同整个市场体系的运行有着密不可分的联系。我国的医疗服务市场主要由三个因素组成，即医疗服务的供方、医疗服务的需方、医疗费用的支付方（第三方）。医疗服务市场作为医疗服务供需关系的总和，可以从以下四个方面来理解。

(1) 医疗服务的生产和供给必须面向社会多层次的医疗服务需求。要尽量满足医疗市场上消费者的需求，主动为患者提供优质、高效、低耗、多样、适度的服务。

(2) 医疗服务的生产要素即医疗资源的配置，要在区域卫生规划的调控下，并且要适应医疗服务供需关系的变化。医疗机构规模、结构、资产的扩大，人员的流动与待遇，应当充分利用市场机制，在一定程度上和一定范围内由市场调节。

(3) 医疗服务的价格不但要反映医疗机构的服务成本，而且要体现医疗技术、劳务的价值。

(4) 由于在医疗服务市场存在供方的垄断性，消费者处于被动地位，由消费者对提供者进行评估，能反映卫生服务市场存在的问题，从而对市场进行有效调控。因此，医疗机构的评估和考核主要由医疗服务的消费者做出评价，并接受市场信息反馈。

2. 医疗服务市场中的政府责任 由于市场机制本身的缺陷及卫生服务市场的特征，使卫生服务市场失灵。政府的干预市场失灵发挥重要作用。政府的主要功能包括以下几个方面：

(1) 提高效率：为了防止卫生服务市场的外部性，政府通过制定相应的政策，规范卫生服务市场，弥补市场机制的缺陷。这些政策主要包括以下几种：一是制止不正当的竞争、防止垄断的政策；二是提供或资助公共物品生产的政策；三是与外部处理相关的政策；四是与处理信息不对称有关的政策。

（2）促进公平：公平和效率是一对矛盾体。一般市场对效率起到较好的作用，但是对公平问题却束手无策，必须由政府加以干预，以促进社会的公平。政府所起的作用是可以通过它的强制性手段对收入进行适当的再分配，主要通过税率调整，对高收入者多收税，对低收入者少收或不收税，然后通过社会福利、救济的方式或失业补助方式再分配给那些自己不能通过竞争的方式而生活的人。

（3）政府干预的其他功能：通过一定的宏观经济政策保障社会稳定；促进公共物品的消费。

（二）医疗服务市场的构成

医疗服务市场分为广义和狭义两类。广义的医疗服务市场包括医疗服务筹资市场、医疗服务市场和医疗服务要素市场。这三个市场是相互联系、相互制约的关系，其中，医疗服务市场是核心，医疗服务筹资市场是前提，医疗服务要素市场是基础。

通常又把医疗服务筹资市场和要素市场称为医疗服务的相关市场。医疗服务筹资市场在我国尚处在逐渐培育和完善中。除政府医疗支出外，社会卫生支出、居民卫生支出和商业医疗保险等构成了目前我国医疗服务筹资市场的主要方面。其中，健康保险市场是医疗服务筹资市场的主体。通过医疗服务筹资市场筹集的资金只有转入医疗服务要素市场才能发挥作用。医疗服务要素市场即医疗服务投入市场，主要包括医疗人力市场、药品市场、材料市场和仪器设备市场等。

通常意义上讲的医疗服务市场即狭义医疗服务市场，主要是指医疗服务的生产者向医疗服务的消费者提供医疗服务的一种商品交换关系。

1. 医疗服务市场中需方的构成　医疗服务市场需方构成主要指两个大的方面。一方面是医疗服务要素市场需求：主要包括卫生服务的人力需求、药品需求、材料需求及设备需求。另一方面就是医疗服务提供市场需方：主要是指需要或者需求卫生服务的各种人群。

2. 医疗服务市场中供方的构成　医疗服务要素市场中供给市场和医疗卫生服务提供者构成了医疗服务市场中供方的两个主要部分。医疗要素市场包括人力供给、药品供给、材料供给和设备供给四方面；医疗服务提供市场包括提供医疗卫生服务的医务人员及相关部门。

（三）医疗服务市场的特殊性

1. 供方具有信息优势　卫生服务领域存在严重的信息不对称，卫生服务消费者缺乏信息，在卫生服务利用的选择上，卫生服务的提供者是需求者的代理人，处于主导地位。在医疗市场的服务交易过程中，由于供方必须具备很高的专业技术，供需双方有关医疗服务的技术信息极不对称，医生对市场的决定力过高，以至于人为地制造不必要的诱导性消费。

2. 医疗服务需求弹性偏低　对于患者而言，医疗服务本身并无效用，人们之所以寻求医疗服务，在于人们对自身健康的需要必须通过使用医疗服务才能实现，根据 Micheal Grossman 的健康需求理论，人们对健康的需求具有双重性：人体健康既是具有效用的一种消费，又是可以再创价值的一种人力资本投资。因此，传统的经济学需求 - 效用理论不再完全适合对医疗服务需求行为的解释，当患者面对疾病时，并无太多的选择和替代品，所有医疗服务需求弹性是偏低的。

3. 一旦出错后果严重　医疗服务与其他实质性的商品存在着显著的区别，因为服务的对象和内容存在着巨大的差异性，所以医疗服务市场提供的商品具有其特殊性，也存在着一定的风险，一旦出错承担的后果非常严重。

4. 个性化服务　个性化服务是医疗服务市场长期竞争下的产物，针对市场需求所开发和提供的独特的独具特色的项目或服务。个性化提倡主观能动性和“患者为中心”的服务特征，不仅是适应现代医疗服务必要手段，还是各种医疗机构经营发展的必然选择。基于患者价值链的流程模式以顾客需求为中心，自觉淡化自我而强化服务意识，从而毫不迟疑地站在患者的立场进行换位思考，掌握每个患者的特殊性，采取灵活的服务技巧，提供针对性的个性服务。在满足顾客共性需求的基础上，针对目标顾客的个性特点和特殊需要，积极主动地为顾客提供差异化的服务，使其在顾客心目中留下深刻、独特、难以忘怀的印象，建立、保持并发展与顾客的长期互惠关系。

第二节　医疗产业管理

一、医疗服务体系

(一) 卫生服务分类及其特点

根据卫生服务的经济学特点，可以将卫生服务产品分为公共产品、准公共产品、个人消费品三类。其中个人消费品又可进一步分为必需消费品和奢侈消费品。如果从服务的功能来看，卫生服务还可以分为医疗、预防、保健、康复等。公共产品不是专供一人消费的需要，而是为了满足公共消费的需要。因此，公共产品具有两个基本属性：共享性（非竞争性）和非排他性。该类产品如环境污染治理、除害灭病、饮水卫生等，是面向群体的卫生服务，其特点是一经提供，无论出钱者或不出钱者均可以消费并获益，而且无法阻止不出钱者的消费，所以所有的人都会试图“免费搭车”，而不愿意出钱购买服务。供给者提供这类产品不会获得理想的利润，因而公共产品的市场供应会处于极端的萎缩状态；另外，由于该类产品的社会效益显著，具有很强的公益性，所以这类产品应该由政府组织和提供。

准公共产品具有正外部效应，即一部分人对这种产品的消费可以对不消费者产生间接的有益的影响。该类产品如计划免疫接种、传染病的治疗、戒烟服务等，属于面向个体的卫生服务。准公共产品的经济学特点是直接受益者对消费效益的估计要比其社会效益小得多，即消费者对准公共产品的需求量总小于社会最佳需求量，所以，社会对准公共产品的需求不足，供给也不足。该类产品不能简单依赖市场供应，应加强政府的作用。

个人消费品属于归个人使用的私有产品，谁出钱谁消费。不出钱者无权消费。其消费具有排他性，并且一般没有外部效应。个人消费品又可分为必需消费品和奢侈消费品两类。必需消费品被认为是人人应该得到的卫生服务，它关系到人的生存及其功能的恢复。这类产品具有价格弹性小和成本效益高的特点，如急诊、接生等卫生服务。奢侈消费品是被大多数人认为可有可无的卫生服务。其特点是价格弹性大，成本效益低，如美容手术、器官移植等。

一般来说，预防、保健服务中包含的公共产品和准公共产品较多，奢侈消费品较少；而医疗服务中所包含的公共产品和准公共产品较少，属于个人消费品的较多。公共产品和准公共产品的社会效益高，故要提高卫生资源的分配效率，政府必须采取干预措施，以公共筹资或政府提供的办法满足人们的需求。必需消费品的成本效益高，获得该类卫生服务应视为公民的基本权利，政府应全力保证全体公民对该类产品的可及性，特别是对那些缺乏支付能力的人群要通过特殊的补贴政策，保证他们对基本卫生服务的利用。奢侈消费品的公益性较低，成本效益低，其消费由个人意愿和其支付能力决定，经由市场采买，政府不承担提供的责任。所以，应该区别卫生服务的不同类别和不同层次，根据其公益性的大小，制定实施不同的政策，合理利用市场机制，保障人民群众的基本卫生服务需求。

基本卫生服务包括卫生服务中的公共产品、准公共产品和个人消费品中的基本医疗。由于不同医疗服务项目消耗的卫生资源有差别，所以医疗需求的层次势必也有差别。根据这种层次差别可以将医疗服务划分为基本医疗、非基本医疗和特需（医疗）服务。特需（医疗）服务是指由就医者（可以是病人，也可以不是病人）根据自身的健康需要和经济条件，要求医院或医生提供的非必需医疗服务或医疗服务条件。特需（医疗）服务是人们出于对自己健康的关心，对医疗卫生服务或保健提出的特殊要求，是医院为了满足人民群众多层次的医疗需求而设立的服务项目。非基本医疗是指由于单位、企业或个人非正常原因造成的疾病和伤害所需的医疗服务或者治疗的机会成本很高、成本效益不佳的医疗服务以及某些药品的应用等。基本医疗是指在一定历史时期内，政府根据国家财力、卫生资源状况、集体和个人经济承受能力，通过立法筹集资金，建立相应的医疗制度，保障和向全体公民提供的一定水平的成本低效果好的医疗服务，其服务的内容和支付的水平有限。在实践中，基本医疗服务范围的界定受到不同时期、不同地区以及医学科技发展水平和社会经济发展水平等因素的影响，并且由于患者的个体差异性、疾病的复杂性和医疗服务手段的多样性，使得对基本医疗范围的界定不可能一成不变。

（二）医疗卫生服务产品与提供部门

根据提供的产品性质（公益和私益）以及提供的基础（志愿和强制）可以将现代社会划分为：以强制提供公益的部门，即政府部门，称为第一部门；以志愿提供私益的部门，即市场（企业或商业）部门，称为第二部门；以志愿提供公益的部门，即非公非私的社会中介组织，称为第三部门。

原则上讲，获得卫生服务是人民的基本权利，有效率地提供具有公平可及性的卫生服务是政府的责任。尤其对于卫生服务中的公共产品而言，政府部门在其中的主导作用无可替代；由于市场部门对利益最大化的追求，决定了其对于提供个人消费品的意愿较强；而第三部门主要是一些非营利的非政府组织（社会组织），由各种基金会或教会团体等举办，其非营利的性质意味着其对社会公益的高度重视，通常成为公共产品和准公共产品的提供者。

（三）医疗服务系统

医疗服务系统是指由各级各类医疗机构所组成的服务体系。医疗机构是指依法定程序设立的从事疾病诊断、治疗活动的卫生机构的总称。这一概念的含义：第一，医疗机构是依法成立的卫生机构。第二，医疗机构是从事疾病诊断、治疗活动的卫生机构。第三，医疗机构是从事疾病诊断、治疗活动的卫生机构的总称。《医疗机构管理条例》和《医疗机构管理条例实施细则》所称的医疗机构，是指依据《医疗机构管理条例》和《医疗机构管理条例实施细则》的规定，经登记取得《医疗机构执业许可证》的机构。我国医疗机构的具体类别包括：

1. 综合医院、中医医院、中西医结合医院、民族医医院、专科医院、康复医院；
2. 妇幼保健院；
3. 社区卫生服务中心、社区卫生服务站；
4. 中心卫生院、乡（镇）卫生院、街道卫生院；

5. 疗养院；

6. 综合门诊部、专科门诊部、中医门诊部、中西医结合门诊部、民族医门诊部；

7. 诊所、中医诊所、民族医诊所、卫生所、医务室、卫生保健所、卫生站；

8. 村卫生室(所)；

9. 急救中心、急救站；

10. 临床检验中心；

11. 专科疾病防治院、专科疾病防治所、专科疾病防治站；

12. 护理院、护理站；

13. 其他诊疗机构。

截至2013年6月底，全国医疗卫生机构数达96.0万个，其中：医院2.4万个，基层医疗卫生机构92.1万个，专业公共卫生机构1.2万个，其他机构0.2万个。与2012年6月底比较，全国医疗卫生机构减少138个，其中：医院增加1329个，基层医疗卫生机构减少1874个(主要原因是实施乡村一体化管理后村卫生室合并)，专业公共卫生机构增加477个。

医院中：公立医院13414个，民营医院10480个。与2012年6月底比较，公立医院减少54个，民营医院增加1383个。

基层医疗卫生机构中：社区卫生服务中心(站)3.4万个，乡镇卫生院3.7万个，村卫生室65.6万个，诊所(医务室)18.2万个。与2012年6月底比较，社区卫生服务中心(站)和诊所增加，乡镇卫生院、村卫生室减少。

专业公共卫生机构中：疾病预防控制中心3499个，卫生监督所(中心)3236个(另有76个疾病预防控制中心和9个其他行政部门承担卫生监督职责)。与2012年6月底比较，疾病预防控制中心增加16个，卫生监督所(中心)增加216个。

二、医疗产业和产业化

(一) 医疗产业的概念和内涵

医疗产业有广义与狭义之分。狭义的医疗产业仅指以提供医疗服务“软产品”为主体的卫生服务机构的集合体或行业；而广义的医疗产业则包括一个庞大的产业群体。其一是医疗保健市场。这里既有大众化消费的基本医疗服务，也有名目繁多、选择性强的非基本医疗保健服务。其二是包括药品、医疗器械等在内的医疗卫生材料市场。其三是医疗保险市场。包括基本医疗保险、补充医疗保险和各种形式的商业医疗保险。其四是与个人健康相关的服务市场，如预防出生缺陷、老年人护理与康复、健康促进、营养指导以及保健和健身器材供应等。其五是城乡卫生基础设施的建筑业市场。

(二) 医疗产业和医疗事业的区别

1. 医疗服务产业的部门是独立法人，他们按照现代公司制度办成独立自主、自力更生、自负盈亏、自我发展的企业或非政府非企业单位。办成企业的医疗服务机构按照现代公司制度成为对国家财政作出贡献的营利性单位；办成非政府非企业单位的医疗服务机构按照现代基金会制度办成非营利性的平民医院和平民疗养院，可以享有豁免较多税收义务的待遇。医疗服务事业单位是政府预算内的相对独立的预算单位，不是独立法人，不仅可以享有豁免较多税收义务的待遇，而且可以得到政府的预算拨款。

2. 医疗服务产业的基层单位的国有资产归国资局统筹，国资局作为国家出资人派代表参加医疗服务产业单位的董事会或者理事会。医疗服务事业单位的国有资产不归国资局管理，而是纳入财政预算管理，实行部门预算制度，坚决取消单位小金库，不允许从事营利性的生产项目。其盈利性科室和第三产业公司都要从产权和经费预算上坚决和医院划清界限。政府预算内部坚决不允许存在盈利性的成分。政府预算医疗服务事业单位的年终结余抵补下一年度预算，实行收支两条线，实行政府采购。

3. 医疗服务产业基层单位是无上级单位的，其领导人由医院董事会选举，报地方卫生行政部门同意备案后，由医院董事会和理事会认命。地方卫生行政部门保留市场准入的权力。医疗服务事业单位继续保持行政级别，是有上级的单位。其领导人由政府认命，随时可以成员调转，撤换调转时实行离任审计。如果这些医疗服务事业单位不是卫生行政部门办的，比如医科大学的附属医院，政府教育部门调入调出医院院长不需要报卫生行政部门进行市场准入资格的审查。

4. 医疗服务产业基层单位是有限责任公司，形成公司法人产权，出资人只承担有限责任和有限权力。任何出资人不论其资本多大，都不能从正在营业的医院提走自己所拥有的股份，股份只能转让不能退股，如果医院经营不善可以申请破产。医疗服务事业单位是政府独资举办的，政府拥有无限责任和权力，政府有权按照区域卫生规划在医疗康复事业单位之间无偿地进行资金重组。医疗服务事业单位属于政府，经营不善也不能破产，政府对医院承担的公私债务均应承担赔偿责任。

（三）医疗产业化

医疗产业化即在医疗卫生发展中引入市场机制革新医疗卫生机构的管理体制，通过改善卫生投入的适宜性，满足居民对卫生服务产品的需求，实现卫生服务保障的社会化和医疗卫生机构的企业化（公司化）运作。

卫生不仅仅是一种消费，同时也是一种能保值增值、有较高收益的生产性投资。卫生服务系统的主体是医院，医院作为政府社会保障功能的载体，身兼盈利性（经营性）与公益性职能为一体，但其基本属性还是经济实体，在市场经济环境中，政府不可能只采用行政手段来完善其管理。政府可以给予其财政补贴，却无法保证其资产增值；政府可以规范其准入制度，却无法提升其竞争动力；政府可以限制其服务范围，却无法包办其服务方式；政府可以限定其服务价格，却无法监控其诱导需求；政府可以任命其院长，却无法体察每一位员工；政府可以核定其工资总额，却无法营造其激励机制。

医疗卫生产业化的实质就是将医疗卫生机构由政府的护佑下解脱出来，彻底摒弃以前那种低效率计划经济模式，以高效率促进公平，即通过“市场竞争，政府调控”来推动医疗卫生产业的发展，使医院真正成为市场竞争的主体，自主经营、自负盈亏、自我约束、自我发展，真正实现医疗机构产权人格化、筹资多元化、竞争市场化、管理企业化（公司化）。

三、医疗产业管理

医疗产业管理包含两个层次。第一个层次是指对整个行业的宏观管理。包括政府规制，以及行业内部的非政府组织（如各类行业协会等）对本行业的管理。第二个层次是医疗机构的内部管理。与政府开办管理的医疗机构不同，作为产业部门的医疗机构的经营管理更加注重市场需要，根据市场的不断变化调节自身经营管理手段，以实现收益最大化。

（一）医疗产业宏观管理

1. 政府规制

（1）政府规制的对象、内容、范围和主体：严格地说，规制的对象应当是经济主体的活动和行为。因此，首先要对经济主体实行规制，经济主体在从事卫生经济活动中，还需要其他生产要素的投入。当生产要素品质不高时，必然影响产出结果。也需要对相应的生产要素和条件进行规制。由于卫生经济活动的产出多数是服务和技术，是一种无形的商品。为保证产出的质量，不仅要对经济活动和结果实行规制，而且还需要对经济活动的过程实行规制。其次，还要结合我国卫生的实际，科学合理地选择政府规制的内容和范围，规制范围过窄过宽都不利。再次，与政府规制相关的市场失灵包括进入壁垒、外部性和内部性三大类。公共规制需要有明确的主体，主体不明确，规制也就不能落实，就等于没有规制。正常的主体可以由广义的政府来担当，包括立法机关、行政机关和司法机关等；狭义的政府仅指行政机关。由于卫生规制是一种行业规制，卫生主管部门可以代表政府行使规制权，依据国家制定的法律、法规与其他政府部门共同规制。也可以由政府成立专门机构来规制，还可以由成立的专业协会，如医生协会、消费者协会、医院联合会等公共团体实行自律，以部分替代政府的规制。

（2）医疗卫生规制形式和作用：医疗卫生规制（medical regulation）解决医疗市场信息不对称、道德风险和外部性等市场失灵问题，维持市场运行的正常秩序，形成公平竞争的环境，以促进社会福利、保证医疗质量与安全、保护患者生命健康权益和财产权益为目的。医疗卫生规制模式从总的方面来看，分为行业自律、政府主导以及政府监管与行业自律相结合。政府或中介组织依照法律和规章，采取法律、经济、行政手段，对各类市场主体医疗行为进行的引导、干预和限制。通过建立行业准入、执业规则、质量管理、运行监管、信息发布、患者权益保障等法律制度，对医疗行为主体资格、执业行为进行监管控制，保证医疗质量与安全，纠正信息不对称，弥补与矫正市场缺陷，促进社会福利改进和卫生资源优化配置，保证医疗卫生服务市场的规范运行和卫生改革的顺利推进，促进基本医疗卫生服务的相对公平、效率与可及性。

（3）微观规制与宏观调控的区别：微观规制与宏观调控两者在作用基础、调控手段、作用机制、作用强度等方面都有着明显的不同。宏观调控的作用基础为市场机制和利益影响，而微观规制为政治权威和行政命令。宏观调控以经济杠杆为调控手段，而微观规制以行政命令、规章制度与法律措施为调控手段。宏观调控以政策变量→经济杠杆→市场机制→经济主体行为为作用机制，而微观规制以规制措施→经济主体行为为作用机制。从作用强度来看宏观调控作用弱，微观规制作用强。

2. 行业自律　政府监管与行业自律是进行市场治理的两种制度安排，两者互为补充，可以分别从法制化的公序与组织化的私序两个层面规制市场微观主体的行为。具体地说，政府主要借助法律及依法行使的强制性行政手段给予市场法律上的约束，可以看作一种“法制化的公序”；而行业协会则主要借助行业自律公约及非强制性的精神引导给予市场道德上的约束，可以看作一种“组织化的私序”。政府监管与行业自律共同作用于市场，有助于弥补政府监管的不足，实现良好的市场治理。作为一种重要的自主治理形式，行业自律的实现需要借助于一定的自主组织，即行业协会。行业自律是行业协会的重要职责，行业协会是实现行业自律的手段。行业协会对市场进行的治理是通过促进行业成员的集体自律，即行业自律来实现的，这在客观上配合了政府的市场监管目标。因此，如果能借助行业协会的力量，使其通过对行业本身的管理，促进行业自律，协助政府进行市场监管，弥补政府的不足，则改善市场治理就有了更大的可能。

（二）医疗机构内部管理

这里提到的医疗机构的内部管理主要是指医疗机构作为医疗产业中一个独立的主体，根据自己的规模和定位，利用一系列管理措施，对医院进行的经营管理。

所谓的医院经营管理是指按照市场经济的规律，把医院的各种有形或无形资产，通过正确的决策，运用合理的有效的手段，对外进行各种营销活动，以谋求医院经济效益最大化的一种行为。

医院经营管理的内容包括：确定医院使命；指定医院方针；建立医院发展目标；医疗服务市场调查与分析；医疗服务市场细分与医院定位；制定医院的经营战略；医院经营效果评估。

第三节　医疗产业的政府规制

由于医疗服务产品相对普通商品而言，既具有商品的一般属性，也具有很多的特殊性，即公共物品特性、外部性、不确定性、信息不对称性以及垄断性等，市场的基本需求与供给规律在医疗服务市场还是适用的。同时，医疗服务市场的特性使医疗服务市场又是一个不完全竞争的市场，市场机制作用出现了明显失灵现象，仅靠市场机制不能有效地配置医疗卫生资源。所以，这种特征决定了政府介入的必然性，政府必须对医疗服务市场的供给与需求进行规制，对价格进行规制。规制的共同目的是：保护患者利益、减少医疗风险、实现医疗资源的合理配置。

一、规制的定义

“规制”一词译自英文“regulation”，在经济学文献里，不少人译成“管制”。规制在通常意义上是指依据一定的规则对构成特定社会的个人和构成特定经济的经济主体的活动进行限制的行为。规制是政府的微观管理职能，旨在为市场运行及企业行为建立规则，确保市场有序运转，与旨在保证经济稳定与增长的宏观调控政策构成政府干预经济的两种主要方式。

二、规制的分类

依据其实施主体的不同，按照日本经济学家植草益的观点，可分为“私人规制”和“公共规制”。“公共规制”即“政府规制”，指公共机构利用政策法规对微观经济行为进行规范和制约；在现代经济学中，其含义为政府运用法律法规对微观经济主体的活动和行为进行影响、干预及规制等。从本质上讲，政府规制是政府的一种政策行为。政府规制可分为直接规制和间接规制两大类，直接规制又可分为社会规制和经济规制两部分。社会规制是对所有行业的不加区分的管制，如对环境污染、产品质量、生产安全的规制，基本涉及各个行业。经济规制是指对特定行业的规制，主要是指对提供公共物品的部门、具有自然垄断性质的部门的规制。经济规制的目的从根本上说就是弥补市场的缺陷、矫正市场机制作用的消极后果，进而保证资源配置的高效率，并确保利用者能够公平利用。

三、政府规制的特征

政府规制有以下特征：

1. 规制主体的公共性及规制标准和程序的合法性　指在以市场机制为基础的经济体制下，以矫正或改善市场机制内在的问题（广义的“市场失灵”）为目的，政府干预市场主体

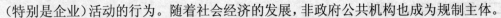

（特别是企业）活动的行为。随着社会经济的发展，非政府公共机构也成为规制主体。

2. 规制角度的限制性　即为了维护公共利益，通过限制市场主体自治，对阻碍市场机制发挥应有功能的现象加以限制，如价格限制、数量限制或经济许可等。

3. 规制内容的经济性　市场规制是以克服“市场失灵”为出发点的经济性规制，以反不正当竞争、反垄断和保护消费者权益为着力点，维护市场秩序。

4. 规制范围的微观性　市场规制虽然对宏观经济会产生影响，但其直接对象是微观经济行为。

5. 规制政策的动态性　由于市场的不确定性，市场规制始终处于动态之中。

四、政府规制的内容

（一）医疗服务市场的准入规制

对医疗服务市场的要素实行准入制度，是国家为了优化医疗资源配置，提高医疗质量，保障医疗安全，最大限度地满足人民群众基本医疗和多层次医疗服务的需求，促进医疗服务市场健康发展的重要措施。我国政府对医疗机构、从业人员、大型医疗设备等医疗服务要素实施准入制度。

1. 医疗机构设置准入规制　医疗机构的设立要符合医疗机构的基本标准、医疗机构设置规划、医疗机构管理条例。

2. 从业人员执业准入规制　医疗服务业是一种需较高专业技能、具有较高风险的行业，而且关系群众的生命健康。从业人员不仅要有一定的专业教育背景、精湛的技术和丰富的经验，还要有较高的职业道德和专业素养。因此，实行人员准入规制是非常必要的。目前，我国对医疗服务从业人员的准入规制是由政府有关部门主持的对从业者基本资格的强制认定，如医师、护士执业资格考试制度。

3. 医疗技术应用的准入规制　随着医学科学技术的发展，越来越多的新技术应用于临床诊断和治疗，在提高疾病预防和诊疗水平的同时，也存在着因应用不当而造成人身伤害的情况，或因技术不成熟而带来不良后果的可能性。因此，对医疗技术项目的引入和应用也必须实施准入规制。

4. 大型医用设备的购置、应用与管理　大型医用设备一般价格昂贵，技术性强，是医疗资源的重要组成部分。为了保证医疗资源的合理配置，医疗设备的应用安全和应用质量，政府部门实施对大型医疗设备准入规制。

（二）医疗服务的价格规制

医疗服务价格是医疗费用体系的重要组成部分，无论对患者还是对医疗服务机构都具有重要意义。一方面对广大患者而言，医疗服务价格水平的高低直接影响到他们对医疗服务支付能力的需求以及对医疗服务实际利用程度，最终影响患者的福利水平；另一方面医疗服务价格又是医疗服务机构获得补偿的重要手段。为了保证医疗服务的公平性、可及性，政府需对医疗服务价格水平、价格结构、费用支付方式进行一定程度的规制。

1. 医疗服务价格水平规制　医疗服务价格水平规制是政府为医疗服务制定一个合理的价格，既要使医疗服务机构获得一定补偿以保证其经营运转，又要体现医疗服务的公益性。通常以边际成本或平均成本为基础加上合理报酬来确定价格。

2. 医疗服务价格结构规制　即根据需求结构（医疗服务价格弹性）实行差别定价。具体包括对不同类型的医疗服务制定不同的价格，基本医疗服务政府定价，特需医疗服务市

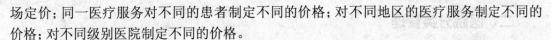

场定价；同一医疗服务对不同的患者制定不同的价格；对不同地区的医疗服务制定不同的价格；对不同级别医院制定不同的价格。

3. 医疗费用支付方式规制　医疗费用支付方式按支付时点分为预付制和后付制；按付费基准分为按服务项目支付、按服务单元支付、按病种支付、按人头支付和总额预算。不同医疗费用支付方式对医疗机构内在激励是不相同的，医疗费用的支付方式影响医疗机构的效率、医疗服务质量以及医疗服务的利用程度。选择和确定适宜的医疗费用的支付方式是医疗服务价格规制的重要内容。

（三）医疗服务的质量规制

医疗服务关系到患者的生命健康，是一个特殊的行业，服务质量的控制同一般产品相比显得至关重要。由于医患双方的信息不对称，使得患者无法准确了解服务的质量。因此，为保护弱势群体的利益，需要政府通过医疗服务质量评价与管理制度、信息披露制度等手段加强对医疗服务质量的规制。

1. 医疗服务质量评价与质量管理　为了保障医疗服务质量，一方面政府应制定评价医疗服务质量的医疗服务标准与技术规范，也叫行医指南，对临床治疗中检查、用药制定一定的标准，以此来衡量医疗服务质量。另一方面政府应建立质量管理体制，其内容主要包括：建立医疗质量监测、评估和控制体系，包括评估标准、评估办法与程序和评估机构；建立医院评审制度和医疗质量认证制度，以及一些专用的针对某些环节的质量管理制度，比如医院感染管理制度、病案管理制度等等。

2. 信息披露　包括医疗机构和政府部门信息披露制度。为了保障患者的知情权，减少医患之间的信息不对称状况，对医疗单位实施强制性的信息披露制度，披露的方式和内容要符合医疗服务科学的要求，保证信息质量而不流于形式。如医疗单位要定期公布各种药品种类的价格、挂号、医疗、各种设备的使用费用、人均医疗费、住院费、病人一次康复率等统计指标。由于医疗服务的复杂性和强制性，政府部门还通过主动评估来发布医疗机构的相关信息，比如政府部门或委托有关专业机构定期监测医疗机构执业情况，如医疗质量、费用、服务态度、投诉情况等，并向社会公布。

第四节　医疗机构经营管理

一、医院分级管理

医院分级管理是我国在20世纪80年代后期提出的一个比较系统的现代医院管理系统，是运用现代科学管理和医院管理理论，依据医院的功能和任务，将医院划分为不同级别，在此基础上，根据医院的服务质量、管理水平、技术能力、医德医风等内容，对不同级别的医院施行不同的标准管理和目标管理，从而优化医疗服务体系整体结构，增强其整体功能。我国一般从基层医院逐级往上，依次为一、二、三级医院。根据原卫生部颁发的《医院分级管理办法（试行草案）》规定：一级医院是直接向一定人口的社区提供预防、医疗、保健、康复服务的基层医院、卫生院。二级医院是向多个社区提供预防、医疗、保健、康复服务的基层医院、卫生院。三级医院是向几个地区（跨省范围）提供高水平专科性医疗卫生服务和执行高等教学、科研任务的区域性以上医院。一、二、三级医院各分甲、乙、丙三等，三级医院增设特等，共三级十等，其中三级甲等是最高级别的医院。医院评审以3年为一个周期。

二、医院分类管理

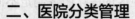

2000年2月，我国国务院体改办等八部委发布了《关于城镇医药卫生体制改革的指导意见》，提出了建立新的医疗机构分类管理制度，按医院的经营性质、运营目标将医疗机构分为营利性医院和非营利性医院两类进行管理。目前我国医院可以按产权归属、经营方式、法人地位和级别进行进一步细分。

（一）按产权归属分类

按产权归属可以分为国有医院、私有医院、财团法人医院和社团法人医院。国有医院和私有医院是产权不够明晰的医院；财团法人医院和社团法人医院是产权明晰的。

（二）按经营方式分类

按经营方式可以分为营利性医院和非营利性医院。营利性医院是从财税上对国家作出贡献的医院；非营利性医院是从财税上可以不需要对国家作出贡献的医院。

（三）按法人地位分类

按法人地位分类可以分为有独立法人地位和没有独立法人地位的医院。财团法人医院属于营利性独立法人；社团法人医院属于非营利性独立法人。政府独资办的国有医院不是独立法人医院，它们是政府预算内行政事业单位。他们的负责人是政府法人的代表。

三、医院经营管理

（一）医院经营管理的概念

经营泛指经营经济事业或经济实体。经营一词在我国古代典籍中就有，《诗经》上说："经始灵台，经之营之，庶民攻之，不日成之。"经营是经度营造，即筹划、谋略、开拓之意。有了社会分工和商品生产，就有了市场，就存在经营问题，商品经济越发展，经营就越重要。我们把以经营为特征的管理称之为经营管理，即企业、事业单位在市场经济条件下，进行以"效益为中心"的全面统筹和管理运转，把计划、生产或服务、业务管理、经济管理、质量管理、市场营销等各种组织功能有机地结合起来，以追求最佳的社会效益和经济效益。医院经营管理则是指在社会主义市场经济体制下，医院在党和国家有关方针、政策的指导下，根据市场的要求，按照客观经济规律，利用价值规律作为经济杠杆，充分调动各方面的积极因素，对医院的经营活动进行计划、组织、指挥、控制、监督和协调，力求以尽可能少的劳动耗费，取得尽可能大的医疗效果，在医疗服务活动取得社会效益的前提下，实现最佳经济效益的管理活动。医院经营管理是实现医院社会效益与经济效益相统一的管理活动和过程。由于医院具有一定的公益性，加上过去一直在计划经济体制制约下运营，因而长期以来避谈"经营"问题，即使客观上存在一些经营活动，亦因各种形式的禁锢而少言之；即使是在市场经济条件下也依仗供方主导地位而忽视经营管理。我国社会主义市场经济体制的进一步完善，要求卫生体制改革与发展必须主动地与之相适应。在医疗保险的环境下，特别是在城市医疗服务供应相对过剩，而城乡医疗资源分配不均的格局下，医院必须搞好经营管理，纠正长期以来过分市场化带来的片面追求经济效益的做法，用社会效益来平衡经济效益，以促进医院的改革与发展、生存与壮大。

（二）医院经营管理的特征

1. 差异性和人性化　为患者提供高人性化的服务是医院经营管理的差异性和人性化特征的突出表现。这种差异性和人性化，是指"以人为本"和"以患者为中心"的服务观和医疗观。医疗服务行为的根本特征是人性化，因而应将提供人性化服务作为医院经营管理的指针，使医疗服务更好地适应社会的需求。医疗服务的对象是人，医疗服务的每一项措施都是针对具体的人，而人是复杂的系统，人与人各不相同，均存在或多或少的个体差异，其需求和欲望也不尽相同，这一点是区别于其他服务行业的关键。医疗服务的形式和内容多种多样，医院应充分了解患者的不同需求，采取有针对性的服务方式，对不同的患者实施不同的医疗服务措施，提供个性化的医疗服务。这样既可以使患者对医疗服务有更多的选择，又可以积极引导患者的消费需求，增强医院的吸引力。另外，医院在经营管理中，还应充分重视医务人员的情感，根据其不同的需求层次，提供一切可能的职业发展和生活改善条件，最终实现人与组织的共同发展。医院经营管理做到差异性和人性化，是医院社会效益的直接体现，也必将给医院带来可观的经济效益。

2. 竞争性　随着社会经济的飞速发展，不少高新技术在医学基础和临床得到开展和应用，科学技术对医疗领域的渗透越来越广泛，很大程度上促进了医院的现代化建设，提高了临床诊断、治疗水平，也使医院之间的竞争越演越烈。这种竞争是人才、技术、服务、质量、设备、管理、市场等各方面的全方位系统化竞争。医院要想在如此激烈的竞争中旗开得胜，就必须改善经营管理，形成自己的竞争优势，做到低成本高效率，增强市场竞争能力，实现医院的可持续发展。这种竞争性还体现为医院的经济效益性。医院虽然具有公益性质，但在市场经济条件下，要保证医院日常活动的正常运营，就必须讲求经济效益，不讲求经济效益医院就不能生存和发展。讲求经济效益不是盲目的乱收费、乱检查、大处方、追求经济收入，而是在国家规定范围内的合理收费、合理用药和治疗，扩大服务面积，增加治疗人次，开展新项目及控制成本费用等所创造的经济效益。医院的经济效益其实是建立在社会管理不完善的前提之下的，一旦社会管理法制化深入了，这种短期效益的空间越来越小，必须向社会效益要生存空间。随着医院的发展、人口的减少，医院竞争必然从医疗资源不足的不饱和状态向医疗资源过剩的饱和状态过渡。那种在资源不足条件下的医院垄断行为必须向自由竞争的服务意识让步，否则就无法面对将来客源减少的局面。

3. 目标性　医院的社会效益和经济效益用各项指标来体现，就是医院的经营管理目标。医院的一切活动都围绕特定的目标进行，以尽可能少的耗费，为社会提供尽可能多的质优价廉的医疗服务，同时实现价值的补偿和结余。医院经营管理是开放式的，强调外部环境的作用，强调医院内部如何适应外部，如何随外部条件的变化而变化，特别是与医疗市场和供求状况相联系。因此，医院经营管理，应充分发挥社会效益开拓长期市场，赢取长远利益的优势，重视对医院外部环境的调查研究和预测，重视医院的长远发展，重视对医院全局性、战略性的重大问题的决策。通过对医院外部环境的调查研究分析和对内部条件的客观评估，确定医院正确的发展方向和目标。

（三）医院经营管理的目标

医院经营管理目标，是医院一切经营管理活动的出发点，是统帅经营管理者的工作和全体员工的共同劳动的行动纲领，它贯穿于经营管理活动的各个方面和全过程，是在一定时期内，医院经营管理活动所要达到的预期成果。指向、激励、评价和自我控制是医院经营管理目标对整个医院的活动所起的重要作用。制订和实施科学而正确的经营管理目标是医院经营管理的重要内容。

医院的经营活动由医院所有者、经营管理者和医院员工三部分来共同实现。医院的经营管理目标也会受政府、患者和其他相关单位的影响。医院经营管理目标随着各方利益追求的不同而呈现出差异性。医药卫生体制改革的深化、新的医院分类管理制度的建立使不同性质、不同类别的医院经营管理目标各不相同。

非营利性医院不以营利为目的，因其为社会公众利益服务而设立和运营，其收入用于平衡医疗服务成本。促进自身发展的项目，如改善医疗条件、开展新的医疗服务等则依靠实际收支结余来完成。提供基本医疗服务并完成政府交办的其他任务是政府举办并享受政府财政补助的非营利性医院经营管理的主要内容。其他非营利性医院经营管理的主要内容是提供基本医疗服务，不享受国家财政补助。

（四）医院经营管理的影响因素

1. 卫生政策与卫生改革　卫生政策与卫生改革是医院经营管理最重要的外环境因素。政策的变化和改革的实施会给医院经营带来意想不到的机遇和挑战。我国三十多年来的卫生改革与卫生政策经历的三个主要阶段：

（1）解放思想，增加供给的阶段（1978—1992年）：这一时期卫生改革发展的重点是，抓住医疗服务供不应求的主要矛盾，增强医疗卫生机构活力，扩大服务供给，大力提高卫生服务供给能力，缓解供需矛盾。同时提出卫生事业要按经济规律办事，加强财务管理，打破“平均主义”和“大锅饭”的分配方式，调动人员积极性，激发活力，提高效率。这一时期卫生政策的主要导向包括：实行“多渠道办医”和“简政放权”政策，努力缓解“看病难”；卫生立法工作逐步起步，《食品卫生法（试行）》、《药品管理法》、《医院工作人员职责》、《医院工作制度》等相继制定颁布，标志着卫生工作开始走向法制化管理轨道。

（2）卫生发展活力不断增强的阶段（1993—2002年）：这一阶段卫生改革发展的重点，一方面是继续引入市场机制，拓宽卫生筹资渠道，改善效率；另一方面是加快医疗保险制度改革，规范医药生产流通领域的秩序。在第一阶段推进卫生改革发展的基础上，党中央、国务院于1996年底，召开了新中国成立以来第一次全国卫生工作大会，制定了《中共中央、国务院关于卫生改革与发展的决定》，开始综合推进卫生事业改革与发展。这一时期卫生政策的主要导向包括：医疗卫生服务体系和监督体系改革的深度广度明显加大；探索新的城乡医疗保险制度；加强医药生产流通与监管工作；现代化医疗技术引进空前加快。

（3）着力改善民生时期（2003年以来）：2003年，战胜非典疫情以后，党中央提出了以人为本的科学发展观，高度重视经济社会的统筹发展，高度重视卫生工作，开始着手解决重医轻防、重城轻乡、重大轻小的弊病，在公共卫生、重大疾病控制、农村卫生建设和建立新型农村合作医疗制度、大力推进城市社区卫生发展、完善社会医疗保险制度等方面采取了一系列重大措施，取得了显著进展。这一时期卫生政策的主要导向包括：明显增加公共投入；完善公共卫生服务体系，加强重大疾病防治；加强农村卫生服务体系和城市社区卫生服务体系建设；加强医院管理，提高医疗质量；加快建立覆盖城乡居民的医疗保障制度；加强食品药品等公共卫生监管；中医药工作继续得到加强；启动深化医药卫生体制改革工作，紧紧围绕2020年实现人人享有基本医疗卫生服务这个伟大战略目标，着重制度设计和创新，对建设基本医疗卫生制度提出了实现思路和政策措施。

2. 科学技术的发展　日新月异的医疗技术，层出不穷的诊断方法、治疗方法是科技进步在医疗科技方面的具体体现。各种新技术、先进医疗设备在医疗服务中的广泛应用，使医生的诊断依靠各种先进的医疗设备，逐步取代了传统的望、触、扣、听，诊断结果也更趋于科学化。医疗服务行业是高技术行业。医院的竞争优势，很大程度上体现为先进的诊断和治疗方法。医院的竞争地位、服务对象、市场、竞争者、供应商等都受技术进步的影响。医疗成本的降低、新型和改进了的医疗服务的派生、新的经济增长点的形成、竞争优势的突显、新的医疗技术项目的不断开展、新的医疗市场的开发、更为广阔的发展空间的开拓等都有赖于技术的进步，进而推动医院的再发展。即，医院的发展已与技术的进步紧密相连。那么，医院就必须大力推进经营管理，紧跟国内外科学技术发展的步伐，而且要努力实现医学科学技术向现实生产力的转化，形成以技术换取巨大的经济效益，以经济效益保障社会效益的良性循环。

3. 医学模式的转变　人们观察和解决问题的某种标准思想和行为方式称为模式，对人体健康观和疾病观的高度概括则称为医学模式。我国现代生物 - 心理 - 社会医学模式已逐步取代传统的生物医学模式。这种转变有着复杂的社会背景：疾病谱和死亡谱的变化，使非传染病取代传染病成为影响人类健康和生命的主要疾病；生物因素的死因比重明显下降，医学服务必须实现技术和社会的双重突破；人民群众日益增加的卫生保健需求，使医学服务转变为综合性服务，集生物、心理和社会因素为一体。医院经营管理的目标和内容、医疗服务的方式和方法等直接受医学模式的影响，使医院经营管理者在服务、组织和政策等方面都面临着新的挑战。生活水平的提高、健康观念的转变、社会文化因素等的影响使医学和医务人员面临着越来越高的患者要求。过去主动 - 被动型的医患关系模式已逐渐向指导 - 合作型和共同参与型医患关系模式转变。到医院就诊已被患者及其家属视为一种消费，他们要求医院环境优美、提供技术含量高、疗效显著而又经济实惠的优质服务，这就要求医务人员和管理者突破数百年来生物医学传统模式的束缚，遵循现代医学模式的整体医学观、多因多果观、重视社会心理因素观和高危险性分析观点四大基本观点，从服务态度、服务方式、管理手段和经营策略等方面克服只注意人的生物学特性而忽视人的社会学特性的弊病。可见，医学模式的转变顺应了医院社会效益的发展要求，从而带动了医院经济效益的实现。

4. 医疗竞争的压力　不断深入的改革开放，日益完善的社会主义市场经济体制将医院这一过去的纯福利事业型单位推向了市场，使得医疗服务市场不再被一家或几家医院所垄断，而成为各类医院同台竞技的大舞台。多元化的市场竞争，要求医院不断改善经营管理，为患者提供更为及时高效的医疗服务，满足其日益增长的健康服务需求，实现医院的社会效益和经济效益，从而在激烈的市场竞争中脱颖而出。

四、医院法人治理

（一）法人治理结构

法人治理结构又称公司治理结构（corporate governance structure），或称公司治理系统（corporate governance system）、公司治理机制（corporate governance mechanism），是一种对公司进行管理和控制的体系。是指由所有者、董事会和高级执行人员即高级经理三者组成的一种组织结构。现代企业制度区别于传统企业的根本点在于所有权和经营权的分离，或称所有权与控制权的分离（separation of ownership and control），从而需要在所有者和经营者之间形成一种相互制衡的机制，用以对企业进行管理和控制。现代企业中的公司治理结构正是这样一种协调股东和其他利益相关者关系的一种机制，它涉及激励与约束等多方面的内容。简单地说，公司治理结构就是处理企业各种契约关系的一种制度。

这里所说的“结构”应该理解为兼有制度（institutions）、体系（systems）和控制机制（control mechanism）的含义。现代企业采取了股份制，在股份制企业中所有权与经营权分离，所有者与经营者之间，经营者不同集团之间的利益关系比单人业主制企业或合伙制企业要复杂得多。如何处理这种利益关系涉及企业的效率、业绩，甚至成败。处理这些利益关系需要一套相应的制度，这就形成了公司治理结构理论。

从法人治理的本质内涵来看，建立治理结构有三个基本的要素：所有者、契约和经营者。所有者是公司的出资者，所有者不能对法人财产中属于自己的部分随意支配，只能运用所有者权利影响公司行为，不能直接干预公司的经营活动。因而所有者是公司的"外部人"。主要职能是监督公司的经营者。经营者拥有公司的法人财产权，依法享有法人财产的占有、使用、收益和处分权，主要负责公司的决策与经营活动，是公司的"内部人"所有者在法律的基础上与经营者建立契约关系，要求双方进行权利和职能的合理分工，以有效协调和制衡双方的关系。这三种基本要素决定了法人治理的几个基本条件。

1. 在所有者层面，所有者的监督动力是第一个基本条件。为了避免自己的财富遭受损失或成为经营者谋取私利的工具，所有者会自发采取各种措施监督约束代理人以实现自身效用目标的最大化。因而一个与公司利益紧密相关的所有者是法人治理的第一个基本条件。

2. 在经营者层面，较为成熟的职业经理人市场是第二个基本条件。经营者是受所有者委托来经营公司的。从"理性人"的角度来看，经营者会追求工资津贴的最大化、奢侈消费等。这与所有者财富最大化的效用目标函数不一致。因而所有者会谨慎选择经营者，并设计一系列制度来减少这种代理成本。这种监督约束的基础条件是要有一个较为成熟的职业经理人市场。由此所有者才有可能选择和约束经营者。

3. 在契约层面，委托代理的本质就是一种契约关系。在委托人和代理人之间，存在着一系列的契约。它们共同组成了企业的治理结构。这些契约可以分为两类：一类是非正式契约，另一类是正式契约。根据契约的适用范围，正式契约又可以分为两类：一类是适用所有企业的通用契约，另一类是只适用于单个企业的特殊契约。

（二）公立医院法人治理结构

1. 公立医院的法人治理　是指为实现公立医院出资者目的，平衡所有者、经营者以及利益相关者的若干制度安排。在这若干制度中，公立医院的法人治理结构是核心，其所要解决的是所有者和经营者的委托和代理关系，是所有者和经营者的权利配置格局，是关于政府、公立医院以及公立医院管理者的职责、权利和义务的制度化安排。

2. 公立医院治理结构　是研究政府、医院和医院管理者之间的职责，权利和义务关系，建立决策、执行和监督职能完善的制度。公立医院的法人治理一般可以分为两个部分：治理结构（governance structure）和治理机制（governance mechanism）。内部治理结构包括股东大会、职工代表大会、董（理）事会、监事会、经营班子等形成的权力制衡体系，外部治理结构包括媒体、行业协会、政府、市场等力量的博弈，治理机制包括用人、监督和激励等机制，治理结构与治理机制共同决定了医院的治理效率。

3. 公立医院法人治理结构的主要构架　医院法人治理结构的基本构架由权力、决策、执行、监督机构组成，并明确建立对管理者履行职责过程中的越权和违规行为的防范与制约机制，以及对损害投资者合法权益及其后果的纠正与补救措施。按照现代医院制度的要求，国有医院可以建立股东大会、董事会或管理委员会、执行机构（院长、副院长、常务董事等），比较可行的是实行董事会或医院管理委员会领导下的院长负责制，各司其职，建立起股东大会和董事会之间的信任托管关系，董事会与执行机构之间的委托代理关系，以及上述机构之间的相互制衡关系，形成规范的医院法人治理结构。

4. 公立医院法人治理结构中的权责划分　规范的法人治理结构包括股东会、董事会、监事会和医院管理层，这四个层次按照权利和义务划分，分别代表了医院权力机构、决策机构、监督机构和执行机构，他们在医院中应相互独立、制衡与协调，只有这样才能从体制和机制上保证医院健康有序地发展。

(1) 医院管理委员会或董事会：医院管理委员会或董事会是医院法人治理结构的主体，代表政府和社会公共利益，行使医院的重大决策。董事会制度是医院法人治理结构的重要组成部分，也是欧美发达国家或地区通行的对非营利性医院进行管理的一种有效制度。非营利性医院是国家或集体投资建立的，其董事会是具有完全独立意志，代表医院产权所有人、社会利益的医院董事组成的权利机构。医院董事会具有对内治理和对外联络两大功能。董事会的董事人选来源于产权所有人、利益相关的群众和社会代表、独立董事、少数的医院经营者。董事会的董事长是法人代表，是医院最高权力者；董事是产权所有人的代表。

(2) 医院管理层：由院长等医院管理人员组成的执行机构在董事会的授权范围内负责医院的经营管理和人事管理。医院重大事项需由董事会民主决策，董事会对产权人负责，院长是董事会决定和选择的人选，院长对董事会负责，以监督与制衡医院内部管理和运行。

(3) 股东会：股东会拥有重大事项的决策权。股东会是非常设机构，仅以会议的形式存在。股东会是由全体股东组成。股东会作为所有者掌握着最终的控制权，他们可以决定董事会人选，并将自己的资产交给董事会托管，同时具有推选或不推选直至起诉某位董事的权利。

(4) 监事会：股东大会选举监事组成监事会，股东大会任命的监事会掌握着广泛而巨大的权力，从医院内部对董事会、高层经营管理人员进行广泛的监督，对医院的有效运营具有十分重要的意义。

5. 公立医院法人治理的模式

(1) 行政机构单一型法人治理模式：该模式的特点为：以行政管理的原则为基础，公立医院的经营、管理和行业监督由同一个政府机构负责，从而形成了“管”与“办”在形式上和实质上的高度合一。行政机构单一型法人治理模式是非常典型的计划经济管理模式。它的典型代表是前苏联的医院管理体制。我国绝大多数公立医院的管理模式基本上就属于这种类型。不同之处在于，由于目前我国公立医院的收入主要由自己创收，而不是来自政府预算，因此已享有相当程度的经济独立性。但是，我国公立医院离“独立经营的法人”还有很大距离，它不具备一些重要的经营管理权限，如人事权和定价权。几十年公立医院的“管办合一”，使卫生行政部门长期充当了教练和裁判的双重角色，随之而来的是监督机制失衡、出资人缺位、效率低下、在医院的发展规划及绩效考核等管理中专业性不强。

(2) 行政机构分权型法人治理模式：行政机构分权型法人治理模式的特点为：“管”与“办”在形式上分属于两个政府机构负责，但仍然是以行政管理的原则为基础，而不是以企业经营管理的原则为基础。相对于行政机构分权型法人治理模式，行政机构分权管理是个进步。对于脱离了直接管理医院的特定政府机构来说，它可以集中精力对医疗卫生事业和公立医院进行宏观监管。

(3) 理事会型法人治理模式：与以上两种行政化治理模式不同的是，理事会型法人治理模式是以企业化的方式对公立医院实施治理，政府只是起到监督的作用，并不直接干预医院的经营决策，公立医院的经营管理由非政府组织或营利性机构承担。

(4) 董事会型法人治理模式：与理事会型法人治理模式一样，董事会型法人治理模式也是以企业化的管理方式为基础的政府间接管理模式，不同的是此模式涉及公立医院资本结构的变化。在董事会型法人治理模式下，公立医院作为独立的法人实体，通过完善法人治理结构，监管和运作集团内各医疗机构，实现资源共享、技术交流、成本控制等，从而达到提高医疗服务效率的目标。

本章小结

本章从医疗市场的基本特征出发，介绍了医疗产业管理的一般概念和内容。重点介绍了医疗产业宏观管理，即政府规制的定义、分类、特征和内容，以及医疗产业微观管理，即医疗机构经营管理。重点应掌握医疗产业和产业化的内涵，以及医疗产业管理的主要内容。学生学习时应以掌握基本理论、基本知识和基本方法为主，可参考医疗产业相关的教科书、学术论文等资料进行课外学习，同时也应多收集和了解我国对于医疗产业发展及公立医院改革相关的政策。

复习思考题

1. 影响医疗服务需求和利用的因素有哪些？
2. 医疗服务市场的构成是什么？
3. 如何理解医疗产业化？
4. 医疗产业政府规制的内容包括哪些？

案例分析

和睦家医院的经营管理

一、基础情况

和睦家医院建立于1997年，是美国纳斯达克的股票上市公司美中互利工业公司在华核心企业。现有北京和睦家医院、上海和睦家医院和北京和睦家诊所，厦门的和睦家医院也即将成立。北京和睦家医院于1997年开业，是美中互利工业公司与中国医学科学院和集团的合作企业，也是中国的第一家中美合作医院，编制床位50张，医院方称投资400万美元，百研资讯估测固定资产投资不会超过200万美元。上海和睦家医院为美中互利工业公司和上海长宁区中心医院的合作企业，于2004年12月1日开业。编制床位100张，首期开设50张，媒体称总投资800万美元。北京和睦家诊所自2002年11月1日起运营，主要提供医学诊疗和牙科服务。厦门和睦家医院由美中互利工业公司与厦门中山医院合作建立，预计投资1000万美元，编制床位200张。

3家和睦家医院外方股东均持股70%。和睦家医院的母公司——美中互利工业公司，是包括香港在内的中国地区医疗保健领域处于领先地位的美资公司，于1981年注册于纽约，总部位于华盛顿特区。它在中国拥有400名雇员，3家办事处，3家子公司，以及2家合资企业。

二、经营分析

和睦家实行会员制，免收入会费同时打折优惠，会员卡分为金卡、银卡和个人卡会员。医院不收挂号费，但第一次就诊要交25美元的病历费、60美元的医生咨询费；一次常规的体检需要250美元；看一次普通门诊的费用是500多元人民币；顺产一个婴儿的费用是6000美元，剖宫产费用还要高；双人病房每天500美元，单人700美元，豪华套房每天1700美元；在和睦家医院住院3天的支出大概需6000美元；医院提供的高级管理人员保健服务收费约为2000元人民币。总体看和睦家医院收费标准远远高于国内医疗机构，略低于国际市场价格。

和睦家医院在收益方面较为重视服务增值。药费占整个医疗费用的比例约10%。

和睦家医院目标消费群主要是在华外籍人士和极少数愿意享受高端医疗保健服务的国内名流。目前国内消费人群呈快速增长态势，1998年到该院就诊的国内患者不足10%，目前约40%。

产品服务方面和睦家医院以妇产科、儿科起步，引入全科医生、患者看病一步到位是和睦家的主要特色。据了解上海和睦家将陆续推出睡眠障碍门诊、疼痛门诊、神经科服务。

对于医疗保健市场，和睦家开展了“家庭医生”服务，即由专人负责为家庭成员提供“从小到老”的全程医疗服务。

和睦家医院的经营收益主要来自国际化的信用结算方式，和睦家医院与AETNA、BUPA、上海SHENGIUE咨询公司等国际保险公司建立了直接结算业务关系，医院被授权代表患者直接与保险公司结算医疗费用。患者到和睦家就诊只需完整填好理赔申请单并在表格上签字即可，随后医院的财务部门会直接同保险公司联系，无须由患者垫付保险公司应负担的费用或自己向保险公司理赔的复杂手续。也就是说外国人到和睦家看病，自己花钱很少，通常是保险公司直接支付。

据了解，和睦家已经在与国内有关的保险公司协商制定适合中国患者的保险项目，并开始直接上手切割国内市场。

目前和睦家的月门诊量约3000人，从市场份额角度讲和睦家医院对于中国医疗与健康服务市场冲击不大，但由于和睦家医院在华品牌扩张较快，随着国内医疗市场进一步开放及健康服务领域的深化，其品牌扩张下的市场扩张具有较大潜力。据和睦家医院自我介绍2002年营业收入已超过600万美元，并已经步入盈利时代。

三、发展战略分析

据了解北京和睦家医院目前国内客户中女性客户占70%～80%，国内客户约90%是支付现金，这不仅与该院以妇科、儿科为主的市场定位相对应，也说明高端女性客户对舒适性、私密性服务需求的偏好。此类客户的品牌忠诚度较高，随着和睦家医院在华品牌的进一步竞争确定，会进一步集中于该院消费，可以认为和睦家医院目前产品服务定位在华发展具有较快增长空间。

外籍客户因该院具有“不直接付费”的商业保险支付方式而成为该院消费者是该院的优势之一，但随着外资医院的进入及相应领域的竞争加剧，这块市场增长空间并不明显，和睦家医院如实现快速市场拓展只能通过三种方式：重点城市开发新的服务网点；大力培养国内消费群体；增加新的服务项目吸引男性客户。

从健康服务市场的角度分析，可以认为无论是现在还是将来，和睦家医院模式不

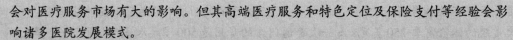

会对医疗服务市场有大的影响。但其高端医疗服务和特色定位及保险支付等经验会影响诸多医院发展模式。

思考：

你认为和睦家医院的经营管理有哪些特点？对公立医院的经营管理有哪些借鉴之处，为什么？

（张 楠）

第十二章

生物医药产业

学习目标

通过对生物医药基本概念、市场需求、产业管理、国家政策的学习，初步掌握生物医药产业的发展概况、竞争态势、发展趋势。

学习重点

生物医药市场竞争态势、产业发展重点、发展模式及发展方向。

第一节 生物医药市场

生物技术（biotechnology）是指人们以现代生命科学为基础，结合其他基础科学的科学原理，采用先进的科学技术手段，按照预先的设计改造生物体或加工生物原料，为人类生产出所需产品或达到某种目的。具体是人们利用微生物、动植物体对物质原料进行加工，以提供产品来为社会服务的技术。它主要包括发酵技术和现代生物技术。因此，生物技术是一门新兴的综合性的学科。

实际上，生物技术在农业、食品、环境和其他领域都有深远影响。将生物技术应用到医药制造领域，形成生物医药行业。生物医药主要包括制药和生物医学工程两方面。目前，60% 以上的生物技术成果集中在医药行业，用于开发特色新药或对传统医药进行改良。生物技术引入医药行业，使生物医药行业成为最活跃、进展最快的产业之一。

一、产品需求

随着微生物学、免疫学和分子生物及其他学科的发展，生物工程研究已改变了传统概念。对微生物结构、生长繁殖、传染基因等，也从分子水平去分析，现已能识别蛋白质中的抗原决定簇，并可分离提取，进而可人工合成多肽疫苗。对微生物的遗传基因已有了进一步认识，可以用人工方法进行基因重组，将所需抗原基因重组到无害而易于培养的微生物中，改造其遗传特征，在培养过程中产生所需的抗原，这就是所谓基因工程，由此可研制一些新的疫苗。20 世纪 70 年代后期，杂交瘤技术兴起，用传代的瘤细胞与可以产生抗体的脾细胞杂交，可以得到一种既可传代又可分泌抗体的杂交瘤细胞，所产生的抗体称为单克隆抗体，这一技术属于细胞工程。这些单克隆抗体可广泛应用于诊断试剂，有的也可用于治疗。科学的突飞猛进，使生物制品不再单纯限于预防、治疗和诊断传染病，而扩展到非传染病领域，如心血管疾病、肿瘤等，甚至突破了免疫制品的范畴。

目前医药生物技术产品（包括基因工程药物、疫苗、生物诊断试剂等）的产值在医药产业中所占比例不足10%，但由于传统的新药研制方法难度越来越大，研制开发成本不断上升，成功率越来越低，因此，在世界较大的制药公司中，目前有70%的项目是使用生物技术开发。由于其能弥补化学药品的根本缺陷，具备成本低、治疗的针对性强、成功率高、安全可靠等优点，使之具有极强的生命力和成长性。

生物医药的应用扩大了疑难病症的研究领域，使原先威胁人类生命健康的重大疾病得以有效控制。21世纪生物药物的研制将进入成熟的ENABLING TECHNOLOGIES阶段，使医药学实践产生巨大的变革，从而极大地改善人们的健康水平。整个医药工业面临使用生物技术进行更新改造，研制和攻克一些疑难病症都是需要生物医药来完成的。

目前，生物医药产品广泛应用于慢性疾病和传染性疾病。随着群体心理压力的加大、生活环境污染的加重及人口老龄化加速，近年来心脑血管疾病、恶性肿瘤和糖尿病等慢性疾病发病率大幅上升，产品市场需求广阔，产品销售收入保持较快增长。近年来随着社会经济的不断发展，人们的生活水平日益提高，保健意识也在逐步增强，我国生物制品的需求量不断增加。卫生总费用占GDP的比重不低于5%是WHO的基本要求。中国目前卫生总费用占GDP的比重仅为5.1%，美国2008年就达到了15.2%，中国提升的空间很大。近30年来，我国卫生费用平均年增长17.6%。由于人口老龄化的加速，肿瘤、慢性病和老年病还有成倍甚至十几倍上升空间。

二、产品供应

美国是现代生物技术的发源地，又是应用现代生物技术研制新型药物的第一个国家。多数基因工程药物首创于美国。生物技术从20世纪70年代发展，经历了许多波折，但基本被美国垄断。

生物制药作为生物工程研究开发和应用中最活跃、进展最快的领域，被公认为21世纪最有前途的产业之一。目前，我国涉足生物医药领域的上市公司共有四十多家，但真正以生物工程制药作为主营业务的极少，大部分公司仍以原先的传统业务为主业，生物医药只占其业务的很小比例，有的还只是刚刚涉足这一产业。由于我国生物医药产业的技术水平和生产设备较为落后，而且创新能力不足，成果转化率较低，现在国内生物医药制品大都是仿制产品，市场较为混乱。经过多年的努力，我国生物医药产业已经取得了一定程度的发展。目前，我国已能生产多种世界上销售量较大的生物技术药物，而且已有多种具有自主知识产权的生物技术药物和疫苗获得新药证书。例如，外用重组人碱性成纤维细胞生长因子、甲肝减毒活疫苗、乙脑疫苗等产品。

三、生物医药市场

从全球生物技术药物品种分布情况来看，美国占全球份额的63%，其次是欧洲25%，日本7%。此外，生物技术药物在制药产业中所占的市场份额以及全球生物技术药物年销售额也呈现逐年上升趋势。据市场调研机构Ims Health统计，自2003年以来，全球生物医药市场增速在10%以上，而中国位列第一梯队，年均增长率25%以上，尚处于大规模产业化的开始阶段。

2008—2013年，我国生物制药行业销售收入保持了较快的规模增速，销售收入、工业产值年复合增长率均在30%左右，2008年行业销售收入为642.48亿元，同比增长44.09%，为近年来增幅最大的一年；2013年行业销售收入为2381.36亿元，同比增长34.13%。即使未来五年按20%的平均增长率估计，到2018年，我国生物医药销售规模也会达到近6000亿元，未来我国生物制药行业的市场发展前景十分广阔。

2012年，在各方有利因素的刺激下，全球生物医药市场缓慢回暖。专利悬崖仍然在深刻影响着全球生物医药产业格局，发达国家市场增长乏力，新兴市场成为跨国制药企业必争之地。由于研发费用不断上升，新药开发难度加大，药政管理更趋合理，预计未来全球医药市场的增长将进一步放缓，逐步进入稳定增长期。

据报道，2011—2016年，发达国家药品消费增长将出现滞缓，而新兴市场药品消费支出则将翻倍增长。数据显示，在2011—2016年的5年间，发达国家医药消费总额将增加600亿～700亿美元，而此前的2006—2011年的5年间，发达国家医药消费总额增加值达1040亿美元。未来5年内，美国药品消费支出将保持着1%～4%的年平均增长率；在欧洲，由于大规模的财政紧缩计划和医疗健康成本控制措施的实施，药品消费增长率将维持在-1%～2%的范围；而日本则由于预期将实施两年期降价政策，其医药市场在2016年以前预计将以1%～4%的速度增长，略低于过去5年。新兴医药市场由于民众收入的增加、药品成本的持续走低，以及政府采取的提高医保覆盖率等系列措施，年度药品支出将翻倍增长，将为增长贡献约83%的份额。

此外，随着"重磅炸弹"级药品专利到期高峰的到来，以及支付方成本控制行为的不断增加，品牌药增长滞缓，小分子仿制药和生物制药则迎来较大的发展空间，而新兴市场本土制药企业医药由于经济相对不发达，科技相对落后，创新能力较弱，将借仿制药之机积极参与国际竞争，为今后研发创新药物积蓄资本和研发能力。

随着中国、俄罗斯、印度、巴西等发展中国家的快速崛起，全球排名前列的跨国药企纷纷开辟以"金砖国家"为代表的新兴市场。越来越多的前沿生命科学技术转移到这些国家；同时，生物医药产业的发展潜力也促进了国家在生命科学领域研发的投入，形成创新发展的良性循环。以中国为例，在过去五年当中，在华投资的跨国药企的业务规模基本上都翻了一倍。尤其是面对我国新医改政策引发医药市场扩容的刺激，跨国制药公司对成长性确定的中国市场的布局，正在从原先的处方药销售转向战略性布局医药全产业链，包括研发、生产、物流等各大细分领域都有涉及。

目前医药生物技术产品（包括基因工程药物、疫苗、生物诊断试剂等）的产值在医药产业中所占比例不足10%，但由于传统的新药研制方法难度越来越大，研制开发成本不断上升，成功率越来越低。因此，在世界较大的制药公司中，目前有70%的项目是使用生物技术开发。21世纪，整个医药工业面临使用生物技术进行更新改造。

第二节　生物医药产业管理

一、市场定位

虽然我国生物医药的发展前景较好，而且随着生命科学和生物技术的快速发展，我国生物医药产业也已取得了一定成就。但是由于生物医药具有高投入、高风险、研发周期长的特点，目前我国生物医药产业仍然存在创新能力弱、成果转化率低、技术水平落后等问题。我国生物医药产业有其自身的优势和不足，其发展还将面临较大的挑战。

（一）我国生物医药产业的优势

1. 我国生物医药产业具有较好的发展基础，我国生命科学和生物技术总体上在发展中国家居领先地位，许多生物新产品、新行业快速发展，同时我国也是世界上生物资源最丰富的国家之一。

2. 我国生物医药产业的市场前景广阔，产业发展处在重要战略机遇期，世界生物医药产业尚未形成由少数跨国公司控制的垄断格局，我国生物医药产业的技术、人才和科研基础在高技术领域中差距最小。

3. 国家政策利好，“十二五规划”确定了生物医药发展的重点，包括基因药物、蛋白药物、单抗克隆药物、治疗性疫苗、小分子化学药物等。

（二）我国生物医药产业存在的问题

1. 自主创新能力弱，全球生物技术专利中，美国、欧洲和日本分别占到了59%、19%、17%，而包括中国在内的发展中国家仅占5%，我国已批准上市的13类25种182个不同规格基因工程药物和基因工程疫苗产品中，只有6类9种21个不同规格的产品属于原创，其余是仿制。

2. 产业组织不合理、科技成果产业化率低，我国科技经济结合得不太紧密，在中试、放大、集成工程化环节薄弱，全国生物科技成果转化率普遍不到15%，西部甚至不到5%。

3. 市场环境有待规范，目前市场流通秩序混乱、招标采购不规范。

4. 相关体制机制不完善，科研创新、医药卫生、投融资、药品评价、药品定价、转基因市场准入、政府采购等方面的机制改革比较滞后，难以适应大规模产业化的需要。

有优势有不足，只有扬长避短，夯实基础，因地制宜，才能实现赶超的目标。经过多年的发展，中国生物制药产业已经有了一个良好的基础，生物医药已经成为国家战略性新兴产业的重要组成部分，优良的政策将积极促进我国生物医药的高速发展。而我国在生物医药行业的优势是资源丰富，有许多发达国家研究所不具备的基因资源，即使相同的疾病，由于人种的差异，治疗上会出现产品和方法的改进。同时，将中医中药与生物技术相结合，前景广阔。

二、发展战略

我国生物医药产业具有大发展的机会，一是生物医药技术目前进口限制较小，有机会通过技术引进缩短研发时间，缩小与国际水平的差距；二是生物技术发达的国家如美国，拥有127个从事生物技术方面研究的机构，由于国际生物行业的全面紧缩，只有七分之一左右的企业是盈利的，我们有机会选择在国外兼并一些研究所或小的高技术公司，缩短技术发展路径，实现跨越式发展；三是生物医药行业本身在国际上没有形成统一的行业标准，进入壁垒较低，使得我国生物医药产业一定程度上获得了与国际上该产业平等的发展机会和竞争地位。

从全球看，生物制药业竞争焦点主要是新药的开发能力和药品营销。由于新药开发投入大、周期长和风险大，国内上市公司尚不具备大规模开发工作所需的软硬件环境。近10年来，我国生物医药产业发展速度平均超过GDP增长速度的2倍，但我国生物医药产业发展能级和集约化程度还比较低，表现在技术创新弱、产品市场规模小、技术转移转化效率低、竞争力不强、资源利用和经济效益较低等。与国外比，最明显的劣势就是我国的药企缺

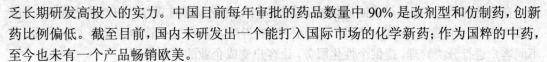

乏长期研发高投入的实力。中国目前每年审批的药品数量中 90% 是改剂型和仿制药，创新药比例偏低。截至目前，国内未研发出一个能打入国际市场的化学新药；作为国粹的中药，至今也未有一个产品畅销欧美。

国家“十二五”纲要提出，大力培育发展战略性新兴产业，重点发展生物医药、生物医学工程产品等领域，建设生物药物和生物医学工程产品研发与产业化基地。一批国家科技重大专项、863 计划项目将引领生物医药产业创新发展。专项战略重点包括创新药物研究开发、药物大品种技术改造、创新药物研究开发技术平台建设、企业创新药物孵化基地、新药技术开发关键技术研究和国际合作项目。

研究开发、成本控制、市场营销、产品品种种类、产品质量、客户服务、企业治理结构和公司机制构成生物医药企业核心竞争力的 8 大要素。其中，营销与研发能力是竞争的核心；生物医药企业的品种好坏（例如，产品疗效是否显著、适应证是否多、发病率的高低、每日用药量的大小、用药周期的长短、毛利率的高低、有无替代产品、是否独家生产、是否有专利保护、专利保护期的长短等诸多因素决定了产品品种生产、销售盈利的高低），质量好（纯度高，保值期长，稳定）、品牌优势明显、技术领先、进入壁垒高和售前、售后服务优良是竞争力的重要方面，也是生物医药企业的核心竞争力的具体表现。

从全球来看，生物制药业竞争焦点主要是新药的开发能力和药品的营销。由于新药开发存在投入大（一个新药平均成本为 5 亿美元）、周期长和风险大的特点，虽然新药由知识产权门槛在全球范围赚取高额利润，但国内上市公司尚不具备大规模开发工作所需的软硬件环境和长期研发高投入的实力，如果把新药开发比喻成后台，产品营销看作前台，国外公司的思路是后台支持前台，而我们只能通过前台带动后台，通过营销来提高产业集中度。随着营销区域的扩大，研发重点也进行针对性的调整，具有前瞻性的研发工作不应脱离企业营销实际。比如产品营销范围从地方性到全国性再到跨国性，最后实现全球性，企业的研发重点也依次推进为生产技术的改进，药品剂型的多品种化和规模化，创新药物的研制及全球畅销药的研制。

三、营销管理

如何在国家医药监管和激烈的竞争中建立和保持企业的竞争优势，是医药企业必须认真对待和提升管理能力的核心问题。

药品的营销管理与其他行业产品销售类同，必然涉及市场营销、销售、客户服务和决策分析，同时也面临具有医药行业特性的营销管理内容，包括药品在终端营销管理、药品招投标、药政事务、复杂的医药费用管理和如何管理庞大的医药销售代表队伍。

无论是处方药、OTC 药品、保健食品还是综合药品营销的医药企业，尤其是具有面向终端进行营销推广的企业，在营销管理中需要解决如下问题：

（一）市场准入问题

作为特殊的商品，药品要进入市场销售，除了产品质量合格、符合 GMP 要求外，进入基本药物目录、医保、新农合等目录以及地方常用药、低价药目录，在各省市以较理想价格中标，也是企业药品在当地医疗机构实现销售的前提条件，必须给予高度重视。对不同身份的药品，企业必须采取不同的营销策略和方法。

（二）客户忠诚度越来越低

药品渠道客户和终端客户是药品销售的关键客户，而客户越来越难掌控，销售不可预

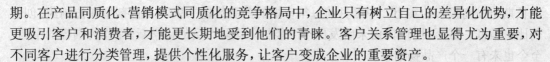

期。在产品同质化、营销模式同质化的竞争格局中，企业只有树立自己的差异化优势，才能更吸引客户和消费者，才能更长期地受到他们的青睐。客户关系管理也显得尤为重要，对不同客户进行分类管理，提供个性化服务，让客户变成企业的重要资产。

（三）医药代表的行为控制和能力提升是难题

保持医药代表高效销售行为和客户维护能力成为药品实现销售的关键。通过现代化的通信手段或者管理工具对代表进行控制固然必要，而如何提高员工对企业的忠诚度才是问题的根本，只有物质激励和精神激励双管齐下，薪酬待遇合理，文化管理到位，才能逐步打造有凝聚力的团队。而各种形式的学术技能培训，为员工履行职责和职业成长提供必要支持和指导，才能达到既提高代表的能力，又提高代表的忠诚度的目的。

（四）市场推广活动效果降低而费用升高

药品推广活动的竞争趋激而效果难期，有效推广和合理费用要求企业必须掌控市场动态和客户价值分类分析。通过市场活动和其他手段获取新的客户并推进；对新客户推进进行阶段进程管理，提高销售成功率；客户定期拜访和关系维护，维持并提高客户销量；全程学术培训和服务关怀提升终端药品流量；基于价值分类和潜力分析，对推广活动和销售费用进行合理控制，终止生命周期末端客户。

（五）必须及时准确核算药品纯销和决策分析

药品纯销准确核算和多角度分析，并依据规则进行控制来提高企业市场风险抵御能力。医药行业特点决定了销售统计的复杂性，商业销售不是目标，渠道销量和终端纯销数据收集和考核，才是医药营销考核的关键，尤其是面向终端推广的制药企业；实时自动分析各营销体系、销售区域、销售代表和药品规格的销售计划完成动态和盈利能力；基于领导决策为目标的数据统计和数据商业智能分析，及时准确灵活地进行营销决策。

现代医药企业的竞争，是营销体系的竞争，在激烈的市场竞争环境下，医药企业要生存要发展，就必须建立快速敏捷的营销体系，加强终端管理，控制好营销费用，提高对市场的快速反应能力，建立以客户需求为导向的拉动式的营销体系，提升企业自身的核心竞争力。

四、客群管理

客户关系管理（customer relationship management，CRM）是选择和管理有价值客户及其关系的一种商业策略，要求以客户为中心的商业哲学和企业文化来支持有效的市场营销、销售与服务流程。通过对全面客户档案、业务部门、联系人信息管理，对商业、渠道、终端及消费者网络关系管理，对客户信息、行为信息、销售数据集中管理，对不同客户进行分类管理并提出个性化策略，实现销售渠道及终端客户成为企业的重要资产的目标。

客户关系管理伴随着它强大的作用越来越受到制药企业的重视，也成为一些制药企业打造自己企业核心竞争力的武器和整合企业资源的平台。实施客户关系管理战略，在制药企业的作用可分为五个方面：客户信息整合、销售过程控制、市场活动评估、主动服务体验、价值客户挖掘。

（一）制药企业CRM战略步骤之一——客户信息整合

对于一个制药企业来说，通常客户是按企业产品的销售对象来具体定义的。对于处方药，企业销售的对象是医院和医院里的医生。对于非处方药，企业销售的对象是药店和医院的药房。对于某些特效药，企业销售对象是最终患者。另外，药品在从企业到达客户的流通过程中，是经过医药商业渠道的，要通过医药批发商、经销商才能使药品达到患者手中。

由此可以看出，制药企业的客户可分为六大类对象：医院、医生、药店、联系人、医药商业企业和最终患者。每个制药企业有多少客户数是由企业生产的药品种类和销售网络决定的。

伴随着企业的成长，企业的客户会变得越来越多，并最终维持在一个特定的水平上。客户关系管理的一项重要作用就是将客户信息分类，找到客户静态数据之间的联系，找到客户动态数据之间的联系，从而达到有序、标准、规范管理客户信息的目的。

制药企业发展的原动力来自于客户的实际需求，来自于对不同渠道信息的分析、判断与决策。销售市场的变化左右着企业的产品市场占有率，左右着企业与企业客户之间的关系程度，左右着企业销售额和回款周期。在整个企业经营链模式中，信息充斥在各个环节和方面。当我们仔细分析销售市场时，会发现其实它是由几个因素组成和决定，即一定量的客户群体；在这些客户群体上体现出的客户需求；在需求驱动下进行的价值交换和传递的一套规则及遵循规则后产生和出现的物流、资金流、信息流。

市场对企业产品的需求总量预测决定了企业生产的规模，企业的生产、经营都离不开市场的信息调控。所以信息的整合对现代化生产企业来说是至关重要的，特别是客户信息的整合，包括信息的细分，对企业来说尤为重要。

（二）制药企业CRM战略步骤之二——销售过程控制

对于大多数企业来说，目前的销售管理通常只是做到了事后销售结果的统计管理，即销售客户、销售数量及销售金额的管理，很难做到销售过程的控制与管理。知识经济大潮正在全球范围内急速改变传统的商业模式，这要求企业管理者以全新的思维来看待未来的客户、未来的竞争对手、未来的技术工具，并且让公司从今天起就为这些转变做好各个层次的准备。仅仅把现有的商业流程实现数据处理自动化并不意味着可以在“新经济”时代取得成功。知识经济要求的是与之相匹配的管理思维的更新和革命。

“以客户为中心”是知识经济的核心理念。要在知识经济的白热化竞争中取胜，客户关系管理成为焦点。要创造“以客户为中心”的企业必须要从三个方面来进行：如何才能获得、保留和吸引最有赢利价值的客户群；确保在公司的所有与客户打交道的渠道和流程中创造整体的客户关怀；通过直接销售人员、呼叫中心、互联网和其他渠道来建立和维持有效的客户沟通。

在电子商务的环境中，越来越多的竞争优势将体现在企业能否及时地收集信息和聪明地利用信息数据库来创造价值。如果说现在对客户数据的处理还集中在记录和保存的方面，将来你所掌握的客户信息就会成为公司能否持续赢利的关键。能否将收集到的客户信息重新反馈到商业流程中，决定了整个企业是否可以掌握市场脉搏，做最合理的决策。

对于制药企业来说，由于采用的销售模型的制约，要求不但要注重售后的数据技术统计，更要在售前对客户做出科学的评估和销售预测，要对售中的各种状态做出正确的分析，采取正确的方法推动销售工作可持续地进行。

1．售前分析与管理　销售前期，企业在明确销售额度和销售期望增长率后，主要的工作就是锁定客户，进行销售额度分派。先将销售额度根据药品的特点按大区进行百分比分派，再在大区内按地区进行二次任务分派，直到管辖范围内的各医院销售额度指定。销售预测体系的建立与评估是销售前期的另一项主要工作，预测模型和评估模型、预测算法和评估算法都是在统计数据基础上进行的，数据的误差将导致预测和评估的有效性、真实性、科学性受到质疑。

2．售中控制与管理　销售中客户情况总是在不断变化的，客户需求在变化、客户负责的人员在变化、客户的投资预算在变化、竞争对手与客户的关系程度在变化、客户的项目时间表在变化，如果在销售过程中不考虑这些变化因素，如果不分析客户的这些变化，就会出现很大的问题。控制、跟踪、管理销售过程中的变化因子，目的是出现这些变化时有及时的应对，可以将出现变化的影响减到最小。

3. 售后服务与管理　在售后服务中，强调的是将过去的被动式售后服务模式，改变成为主动式的服务模式，并为主动式提供效率分析，使主动式不是盲目的主动，而是客户心中所想，企业行动所及。

（三）制药企业CRM战略步骤之三——市场活动评估

1. 市场活动的制订　任何的销售过程和事件都离不开市场活动的支持与配合，制药企业的销售更是这样。除了每年企业参加的药交会及各种大型统一促销推广活动外，产品广告、产品白皮书、企业内刊、针对药品组织的学术会议、在专业技术刊物上发表专著文章等都是很有效的市场宣传活动形式。市场活动的开展一定是配合企业的发展战略目标，要做一件事情，就首先要有计划，而计划的制订对于负责市场宣传和推广的人员来说，却不是一件容易的事情。市场活动有多种形式，其侧重点不一样，带来的效果也不一样，如何在有限的资源配备下，制定、组织行之有效的市场活动是每个做市场营销策划人员关心的主要问题之一。

任何的制订市场营销活动计划总是离不开客户群体的，没有客户利润贡献率、没有客户潜在价值度分析，制定市场营销活动是不可想象的事情，即使制定出来也是盲目的和主观的。客户利润贡献率是对客户过去与企业之间关系的评价，客户潜在价值度分析是对客户今后与企业之间关系的评价。

具体的市场营销计划包括：企业年度总体市场计划，企业产品线市场计划，企业产品推广活动安排计划等。要产生的报告有：市场调查分析报告，竞争对手动态报告，企业产品线市场动态报告，企业销售状况报告，经销商及渠道经营动态报告等。

2. 市场活动的执行　对于制药企业来说，计划还好制订，执行过程通常难以把握。这是因为在执行的过程中缺少必要的协调管理和一致的目标导向。要想将制定的市场营销活动计划贯彻执行并达到预期的期望值，企业组织结构的配合与企业市场营销的流程是保证的关键。要建立完善合理的企业市场营销体系，要制定一套规范的、标准的市场营销流程。今天，企业的任何工作已不再是可由某个行政业务部门自由独立完成的了，都需要企业内部门间的通力协作。以往许多不成功和失败的案例，总结经验教训就是企业部门之间的配合差、相互推卸责任、没有明确的边界定义，造成谁都在管、又谁都管不了的局面，久而久之，问题积压成堆，矛盾越来越深。

执行市场营销活动的过程是实现企业整体经济目标的过程，也是企业产品推广销售过程，也是检验企业产品结构和产品组合的过程。市场营销活动的展开通常都以事件销售为基础和单位进行，这是因为单一事件具有目标明确、任务清晰、操作简单、影响巨大、控制容易等特点。

客户关系管理就是要完成对于市场营销活动过程中涉及的企业经营目标定义和划分、营销对象的选择和分析、市场费用的预算和调整、促销方式的选择和评价、媒体宣传规模确定及选择、市场营销活动评估、营销过程控制点设置和检查、活动过程控制和调整、活动后持续的统计分析等等，将它们贯穿为一个整体，形成完整的闭环。

3. 市场活动的评估　市场营销在过去完了也就完了，既没有对营销过程的交代，也没有对结果的总结，更没有对效果的评估。随着以客户为中心的企业管理思想的引入，也随着企业成本的增加，对于企业来说，越来越重视营销效果的评估，这样做有两方面的作用，一方面是真正使企业知道有限的经费如何使用，另一方面是总结哪些市场营销活动对企业更有效果。

（1）成本投入评估：对于企业来说，经费总是有限的，如何有效地使用有限的财务资源，达到最大化的效果确实是需要认真决策的。成本评估包括：企业人员成本，企业资金成本，企业科技成本和企业物力成本。对于资金成本和物力成本来说，因为它们是显性存在的，所以容易被计算，而对于企业科技成本和人力成本计算起来就费点周折。这其中需要企业期望在什么周期内回收投资，即投资回报率的确定等因素决定。

（2）营销过程效果评估：营销一方面需要看结果，另一个重要的方面就是应注重过程。营销过程的效应不但决定着营销活动本身的成败，而且影响着营销结果的好坏。营销过程需要评估，而且有一套评估的标准，这就是：媒体关注度、公众参与度、客户认知度、产品知名度等几项指标衡量。在出现 CRM 以前，基本上是不注重事件的过程的，只看中事件的结果，多少事实告诉我们没有好的过程又如何会产生好的结果呢。

（3）活动方式评估：对于营销活动本身来说，可以采用多种方式进行，但营销方式受地域经济、公众认同、企业品牌、时间、地点、营销对象、价格、产品包装、产品质量等因素的影响。在营销活动方式的采用上，经验是重要的参考依据，但经验主义却是极不可取的。要知道营销活动的方式与活动的时间、地域、当地文化、产品价格等因素是密不可分的。

（4）营销效果评估：营销活动结束后，要对活动效果进行评估，而且应该在一个相对时间段内完成这种评估才具有客观性和科学性。评估时间段的长短定义，要根据营销活动的规模决定。对规模大、过程复杂的营销活动进行评估的周期就要相对长一些。那么什么样的评估结果表示营销活动是成功的或失败的呢？通常，我们给出这样的判定条件：在营销活动结束后的 3～6 个月内，其营销活动的产品销售额稳定提高 6.83%，则认为营销活动是成功的，若产品销售额在 3%～5% 之间徘徊，则对营销活动的总体评估为没有效果。若销售额增长低于 3% 则可判定营销活动是失败的。还有另一种对营销活动的评估判定方法：在营销活动结束后的 3～6 个月内，其营销活动的产品销售额增长收入的纯利润是营销活动投入的 1.5 倍，则说明营销活动是成功的；若在营销活动结束后的 3～6 个月内，其营销活动的产品销售额增长收入的纯利润只是营销活动投入的 0.5～1 倍之间则判定营销活动是不成功的；若营销活动结束后的 3～6 个月内，其营销活动的产品销售额增长收入的纯利润是营销活动投入的 0.5 倍以下，则说明营销活动是失败的。

（5）广告评估：对于生产企业来说，组织一次营销活动，特别是组织一次大型的营销活动是需要在广告方面进行大量投入的。这其中包括精美的资料费用、场地费用、人员费用、宣传费用和交通费用等等，资料费用和宣传费用统称为广告费用。广告效果的评估要根据广告的形式而定，对于媒体广告来说，又区分为平面媒体广告和动画媒体广告；招贴画广告及广播广告，还有产品资料广告等等都属于介质广告。广告具有对产品宣传的轰炸效果，当选择了电视媒体广告和报纸广告及广播广告后，在一个特定时间内，对公众的影响力和在公众中的传播度是十分强劲的。广告效果的评估要借助外部力量进行广泛的社会调查才能够给出公正的结论。不管调查方式是怎样的，是随机问卷调查，还是均方抽样调查，是特定人群调查，还是重点地区有奖问答等等，对广告投入的评估还是有一套计算模式的。即公众对产品的知晓度上升 10 至 20 个百分点，广告投入是值得的，并且可在今后的 6 个月内

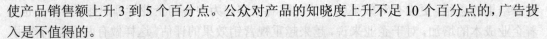

使产品销售额上升3到5个百分点。公众对产品的知晓度上升不足10个百分点的，广告投入是不值得的。

（四）制药企业CRM战略步骤之四——主动服务体验

1. 服务是万事之源　今天由于社会分工越来越细，许多的事情都需要借助别人的帮助来完成。对个体是这样，对群体也是这样。精细的分工使服务变得越来越重要，也使得服务渗透到了各个方面。企业的流程靠服务来驱动，企业的生产靠服务来驱动，企业的管理也靠服务来驱动。服务凌驾于一切工作之上，是万事之源、万物之本。服务来自于社会和生产的进步，服务反过来促进了社会的发展。

2. 服务讲究方式　市场放开，使得越来越多的企业进入市场。对于用户来说，可以选择自己满意的业务提供商；对于企业来说，除了要面对大量资金雄厚、有备而来、目标明确的竞争者外，更多的冲击则是本身传统运营方式的改变。面对业务生命周期缩短、成本结构改变、客户的挑剔和善变，企业为了自身的生存，不得不选择服务的客户对象。在这样一种商业模式下，服务质量虽然仍非常重要，但是，营销能力成为决定企业盈利能力的一个最重要因素。因为只有营销能够回答服务什么样的客户能够为企业带来利润以及如何满足这些客户的需求。

服务在今天追求个性化环境下，要求要越来越讲究方式方法。

3. 服务体现在快速　客户的需求伴随着十分显著的时间特性，在某一时间段内客户由于自身的原因会对某些方面有强烈的需求，当这段时间过后，又会产生另一需求。因此，企业响应客户的需求也应是及时的和快速的。时间创造效益，时间创造金钱，时间体现诚意，时间反映态度。没有快速对客户请求反应的体系是不行的，没有快速帮助客户解决请求的体系则更为不行。

4. 服务主动性体验　对于大多数企业来讲，服务至少有两种含义：一是指“客户请求，企业提供服务”，比如售后服务、维修等等；另一种服务是指企业主动为客户提供价值。为客户提供价值是关系发展的推动力，因此第二种服务对于企业和客户之间关系的推动具有更广泛的意义。企业必须清醒地认识到狭义“服务”之外有推动客户关系更丰富、更有效的服务方法、营销手段。如果企业以为只要有“服务”就有客户关系，或者只有“服务”才能有客户关系，那么企业对客户服务以及客户关系的理解可以说是一叶障目，只见树木、不见森林。

向客户推销是一种有效的服务方式。用“推销”这个不太讨人喜欢的字眼的目的是强调为客户提供价值，是服务的真正含义。如果企业推销的产品可以为客户带来便利，如果企业可以提供超过用户预期的价值，那么客户是很喜欢这种服务的，而且这种服务方式既可以为客户提供价值也可以为企业带来利润，是一种“双方都满意”的服务。这种服务不会增加企业的负担，它可由企业的伙伴完成，并为合作伙伴带来收益，实现“三赢”。

换位思考。企业得以生存和发展是因为提供了顾客需要的产品以及服务，那么，企业的管理者可以想象一下，假如自己是客户，企业推出上面所说的产品和服务，自己是否喜欢呢？这就是人的作用。营销方式的提出，服务方式的改进，实施者都是人。没有人的主动，一切都是枉然。

（五）制药企业CRM战略步骤之五——价值客户挖掘

1. 客户评价　客户是企业的衣食父母，客户是企业发展的核心。客户就是保持一段时期的企业商品的购买者。偶尔购买企业商品的购买者不是企业的客户。因为任何商品都是存在剩余价值的，当客户在购买企业的商品过程中就将商品的剩余价值返还给了企业，剩余价值是企业利润的唯一来源，当客户购买企业的商品越多，客户为企业带来的商品的剩余价值就越大，企业的利润才会越多。对于企业来说，面对的是千千万万的客户，我们要看到客户在为企业创造利润，带来剩余价值的同时，也在某种程度上消耗着企业的成本及利润。我们要按照经济学价值论的观点根据企业投入产出比来正确地评价企业客户的贡献。各种客户购买企业商品的数量如何？高贡献度的客户都购买了企业的哪些商品？为什么这些客户会购买这类商品？客户购买高剩余价值类商品的周期是怎样的？不了解这些问题，客户评价就没有意义；不了解这类问题，企业生产就是经验的和带有风险性的。客户评价的目的就是要根据客户对企业贡献度的大小，找出其实质的贡献根源，为企业制定客户发展战略提供依据，为使客户能继续为企业贡献商品的剩余价值找到最佳的方法。

2. 客户细分　当今企业越来越重视其客户的细节，而不再满足于笼统的客户分类。这是因为客户的情况是千差万别的，客户的需求也是各不相同的，几乎没有规律性可言。不进行客户的细分工作，就不知道哪些客户真正的需求是什么，就不知道哪些客户真正可以为企业创造价值。

企业可以根据自身掌握的相关数据，结合企业总体发展规划和目标，制定出一系列的价值原则和价值取向。对于企业的客户，可以按照客户对企业贡献度进行细分，可以按照客户对企业重要性进行细分，可以按照客户对企业偶合度进行细分，可以按照客户对企业运营成本消耗率进行细分，可以按照企业维系客户成本进行细分等等，我们几乎可以从经济学和企业管理学所有角度划定客户细分标准。客户的细分也是有时代性的，客户细分原则和标准会随着企业发展而改变。不同时期企业对重要客户的定义有不同的内容，企业对客户也会赋予不同的含义。以上的客户细分方法可以满足企业不同时期、不同发展阶段的需要，也可以同时使用以便企业综合对客户分类。

随着市场上用户平均消费值的下降趋势和近来收入及利润增长的减缓，采用市场细分的策略较以往任何时候显得更为重要。市场细分的策略可以使企业达到：

(1) 有效地针对优先客户群体：对客户进行细分可以提供非常重要的信息，使企业知道最有价值的客户在哪里，以便于他们将有限的资源集中于最有利可图的客户群体，并通过增值销售和交叉销售最大限度地提高回报。

(2) 系统地管理低价值的客户：市场细分可以帮助判断出相对低价值的（或不赢利的）客户。从这些客户群，企业需要开发更低的成本结构，或降低对这些群体的投入和侧重。这样企业也可以有效改善这些客户群对企业利润的影响。

(3) 避免纯粹的价格竞争：市场细分的策略可以使置身于激烈价格战中的企业通过向不同的细分群体提供适合他们需求的区别化的服务和产品，找到其他的出路。

采用市场细分并且坚持执行这个策略来建立业务，需要大量的工作和专业的技能。首先，细分的客户群体要足够大，以便可以有针对性地采取行动，并且要有鲜明的但可满足的需求。寻找最合适的方式细分市场需要有对客户的深入理解以及对客户的状况、行为、需求以及当前尚未被满足的需求做彻底、细致的研究。

企业必须记住市场细分是一个反复的过程，需要继续不断地了解客户的需求，并不断地增强能力来有针对性地服务于这些需求。一旦明确了合适细分的客户群体，还必须在这个细分市场进行更详细的分析。这包括为每个细分市场找到首选的产品、销售的渠道和服务的水平，并设计最有效的营销策略，定价计划等等。

3. 客户挖掘　客户持续对企业贡献的能力因素决定了客户对于企业的重要成分。所谓的数据挖掘就是通过数理统计、人工智能、机器学习等技术，从大量的客户数据中提取出可信、新颖、有效，并且可被人理解的高级处理模式，最终寻找到决定客户对企业持续贡献度的因素及影响这些因素的变量。再利用数据挖掘的结果，指导对客户的服务，通过服务实现客户对企业的价值贡献。

数据挖掘的过程就是企业整合动态数据资源，寻找数据间关联关系的过程；就是根据客户的行为习惯预测客户下一步行为的过程；就是综合客户数据，判定客户与企业偶合关系的过程；就是通过高级技术手段在充分分析数据中，发现和预测数据内部隐藏的规律的过程，这些大致包括：相关性规律，频率、周期规律，相似性规律，数据部署规律等等。数据挖掘只注重结果是远远不够的，而应该在注重结果的同时，给出可对结果产生改变的建议，这样的部分才组成了数据挖掘的完整过程。

4. 投资分析　美国经济正在复苏，世界经济也在继续改善，发展中国家经济发展迅速，中产阶层扩大，市场容量增加，给跨国企业提供许多机遇，凭借技术、资金和品牌优势，跨国企业在新兴市场的投资和成长空间不断加大。拉丁美洲市场会很热，除了巴西之外，其他国家也会吸引投资兴趣。中国是另外一大亮点，将成为全球第三或第二大市场。

生物医药行业继续强化实施其外包研发的战略，多数战略合作伙伴关系集中在新药早期研发，因为大药厂必须进一步削减成本，丰富其新药研发管线。在争夺优质项目和潜在新药资源上，会有更加剧烈的竞争和竞价。但大药厂会更加强调风险分享，尽量少付合作开发的首付款，而把大笔钱支付延后到项目成功把握更大时再分阶段支付。全球政治经济的动荡和不确定性依然存在，各国出于本国经济利益的考虑，贸易和经济摩擦不断增加，区域保护主义明显抬头。作为医药生产大国，中国会受到全球医药行业研发、生产、服务需求变化的影响。

中国新药研发正在迎来黄金时代，药政管理逐渐与国际接轨，越来越多的全球医药巨头会在中国投入巨资进行新药研发。尤其是新药临床研发，将是跨国药企在中国的投资重点。此外，为了争取更多市场份额，应对药品限价和降价的风险，跨国药企还将在国内收购企业，拓展渠道，并设立合资企业。跨国企业将积极主动与国内企业谈合作与合资，不再似过去甩掉中国合作伙伴、独资办企业。这种思路和策略的改变，给国内企业带来机会也带来压力。天下没有免费的午餐，唯有加大自己的研发力度，练好内功，才能与狼共舞。

产业升级和占领生物医药制高点，这是“十二五”医药行业发展的两大核心内容。所谓占领生物医药制高点，就是从以化学原料药和传统中成药为主，转向大力发展生物制药，生物医药板块发展速度会加快，一批生物医药新产品会实现产业化。加快开发用于肿瘤、免疫性疾病、感染性疾病、心血管疾病治疗的基因工程药物、疫苗和抗体药物，重点突破高通量基因克隆及表达技术、抗体的人源化技术、大规模细胞培养与纯化技术。

由于生物医药高投入、高风险、高回报、研发周期长的发展特点，促使产业发展必须实现三大集聚：向园区集聚、向经济发达地区集聚、向专业智力密集区集聚。

生物医药行业的前景宽广而且诱人，如今从基因组学迈向蛋白质组学，需要的工具更多，技术也更复杂，参与市场的契机也相应增加。真正能得到市场认可的公司，归根到底是能推出有震撼力新药的企业。这也是生物医药行业的长远目标。

第三节　医药企业

一、医药企业的类型和特点

我国医药行业分为医药制造和医药流通。医药制造又分为化学原料药、化学药品制剂、生物制剂、中成药、中药饮片等门类。医药企业的基本特点是：

1. 高技术性　这主要表现在其高知识层次的人才和高新的技术手段。生物制药是一种知识密集、技术含量高、多学科高度综合互相渗透的新兴产业。以基因工程药物为例，上游技术（即工程菌的构建）涉及目的基因的合成、纯化、测序；基因的克隆、导入；工程菌的培养及筛选；下游技术涉及目标蛋白的纯化及工艺放大，产品质量的检测及保证。生物医药的应用扩大了疑难病症的研究领域，使原先威胁人类生命健康的重大疾病得以有效控制。21世纪生物药物的研制将进入成熟的ENABLING TECHNOLOGIES阶段，使医药学实践产生巨大的变革，从而极大地改善人们的健康水平。

生物技术现代科学和手段已经并将广泛应用于中药行业。如在药物剂型方面，透皮控释制剂、新复方制剂、释药器具和制剂设备新工艺的专利文献大量涌现，新剂型大大提高了药效；在药物开发方面，化学制药仍占主导地位，但随着现代生物技术的发展，生物药品的研制、开发和生产将是制药业的重点；在医疗器械方面，该行业作为跨学科的综合性高技术产业，与计算机科学、图像处理、精密仪器、放射科学和人体科学等密切相关。

2. 高投入性　生物制药是一个投入相当大的产业，主要用于新产品的研究开发及医药厂房的建造和设备仪器的配置方面。目前国外研究开发一个新的生物医药的平均费用在1亿～3亿美元，并随新药开发难度的增加而增加（目前有的还高达6亿美元），开发研制周期长，生产工序复杂，从筛选到投入临床需要10年的时间。国外一些著名制药企业非常重视新药产品的开发，不惜花巨资研制新药，以提高产品竞争力。他们的科技投入一般都能达到其产品销售总额的15%以上，一些大型生物制药公司的研究开发费用占销售额的比率超过了40%。显然，雄厚的资金是生物药品开发成功的必要保障，科技投入和科技进步已经成为医药经济发展的“核动力”。

3. 长周期　生物药品从开始研制到最终转化为产品要经过很多环节：实验室研究阶段、中试生产阶段、临床试验阶段（Ⅰ、Ⅱ、Ⅲ期）、规模化生产阶段、市场商品化阶段以及监督每个环节的严格复杂的药政审批程序，而且产品培养和市场开发较难。所以开发一种新药周期较长，一般需要8～10年，甚至10年以上的时间。

4. 高风险性　生物医药产品的开发有着较大的不确定性。一般来讲，一个生物工程药品的成功率仅有5%～10%，时间却需要8～10年，投资1亿～3亿美元。新药的投资从生物筛选、药理、毒理等临床前实验、制剂处方及稳定性实验、生物利用度测试直到用于人体的临床试验以及注册上市和售后监督一系列步骤，可谓是耗资巨大的系统工程，任何一个环节失败将前功尽弃。并且某些药物具有“两重性”，可能会在使用过程中出现不良反应而需要重新评价，一种新药一旦临床中或上市后发现其有严重的副作用或药效提升有限，将很快被市场取消或淘汰，由此造成的损失是无法挽救的。

专利新药的垄断具有局限性和暂时性的特点。由于药品种类的广泛性，因此，一个企业无论如何尽其所能也只能垄断某个专利新药市场，但不可能垄断整个医药市场，甚至某一类药品市场。并且由于专利具有时效性，这种垄断是暂时的，一旦专利保护期限解冻，竞争优势将迅速下降。随着制药技术的不断升级，药品市场也不断更新换代、推陈出新，任何一种新药在市场上都随时存在被药效更佳、功能相似、价格相近的新药取代的风险。

另外，市场竞争的风险也日益加剧，“抢注新药证书、抢占市场占有率”是开发技术转化为产品时的关键，也是不同开发商激烈竞争的目标，若被别人优先拿到药证或抢占市场，也会前功尽弃。

5. 高收益性　医药行业的高投入、高技术含量的特点决定了其高附加值的特性。一种新药一旦研制成功并投入使用，尽管前期投入巨大，但产生的收益也是巨额的。一种新生物药品一般上市后2～3年即可收回所有投资，尤其是拥有新产品、专利产品的企业，一旦开发成功便会形成技术垄断优势，利润回报能高达10倍以上。据统计，一个成功的新药年销售额可以多达10亿～40亿美元，世界排名前10位的医药企业利润率都在30%左右。

6. 市场进入壁垒高　由于医药商品与人类的健康和安全紧密相关，因此，世界各国无一例外地对药品的生产、管理、销售、进口等均采取严格的法律加以规范和管理。未经等级规范论证的药品和企业很难进入药品市场。同时，制药行业高技术、高风险、高投入的技术资本密集型特征也加大了新企业进入的难度。在我国的医药产业政策中，也对市场进入作出了若干规定，对某些医药的生产和经营设立了特许制度，如毒性药品、麻醉药品、精神药品、毒品前体、放射性药品、计划生育药品由国家统一定点、特许生产，并由国家特许定点依法经营；同时还规定，外资暂不能参与国内药品批发、零售业经营。

7. 集中程度高　从世界范围来看，医药行业是集中程度最高的行业之一。首先是医药企业管理极其严格，任何新药问世以前，必须经过长期、复杂的临床试验，被淘汰的可能性极大，因而新药的研制费用极高，一般企业无法承担，只有少数制药巨头才有能力组织医药的研究和开发，并因此在同行业竞争中取得优势和获取垄断利润。当前，葛兰素、默克、辉瑞等制药巨头在世界医药市场占据着举足轻重的地位，而且行业兼并势头很猛，目前排名世界前10位的公司占到市场总量的1/3以上。

8. 高成长性　改革开放以来，我国医药行业年均增长17.7%，已成为当今世界上发展最快的医药市场之一。从医药需求前景来看，目前，我国人均用药水平与发达国家相比，相差甚远。随着我国人口的自然增长、老龄化比例的加大、国民经济的持续增长、医疗体制改革及药品分类管理的实施，我国医药行业将持续高速增长。

另外，从产品市场角度来看，医药行业有以下特征：

1. 产品特异性强。有道是“对症下药”，大多数药品用途专一，事关健康和生命，丝毫不可混淆，药品种类繁多、各不相同，对药品市场的分析必须十分细致。

2. 需求弹性小，供应弹性大。健康人一般不会因药品价格下降而多吃药，病人一般也不会因药品价格上涨而拒绝消费，尤其是在公费医疗和保险必将普及的情况下，消费者一般不太注意药品的价格变化，但是药品价格对其供应的影响却很大，一般情况下调节着供应量使之与其需求相适应。

3. 独特的购买行为。对于绝大部分药品来说，其购买决定不是由消费者作出，而是由医疗机构作出的，其经销渠道不同于一般商品，一般消费者也不熟悉其所消费的药品。

而从产业投资的角度来看，医药行业有如下特征：

1. 高新技术吸纳能力强。生命和健康是人类的第一需要，战胜疾病、维护生命和健康是人类孜孜以求的第一目标。人类社会不同时期的最新技术往往首先在军事和医药领域获得应用，而且几乎涵盖了所有的重大技术成果，如放射技术、电磁技术、计算机技术、激光技术等，无不如此。近年来迅速发展的生物工程科学和技术，也率先在医药领域获得应用并已成为未来医药行业超前发展的强大技术支撑。因此，医药行业是科技含量最高的行业。

2. 科技成果产业化程度高。由于医药行业直接关系到人类的生命和健康，人类对疗效更好、更安全、更方便的新药的追求是无止境的，而且随着人类生活水平的提高，人类在这方面的要求越来越高，愿意花费更多的钱。因此，一旦一项先进医药技术得以开发，则意味着新的市场需求，因而比较容易实现其产业化。与其他行业相比，医药行业的科技成果实现产业化比率较高，这反过来又进一步促进了医药科技的发展。

二、医药企业的经营效益

从本质上讲，医药行业是与生命科学紧密相关的产业，因此，它不存在成熟期，是一个永远成长和发展的行业。在世界范围内，医药行业的发展速度一般高于其他行业，而且较少受经济危机影响，在世界经济中占有重要位置。从一个国家范围来看，由于医药产品具有较高的需求收入弹性（据测算，医疗保健产品的需求 / 收入弹性为 137%，即收入每提高 100 元，医疗消费水平要增长 137 元），因此，国家经济良好时，个人收入增长将拉动个人药品需求增加；但在相反情况下，由于药品的需求价格弹性较低，因此药品需求并不会有大幅度减少，这在国家经济不景气时表现得尤为明显。国际经验表明，由于医药行业受宏观基本面的影响较小，在国家经济处于不景气周期时，医药行业上市公司的市场表现一般要优于其他行业。

三、医药企业的市场竞争

中国医药市场的竞争格局正在从战术竞争转为战略竞争，从整体市场竞争转为局部竞争，从产品竞争转为销售团队竞争，从销售竞争转为企业竞争，从单个环节竞争转为链条竞争。整个行业的发展目前已呈现出三大特点：一是低成本竞争常态化、长期化；二是“国际竞争国内化、国内竞争国际化”现象更加明显；三是产业并购重组浪潮此起彼伏，高潮不断。

低成本竞争常态化、长期化将是我国医药行业在未来一段时间内的常态，由于我国制药企业的研发投入不足、一般药品产能严重过剩，导致低成本竞争成为医药企业生存的主要手段。药物研发投入偏低、新药畸少，是我国生物医药产业的切身之痛。过去 60 多年来，中国创制的获得全世界承认的新药只有青蒿素和三氧化二砷两种。“十一五”期间，医药企业研发投入占总收入比不到 3%，重点药企研发投入占总收入比约为 5%。虽然“十二五”期间，中央财政动员的“重大新药创制专项”资金约为 400 亿元，但这样的投入水平仍远远不够。

目前由于国际医药市场竞争加剧，全球性制药企业更加重视中国区域市场的竞争，很多外资企业正加快在中国的市场布局，购买具有研发能力的企业或者设置生产工厂，提升企业在中国市场的认可度和竞争力。由于国家政策的导向作用和国家对医药行业的管制，更多的资源开始加快分化流向的速度，大量优质的科研、生产、物流和生产的优质医药资源正被逐渐地国有化或者区域化。

中国有 6000 多家制药企业，这些企业有优势优质竞争产品或者有很强的管理能力和水平的极少，更多的企业正处于挣扎和煎熬阶段。

同时，在药品营销价值链中，由于制药厂商在能源涨价、国家强制性药品降价、原材料价格持续性上涨和营销成本不断增加的情况下，利润被降低，发展空间被压缩。而且，由于医院市场占据主导地位，国家和地方招投标加快对整体医疗用药的控制力度，医药工商企业的话语权和谈判能力也逐步变弱，商业利润空间狭窄。目前外资企业占据医院高端市场的半壁江山，在OTC市场亦占有较高的市场份额。

并购重组成为医药行业发展的主旋律。从产品经营到资本运营，从分散管理到集中化管理，是医药行业和企业必然的发展逻辑。

根据目前医药市场竞争状态、国家医药政策来看，管理特质化、企业或产品品牌化、主销产品规模化、治疗领域专业化、销售市场细分化将成为未来医药企业发展的方向。这些都导致医药企业竞争能力发生根本性变化，有竞争力才有话语权，有竞争力才能在未来的市场竞争中获得生存权。

中国医药企业的竞争力包括：内部结构管理能力和外部资源管理能力提升；获得国家和省级研发资源的能力提升；专业治疗领域竞争性的提升；根据特质性对融资能力和融资渠道的提升；针对医药企业自身优势，对可获得资源的并购重组能力提升；市场和营销团队竞争能力提升；资本运作能力提升。只有上述七项能力有了提升，在未来的市场竞争中才能获得生存的权利，才能具备发展的竞争优势。

四、医药企业的发展趋势

(一) 我国医药企业发展趋势

我国已经形成了比较完备的医药工业体系和医药流通网络，发展成为世界制药大国。医药行业与人民群众的日常生活息息相关，是为人民防病治病、康复保健、提高民族素质的特殊产业，在保证国民经济健康、持续发展中，起到了积极的、不可替代的“保驾护航”作用。

医药对人类生活的巨大影响使得其行业的高增长和高收益特性非常突出，中国的制药工业起步于20世纪初，经历了从无到有、从使用传统工艺到大规模运用现代技术的发展历程，特别是改革开放以来，我国医药工业的发展驶入快车道，整个制药行业生产年均增长17.7%，高于同期全国工业年均增长速度，同时也高于世界发达国家中主要制药国近30年来的平均发展速度，成为当今世界上发展最快的医药国之一。

我国医药行业规模效益逐渐显现，具有潜力巨大、健康、快速发展的特性。传统化学制药增长速度将逐步放慢，天然(中药)和生物药品将成为行业主要增长点。化学药物、天然(中药)和生物药品将三分天下，形成新世纪药业的三大新兴市场，这是我国未来医药行业最重要的特点。

1. 化学药物方面　我国的化学药物飞速发展是在20世纪70～80年代，在此期间，发现及发明了现在仍在使用的一些最重要的药物。有机化合物仍然是合成药物最重要的来源，高级计算机仪器的发明，分离、分析手段的不断提高，特别是分析方法进一步的微量化等将使化学合成药物的质量更加提高。化学合成药物向更加具有专一性的方向发展，使其不但具有更好的药效，毒副作用也会更加减少。酶、受体、蛋白的三维空间结构会一个一个地被阐明，这给利用已阐明这些生物靶点进行合理药物设计，从而开发出新的化学合成药物奠定了坚实的基础。化学合成药物仍然是最有效、最常用、最大量及最重要的治疗药物。用一些如“回归自然”、“绿色消费”等动听的名词来贬低化学合成药物的重要性和实用性，这是不全面的。

2. 中药(天然药物)方面　中药是我们祖国的瑰宝，有着悠久的历史，特别在新中国成立后，国家十分重视中药的发展，经过在全国范围开展中药与天然药物资源大规模普查，发现可供药用的植物、动物、矿物药已达万种，是世界上资源最丰富的国家之一。许多重要药材如蛔蒿、水飞蓟、安息香、西洋参、丁香等引种成功。目前我国开展了濒临灭绝的药用动物代用品的研究，如人工麝香、人工牛黄等已研究成功。到目前为止，已对200多种中药与天然药进行了系统的化学研究，其中包括常用的中药，如人参、三七、大黄、黄连等。我国药学工作者已从中药与天然药物中开发的单体化合物达32种之多，如利舍平、紫杉醇、青蒿素等。近年来，中药与天然药物的复方新药增长迅猛。

3. 生物制药方面　生物技术是全球发展最快的高技术之一。目前，各种新兴的生物技术已被广泛地应用于医疗、农业、生物加工、资源开发利用、环境保护，并对制药等产业的发展产生了深刻的影响。目前我们常谈起的是指现代生物技术，包括基因工程、细胞工程、酶工程，其中基因工程为核心技术。由于生物技术将会为解决人类面临的重大问题如粮食、健康、环境、能源等开辟广阔的前景，它与计算机微电子技术、新材料、新能源、航天技术等被列为高科技，被认为是21世纪科学技术的核心。目前生物技术最活跃的应用领域是生物医药行业，生物制药（常指基因重组药物）被投资者看作为成长性最高的产业之一。开发生物药品，展开了面向21世纪的空前激烈竞争。

我国基因工程制药产业始于20世纪80年代末。中国第一个具有自主知识产权的基因重组药物干扰素α-1b于1989年在深圳科技园实施产业化，拉开了国内基因药物产业化的大发展序幕。我国基因药物的发展大致经历了两个发展阶段：第1期，主要表现为以国家生物技术开发中心，国家科委以及六大国家级的生物制品研究所领头的企事业单位，项目集中在肝炎、疫苗类产品；第2期，企事业齐头并进大发展阶段。这个时期，涉入的单位众多，国家宏观调控不利，生物项目重复状况严重，同时国外拥有的主要生物基因药物我国已能生产。据不完全统计，世界上最为畅销的十几种基因药物在我国都能生产，如干扰素（IFN）、重组人生长激素（rhGH）、促红细胞生成素（EPO）、集落刺激因子（CSF）等。2000年6月，随着人类基因组草图的公布，各国政府纷纷投巨资从事基因序列和基因功能的研究，中国和发达的国家一样将迎来生物基因药物飞越发展的时期。

（二）国际医药产业发展趋势

国际医药产业发展趋势凸显如下特点：

1. 新药开发难度更高　医药产业是一个高技术产业，它具有高投入、周期长、高风险、高收益的特征，并且这种特征表现得比其他产业更加明显。从新药的临床前实验到FDA批准，平均每个品种要花12年；从费用上看，一般在2.5亿～3.5亿美元之间，如此巨大的投资需要数年才有回报。研究中的化学药品能够进入市场的成功率却非常低，平均概率为1/10 000～1/5000。且上市新药的平均有效专利期5～7年，若不能在专利期满以前收回所有投资，等专利期满后，新药就会由于其他公司的合法仿制而迅速失去市场。因此，新药开发的风险在增加。

2. 天然药物市场好　由于人们对化学药品的毒副反应早已心存疑虑，而化学合成药物在对付一些世界疑难病症上又显得无能为力，世界各制药公司开始转向天然植物，期望在植物中提取合成新的药物品种，而且开发费用也比纯化学合成药物少得多。美国的天然药物市场以每年高于20%的速度增长，日本的汉方制剂也以15%的速度增长。目前，研究材料已经从动物、植物发展到昆虫和微生物。

3. 药品知识产权保护趋于全球化　加强药品的知识产权保护是创新药物最终市场利

益的关键措施和手段。因此，各大制药企业非常重视对自己开发品种的知识产权保护，药品的保护不仅限于国内，而且将向世界范围内进行申请，以期望产品上市后占领国际市场。无论发达国家还是发展中国家，都在加紧对自身产品开展知识产权保护工作。

4. 医药全球经营特点日趋明显

（1）医药企业不断兼并和战略联盟：随着研发成本不断攀升，专利悬崖到期，仿制药步步紧逼，市场格局竞争日益激烈，对于尾大不掉的跨国性药企来说，到了鱼和熊掌必须抉择的关键时刻，因此，“壮士断腕”砍掉弱势产品线，专注所长成为必然趋势，并购交易则不失为一种捷径，业务乾坤大挪移，各取所需，集中资源发力优势产品，才能在风云变幻的市场中立于不败之地。另一方面，尽管药企每年获得高昂利润，但其中相当一部分都贡献给了国家，这也是为什么绝大多数药企想方设法收购来自低税率国家药企的原因，不用悉数上缴高额利润，还能将被收购方一系列研发、产品、专利等通通纳入囊中，是笔很合算的买卖。

与以往企业兼并不同的是，现在的医药企业的合并均发生在都具备较强实力的大公司之间。强强联手是现在医药公司实现竞争的一大战略。回首2014年，排在榜首的并购案来自于阿特维斯（Actavis）和艾尔建（Allergan）660亿美元的联姻，这笔交易也使得合并后的企业跻身全球十大药企。

（2）新的合作局面正在形成：目前世界大的制药公司通过各种途径，扩大合作范围，使自己的产品能够更稳固地占领市场。一个明显的特点就是同发展中国家进行合作，利用其药物资源丰富、劳动力价格便宜的优势，结合自身的研究开发优势，直接在发展中国家办厂，这样不仅可以降低成本，而且可以占领发展中国家的市场。这种合作关系的形成，将不仅有利于发达国家的制药公司保持与扩大市场份额，而且有利于发展中国家发展自己的民族医药工业。

5. 高新技术广泛应用　随着科学技术的不断创新，一些高新技术在药物创新过程中得到越来越多的应用。高通量快速筛选技术、现代生物技术都将得到普遍的应用。人类基因组计划、功能基因的发现和生物信息学的发展为制药工业寻找新药带来了巨大的开发潜力。“大数据”、互联网的发展和应用将大大推进医疗与医药发展的进程。

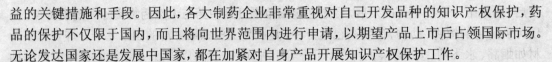

第四节　健康产品企业

一、健康产品企业的类型和特点

“大健康”是根据时代发展、社会需求与疾病谱的改变，提出的一种全局的理念。它围绕着人的衣食住行以及人的生老病死，关注各类影响健康的危险因素和误区，提倡自我健康管理，是在对生命全过程全面呵护的理念指导下提出来的。

大健康是有关人类健康、美丽、长寿的检测、预防、治疗、保健、养生、调理、康复等所有的产品和服务。所以，所有与健康有关的产品都可以视为健康产品，所有生产健康产品的企业都可以视为健康产品企业，目前具体分类没有明确的定义，从产品剂型和批准文号上基本上可以分为食品、医疗服务器、药品、器械等产品，从类别上可以分为健康预防行业、健康管理行业、健康治疗行业等不同行业，所有涉及健康产业的都是与人类的健康有关的内容。

但从较为严格的意义上讲，健康产品的范围除了医疗器械，另应包括化学药、生物制药、天然药(包括中成药、中药材、中药饮片及提取物等)等通过GMP认证的“国药准字”号、“健字”号产品。而狭义上我们将健康产品范围定义为药品之外的通过GMP认证的健字号产品。

二、健康产品企业的经营效益

亚健康是介于健康与疾病间的第三种状态，虽然仅外在表现为机体能力降低，但潜在威胁很大，往往是一些慢性疾病的前兆。世界卫生组织将其主要归因为现代生活中精神压力、工作压力加大，不合理饮食，不规律生活方式，缺乏运动等。在这种情况下，人们更需进行预防和自我保健，以防止疾病的最终发生，从而对健康产品和健康服务(非仅是医疗服务)产生了巨大的需求。我国人群的亚健康状态更让人担心。据世界卫生组织及国内多个机构调查，中国人存在亚健康状态者超过70%。

20世纪90年代以来，全球居民的健康保健消费逐年攀升，对营养保健品的需求十分旺盛。在按国际标准划分的15类国际化产业中，医药保健是世界贸易增长最快的五个行业之一，保健食品的销售额每年以10%以上的速度增长。在目前全球股票市值中，健康产业相关股票市值约占总市值的13%。在发达国家，健康产业已成为带动整个国民经济增长的强大动力，美国的医疗服务、医药生产、健康管理等健康行业增加值占GDP比重超过15%，是美国第一大产业；加拿大、日本等国健康产业增加值占GDP比重也超过10%。

美国一项研究表明，如采取医疗方法使美国人均寿命延长1年，需数百亿至上万亿美元；采用健康生活方式，不需花多少钱就可使各种慢性病总体上减少一半，人均寿命延长10年。

世界卫生组织预计，慢性病防治占我国医疗费用80%，在今后10年中，因心脏病等导致的过早死亡将产生5580亿美元经济损失。慢性病导致死亡已占我国总死亡人数的85%，导致疾病负担已占总疾病负担的70%。通过膳食补充实现健康保健，所花费的费用不及损失的10%。

目前国内大健康产业的产值规模只占GDP的5%，到2020将有望占到GDP的10%以上。据国家发改委、工信部《食品工业“十二五”发展规划》数据显示，到2015年我国营养与保健食品产业将达到1万亿元，年均增长20%。中国保健协会数据统计，2020年我国营养保健食品人均消费预计将达300元，市场总容量突破4500亿元。未来我国医疗卫生健康产业发展重点将从以治疗为主转为预防为主，以传染病预防为主转变为以慢性病预防为主。可以说，保健品、大健康产业已经成为中国医药上市公司转型期或多元化发展的共同支点。

现在各国均在抓紧制定和实施“国家健康促进”行动规划，健康管理及其相关产业成为重点关注领域与优先发展方向。随着人们生活水平和健康意识的提高，保健品市场也迎来了蓬勃发展的黄金期。中国也将会超过美国，成为全球第一大市场。

三、健康产品企业的市场竞争

任何医药保健品企业，不管你的产品概念炒得有多好，理论造得有多牛，卖点提得有多棒，博取消费者和渠道商的信任俨然成为成功营销的前提。只有先充分建立信任感，消费者才能放心购买你的产品，渠道商才能安心代理你的产品，否则一切都是徒劳。因此，这就

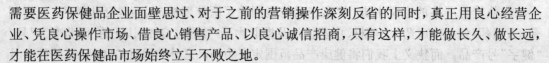

需要医药保健品企业面壁思过、对于之前的营销操作深刻反省的同时，真正用良心经营企业、凭良心操作市场、借良心销售产品、以良心诚信招商，只有这样，才能做长久、做长远，才能在医药保健品市场始终立于不败之地。

如今的保健品市场，正面临一场空前的大洗牌，市场的狂欢已经开始，新加入战团的大企业越来越多，竞争空前激烈，而越是在这个时候，就越是应该思考如何顺应产业发展趋势，避免“劣币驱逐良币”，靠一流的品质赢得消费者的信任。

在市场需求、技术进步和管理更新等因素推动下，中国的保健品产业发展空间巨大是毋庸置疑的。对于保健品企业来说，无论法律法规如何变化，第一一定要抓研发，第二是生产质量控制，第三才是销售。而《食品安全法》实施后，将有利于真正有责任心且产品质量过硬的保健品企业进一步做大做强。

四、健康产品企业的发展趋势

随着人民生活水平的明显提高，生活方式的改变，以及大健康理念的深入人心，为保健品产业的发展带来了更广阔的发展空间和重要契机。未来发展将呈现消费者群体多元化、保健品销售模式专营化、宣传模式推陈出新以及保健品成日常消费四大趋势。

但保健品市场良莠不齐，对于保健食品是否有利于健康、是否能改善健康缺乏相对科学的论证，消费者也难以区分保健品的好和坏。为此，在原卫生部的指导下，中国保健协会启动了保健食品大规模科学系统研究项目——《保健食品循证医学项目》，该项目主要是通过循证医学的方法，采用文献收集，消费者研究，市场调研，科学试验，包括大量的动物及临床试验等手段，验证保健食品的安全性和有效性，验证保健食品对改善消费者健康的价值。随着对各大品牌保健品的研究成果的公布，将帮助消费者选择安全、有效的保健食品，改善身体健康，减少医疗支出。

目前上市公司有30多家进入大健康产业，国内药企约有300家进入大健康产业，转型做大健康是国家医药政策形势所迫和老龄化以及经济发展到富裕型社会的必然需求，是制药企业转型和做大的最佳可选方向之一。

未来，国际化元素将体现在中国医药全产业链的管理和业务组合中，充分发挥行业资源优势、品牌优势和人才优势，用国际化的眼界、理念和运营管理，实现研发资源、品种资源、市场资源以及资本资源的全球配置。要把握行业发展趋势，抢抓并购重组机遇，更好地整合并购企业，融合资源与管理、挖掘内外潜力、提升企业价值。

本章小结

本章主要讲述了生物医药市场的产品需求、供应和产业管理；介绍了药品企业和健康产品企业的类型和特点、经营效益、市场竞争态势以及发展趋势。生物医药产业发展迅速，学习本章内容时，重在了解，要结合最新发展趋势，行业案例加深对生物医药行业政策导向、产业发展模式和整体发展趋势的理解。

复习思考题

1. 分析我国生物医药产业的优劣势，如何发展我国生物医药产业。
2. 健康产品企业有哪些类型，其发展趋势如何？

案例分析

生物药品研发模式创新

创新是生物医药企业在激烈竞争中立于不败之地的制胜法宝，掌握核心技术和专利药品才能从众多企业中脱颖而出。随着时代的发展，越来越多的老牌大型药企已经意识到，以往大包大揽的研发模式业已过时，转投更具时间和成本效益的策略方为明智。

（一）强强联合，抗体-药物偶联物（ADC）引发创新浪潮

2013年2月22日，跨国药企罗氏（Roche）全资子公司——全球第二大生物技术公司美国基因技术公司（Genentech）的新药“Kadcyla”获FDA批准上市。该药基于ADC技术，将单克隆抗体“赫赛汀”（曲妥珠单抗）与小分子抗肿瘤化药“美登素”偶联，兼具生物药和化学药的优势，利用抗体独特的靶向性质和细胞毒性极强的药物偶联设计的一种抗肿瘤新药，能够精准地将药物富集在肿瘤组织，在杀死肿瘤细胞的同时对正常细胞毒性相对小很多。单独使用“Kadcyla”比同时使用“赫赛汀”裸抗体与化药效果更佳。据悉，罗氏产品线上还有将近20种ADC产品正处于各种研发阶段。

罗氏获批新药“Kadcyla”，最大的意义在于一种新的药物研发创新模式——ADC模式获得市场认可，代表了下一代抗体技术和抗肿瘤研究的发展方向。

目前，ADC药物开发的核心技术掌握在少数生物技术公司手中，如美国的Seattle Genetics和ImmunoGen公司。由于ADC药物的研发管线不断充实，今年不断有新产品陆续上市，国际制药领域对于ADC药物的开发热情继续高涨，众多制药企业不惜重金引进相关技术。如，辉瑞、雅培从Seattle Genetics公司，礼来、诺华从ImmunoGen公司，默克从Ambrx公司引进ADC药物开发技术，每笔技术引进的支出都在2亿美元以上。

目前，已有80多种ADC药物针对肿瘤治疗开展研究，其中30多种已处于临床试验阶段。据《自然•药物发现》杂志统计，2009—2010年共有7种，2011—2012年至少有17种ADC药物进入临床研究阶段。抗体-药物偶联（ADC）候选药物在数量上已经超过同为“改型抗体”的双特性抗体、抗体片段等类别，成为单抗尤其是肿瘤治疗用单抗的研究热点与方向。

针对恶性肿瘤的抗体-药物偶联（ADC）药物是当今世界上疗效远高于同靶标的普通单克隆抗体的新药，代表着单克隆抗体的研究前沿和发展方向。科技部对ADC新药的研发高度关注，将之视作最有希望缩小与国际生物医药界差距的捷径，列入“重大新药创制”的“三重”项目范围，作为“重中之重”大力支持。

国内一些实力强大的制药企业也开始进入该领域，与国际公司展开竞争，烟台荣昌制药股份有限公司依靠人才和技术优势有望创造出第一个在国内上市的ADC新药。该公司“ADC重大新药及相关技术研究”现已列入国家“重大新药创制”科技重大专项“2014年新增课题”。该项目包括三个新药（RC48、RC58、RC68）和一个ADC技术平台。RC48：该药是治疗胃癌、乳腺癌、肺癌、卵巢癌、膀胱癌等多种癌症的抗体-药物偶联（ADC）新药。RC68是用于肝癌、前列腺癌、肺癌和直肠癌的抗体-药物偶联（ADC）新药。RC58是用于治疗淋巴瘤和白血病的抗体-药物偶联（ADC）新药。

依托上述新药的研发，荣昌制药公司基本掌握了ADC的大规模抗体-小分子偶联工艺、ADC药物连接头和小分子毒素大规模制备工艺、抗体-药物偶联物表征分析和质量控制技术、适合ADC药物评估的动物模型四大关键技术，初步形成了ADC技术平台，处于国内领先、世界先进水平。

（二）以仿促创，关注生物医药产业“二次创新”

新药研发困难重重，新化合物发现难度越来越大，传统药物创新模式俨然已不再适用于当今社会的要求，药物创新应以解决临床上未满足的需求为最高目的，除却全新分子实体的发现，开发药物新剂型、新释药技术、新适应证、复方创新药物（协同药物组合）等更为便捷高效的“二次创新”模式也是热门领域。

国际上常见的新药研发模式大约有5种：新分子实体筛选、模仿性创新、新制剂开发、增加适应证、复方创新药物。随着生命科学、材料科学及信息科学的快速发展，各学科之间相互渗透，协同创新对于饱受“专利悬崖”和新药研发成本攀高的制药公司具有广阔的应用前景和发展空间。2011年FDA批准修改说明书包括新适应证、用药人群、给药方案和剂量共29项；新剂型18项；新组方3项。而同期仅批准新分子实体20个、各种新生物制品7个及细胞治疗1项。

新释药技术等制剂创新成为新药研发最热门的领域之一，且已经产生巨大经济效益。新剂型研究具有高科技、研发周期短、疗效更好、安全性更高、风险小、获批率高、延长专利保护期、环境友好等优势。创新制剂的开发成本仅为全新化学药的1/20左右，开发周期仅为1/3左右。为此，很多跨国制药公司开始注重对已有产品的新制剂开发，或者合作、收购创新制剂公司。目前，美、日、欧等国新剂型的销售收入占整个世界医药市场的比例超过40%。全球专门从事新释药技术研发的公司有350家，比较知名的有美国阿尔扎（被强生公司收购）、美国阿尔科姆斯、美国博森、英国斯凯法等。

拓展药物的新适应证可有助于扩大药品销售额、延长专利保护期等，对培育重磅畅销药具有重要意义。目前全球药品销售额排名前十的药物中，几乎全部在上市后拓展了新适应证。如雅培的“修美乐”2011年销售额为79亿美元，全球排名第7位。良好的市场业绩正是基于后续拓展的银屑病关节炎、强直性脊椎炎、斑块型银屑病和克罗恩病等一系列适应证，2012年10月，FDA批准了修美乐的第7个适应证——溃疡性结肠炎，预计这一新适应证可为修美乐创造5亿美元的收入。

复方新药由针对多环节、多靶点，治疗目标一致、作用机制互补的两个或以上药物组成，在疗效上达到1+1>2的效果。复方新药的疗效优于单方制剂，且副作用较小，是今后临床用药的发展方向之一。阿斯利康制药公司与博森公司在2011年合作开发出萘普生/埃索美拉唑复方缓释片（商品名Vimovo），该产品在治疗类风湿关节炎同时极大地增加了胃肠道的安全性。2011年，葛兰素史克的由沙美特罗和丙酸氟替卡松组成的复方新药“舒利迭”销售额达87亿美元，在全球所有药品市场中排名第3位。尽管失去了专利保护期，但该药的两种活性成分的组合生产工艺，有效地阻止了竞争对手的仿制。2011年的FDA批准了武田制药的“美阿沙坦与氯噻酮”治疗高血压，这是获批的首个治疗高血压的复方新药。但成功的复方制剂并非是几种药物的混合，其必须满足更好的疗效、安全性和耐受性等特点，也具有科技含量高、创新性强的特点。

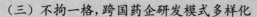

（三）不拘一格，跨国药企研发模式多样化

全球生物医药领域创新乏力，传统的药物开发模式效率低下，医药跨国公司纷纷转投更具时间和成本效益的研发策略。

1."辉瑞"模式　关注核心领域，强调外化战略。将研发中的某些环节外包给CRO公司，有针对性地收购生物技术公司或建立合作关系，以获得新药的共同开发或许可经营权，多手段寻求外部实验室支援，成为辉瑞应对专利悬崖最重要的策略之一。

2."葛兰素史克"模式　设立独立创新单元，激发研发人员的创新动力。将公司研究中心分解成"独立药物创新单元"(DPUs)的研发小团队，具有自己独立的预算和一个为期3年的时间窗以完成特定的任务，其中包括与外部组织合作的机会。所有DPUs的进展由葛兰素史克的投资委员会进行评估，改委员会包括R&D高级管理人员、商业运作和外部专家。每个DPUs互相展开竞争，未达到目标的团队被解散，以此充分调动研发团队创新热情。

3."赛诺菲"模式　积极实践转化医学，整合多方优势资源。与国内外顶尖科研机构、医院、生物公司建立合作关系，整合跨学术、工业、临床三界的优质资源，加速科研项目临床落地，提高新药产出。强调外部伙伴关系的价值，是赛诺菲近年在R&D的新特色，其中一个典型例子就是赛诺菲与Warp Drive Bio公司的合作。Warp Drive Bio是由哈佛医学院和加州大学的科学家与旧金山的风险投资家合作创立的，专门从事微生物基因组学研究。2012年1月，赛诺菲和该公司宣布了合作协议，将提供1.25亿美元的启动资金，不过Warp Drive Bio仍旧保留自己的战略方向和经营管理模式，并充分具有资产选择权。

赛诺菲在经过一段长时间的等待后终于有所收获。治疗多发性硬化症新药Aubagio和抗肿瘤药阿柏西普通过了审批。随后，FDA又批准了阿仑单抗用于治疗多发性硬化症。降糖药利西拉肽在欧洲也获准上市。甘精胰岛素去年为赛诺菲带来将近50亿美元的收入，给礼来以及诺和诺德带来了很大的威胁。

赛诺菲正在进行的临床研究包括治疗非ST段抬高急性冠脉综合征的奥米沙班，治疗骨髓纤维化药物的JAK2抑制剂，治疗高胆固醇血症的抗PCSK9单克隆抗体。分析家认为这些药物都有非常大的潜在市场。

思考：

你认为哪种生物药物研发模式适合我国的生物药物产业？

（张秀丽）

第十三章

健康管理产业

学习目标

通过本章学习掌握健康管理服务模式和健康管理市场构成，熟悉目前健康管理产业发展现状、存在的问题以及未来发展趋势，了解健康体检服务、中医药保健服务和健康养老服务发展现状。

学习重点

中国健康管理产业目前存在的问题及未来发展趋势。

第一节　健康管理产业概述

近年来，随着中国经济的快速发展，社会结构、经济结构以及人们的生活方式都发生了一系列的变化。人们的健康意识，正在发生着巨大的变化，健康的消费需求已由简单、单一的医疗治疗型，向疾病预防型、保健型和健康促进型转变。特别是由于人的寿命延长和慢性疾病发生的增加以及由此而造成的医疗费用大幅度持续上升，带来了目前健康管理产业的兴起。

一、我国健康管理产业发展现状

（一）中国健康管理产业发展历程

健康管理的思路和实践最早起源于20世纪20年代末的美国，而直到20世纪50年代，健康管理才作为一个行业及学科开始兴起。在我国，健康管理相关服务机构起步较晚，但发展迅速。2001年，我国第一家健康管理公司注册，2002年，国内健康机构创始性开展健康体检管理行业先河，将健康管理从理念探讨引入实际运用实践。截至2012年底，全国健康管理相关机构已达上万家，冠以健康管理名称的服务机构已为数众多，从不同层面来完成相关健康管理服务，如健康体检、健康评估、健康指导等。

与此同时，国内健康管理理论不断发展，政策环境也不断优化。2005年，医师协会成立医师健康管理和医师健康保险专业委员会。同年国家劳动和社会保障部在三季度发布的新职业中确认“健康管理师”职业。2006年，中华预防医学会成立健康风险评估和控制专业委员会。2007年，中华医学会成立健康管理学分会。同年，原卫生部会同劳动和社会保障部在中华预防医学会健康风险评估与控制专业委员会协助下，委托有关专家，制定了《健康管理师国家职业标准》，从而为我国健康管理奠定了政策基础。2008年，原卫生部正式提出了实施“健康中国2020”战略规划，勾画和推进健康管理发展。2008年，原卫生部陈竺部长提出实施“治未病”健康工程。2013年国家出台了《关于促进健康服务业发展的若干意见》为中国健康管理服务的发展无疑提供了绝佳时机，为其发展提供了有力的政策支持。《国务院关于加快发展养老服务业的若干意见》为老年健康管理服务市场的发展创造了十分有利的环境。2013年7月31日，国家卫生计生委和国家中医药管理局联合印发了《中医药健康管理服务规范》，增加了中医药健康管理服务项目，突出健康管理服务的中医特色。

中国“健康管理”概念的提出，发展至今已十多年，但是健康管理在中国尚为雏形阶段，目前健康体检服务为健康管理中的主导，健康咨询、就医指导和健康教育讲座为后续的辅助支持服务，而具有真正中国特色的系统完整的健康管理机构仍未诞生。

虽然中国健康管理服务还较为滞后，但健康消费市场应该说是百花齐放，逐步形成了以医疗机构为核心的医疗与医药服务产业；以保健食品、保健产品为核心的健康产品相关产业；以健康体检为核心的个人疾病检查与预测产业；以祖国传统医学为主要手段的健康调理、康复与健康维护产业；以各类休闲度假、健康运动、活动为核心的健康促进产业，以健康评估为核心的健康咨询服务产业。可以说在中国健康管理产业是个极具发展潜力的朝阳产业。

（二）我国健康管理机构的类型

中国现阶段健康管理服务的供给主体呈现多样化，出现各种服务模式并存的格局。

1. 从主体性质进行分类，目前国内的健康管理机构大体可以分为四类。

(1) 医院服务模式：这种模式主要是以医疗机构开设的体检中心或体检科为主体，利用自身的医疗资源优势，开展相关服务。此模式以体检为主导，检后就医服务（专家特诊、住院、手术协调等）为辅助，少部分开展了健康风险评估与干预管理服务。医疗机构，尤其是大型医疗机构利用其优势地位，占据整个健康管理服务的较大份额。

(2) 专业体检中心服务模式：这种模式主要是指民营企业创办的体检中心或门诊部、疗养院。此种模式也是以健康体检为主导，检后咨询指导与健康教育讲座为辅助，为了充分挖掘客户资源的消费潜力和维护客户体检的忠诚度，一部分体检中心开展了健康风险评估与专项的健康管理服务。

(3) 社区医疗服务中心服务模式：此种服务模式主要依托于社区卫生服务中心，依托社区卫生服务的预防、保健、医疗、计划生育、健康教育、康复六位一体的功能，主要对常见病、多发病的诊治，以及中老年人慢性病进行疾病管理。定期开展健康宣教，如健康知识讲座，深入各居委会开展卫生服务义诊活动和疾病咨询服务。目前社区健康管理服务尚处于探索起步阶段。

(4) 第三方服务模式：此种模式主要指公立、民营健康管理服务机构提供各种健康管理服务，包括健康技术软件开发、互联网信息技术平台服务公司、健康咨询公司、健康保险公司、保健品公司、美容保健中心、养生馆、足疗、按摩中心、健身康体、健康管理、俱乐部等服务公司。这些健康管理机构往往以自身优势和专业特点开展相关健康管理服务。

2. 从营利模式和业务构架进行分类，目前国内的健康管理机构大体可以分为六类。

(1) 体检主导型：体检是目前健康管理服务领域最成熟的营利模式，也是客户接受度最高的健康管理服务品种。由于其客户基数大，利润率高，现金流稳定，除原有的各级医疗机构体检中心外，各地民营体检中心雨后春笋般地冒出来，目前越来越多的体检中心开始介入健康管理服务。

(2) 中药调理型：健康管理的重要特点在于对疾病的前瞻和预防，但是亚健康相对西医来说是一个很难精确定位的模糊概念。中医理论却能很好地诠释“亚健康”的形成与发展，并迅速提供解决方案。中医作为国粹，首先在群众中有大批的拥护者；其次中药方具有针对性强、效果好、副作用小的特点。中医还拥有针灸、推拿、膏药等传统的内病外治方法，这些都可以成为健康管理的有效工具。

(3) 资源整合型：当前各地的健康管理公司的实力都不是特别强，为了生存和发展，有些健康管理公司充分利用和整合当地的资源，以最小的代价，推出符合市场需求的服务。如有的健康管理公司就充分整合医科大学和大学附属医院的稀缺人力资源及高端仪器设备，以连锁加盟的方式，为各大私人诊所和中小医院提供检验、检查、会诊等服务，实现多方共赢。

(4) 自我服务型：有些健康管理公司是依托大集团的需求而发展起来的，它的前身类似医务室。这个诉求和功能与国外的健康管理方式已经非常接近了。一些大的民营集团公司出于降低医药费、提高员工身体素质、提高劳动生产率的考虑，把最初的医务室改造成为独立核算的健康管理公司。这类健康管理公司依托集团的需求就能解决生存问题，然后借助集团的无形资产如雄厚的实力、良好的市场形象、丰富的客户资源进行市场拓展。

(5) 技术服务型：这类组织机构从宏观需求着眼，从技术研发着手，为健康管理公司和体检机构提供一些标准化的服务工具或服务。目前北京、深圳等多家软件、电子商务、医疗器械企业开始介入这种服务模式，提供诸如标准化的体检报告、体检过程控制及数据电子化、导医挂号、慢性病评估、心理素质评估、亚健康评估、运动处方、疾病在线或无线管理等服务。由于这种服务具有标准化和网络化的特性，使它们可以不受地域的限制，为众多客户提供同一种服务。这种服务如果能够真正符合消费者及健康管理服务商的市场需求，成功的概率还是很大的。

(6) 私人医生型：这一类组织机构将客户目标锁定在中高端，广泛整合医疗资源尤其是稀缺的医生资源，通过精细入微的服务来赢得市场，运用各种增值服务来获得商业利润。这也是目前大多数健康管理公司在走的一条路。但是由于私人医生是人力资源密集型产业，人力资源的稀缺限制了它的运营规模和服务人数。同时增值服务产品的开发滞后也严重阻碍了对客户消费能力的深度挖掘。

二、我国健康管理需求现状

中国对健康管理的需求迫切且巨大，具体表现如下：

(一) 我国人口学特征的变化

我国人均期望寿命延长，人口老龄化进程加快。2013 年版《中国老龄事业发展报告》蓝皮书指出，中国社会老龄化形势严峻，中国已经进入人口老龄化快速发展阶段，2012 年底我国 60 周岁以上老年人口已达 1.94 亿，2013 年老年人口数量将突破 2 亿大关，高龄、失能和患病老年人的照料护理问题严峻。2020 年将达到 2.43 亿，2025 年将突破 3 亿。老年人口内部变动将进一步加剧人口老龄化的严峻性。80 岁以上高龄老年人口继续增长，从 2012 年的 0.22 亿人上升到 2013 年的 0.23 亿人，年均增长 100 万人的态势将持续到 2025 年；失能老年人口继续增加，从 2012 年的 3600 万人增长到 2013 年的 3750 万人；慢性病老年人持续增多，2012 年为 0.97 亿人，2013 年突破 1 亿人；空巢老年人口规模继续上升，2012 年为 0.99

亿人，2013 年将突破 1 亿人。伴随着我国老龄化进程，高龄、失能和患病老年人的照料护理问题会更加严峻。中国老年人口基数大，人口老龄化进程快，老年人慢性病患病率高，带病生存时间长。不断增长的老年人医疗卫生服务需求与保障服务能力不相适应，主要体现在老年卫生服务资源不足，专业性老年医疗卫生机构少，长期护理保险制度亟待建立等方面。

（二）疾病谱发生变化，慢性病患病率迅速上升

随着中国经济的快速发展，社会结构、经济结构以及国人生活方式都发生了一系列变化，伴随着生活方式的改变，中国的疾病谱也发生了很大变化。2012 年，中国城市和农村居民的主要死亡原因均为恶性肿瘤、脑血管疾病、心脏疾病、呼吸系统疾病、损伤和中毒。在过去 30 年中，上述 5 个主要死亡原因每年占所有死亡的比例超过 85%。2013 年 8 月 9 日，国家心血管病中心发布《中国心血管病报告 2012》，报告指出，我国心血管病人数为 2.9 亿，其中高血压 2.66 亿。我国每年死于心血管疾病（包括心脏病和脑血管病）约 350 万人，占总死亡原因的 41%，居各种疾病之首。我国每天心血管病死亡 9590 人。膳食不合理、吸烟、饮酒和缺乏运动等不良生活习惯，导致心脑血管病危险因素流行趋势明显，心脑血管病患病人数呈快速增长态势。其他的疾病问题情况也非常严重。我国 18 岁以上超重者和肥胖者分别达到 2.4 亿和 7000 万，我国人群超重、肥胖患病率仍然呈持续上升趋势。目前，我国 15 岁以上烟民有 3.5 亿人，被动吸烟者 5.4 亿人。我国人群血脂水平呈持续上升趋势，包括儿童、青少年的血脂水平。我国血脂异常者至少 2.5 亿人。我国年龄 20 岁以上成人糖尿病人数为 9240 万，患病率为 9.7%；且患病率随着年龄增长和体重增加而升高，20～39 岁、40～59 岁和 60 岁以上人群的糖尿病患病率分别为 3.2%、11.5% 和 20.4%。

（三）医疗费用急剧上涨，个人、集体和政府不堪重负

2012 年，我国卫生总费用达 28 914.4 亿元，比上年增加 45 685 亿元（增长 18.8%）；中国人均卫生费用 2135.8 元，比 2011 年人均 1807 元增加了 329 元，增速超过 18%。这说明，随着中国人口老龄化程度快速提高，卫生总费用和人均总费用已进入快速增长的通道。2012 年中国卫生总费用占 2012 年 GDP 的 5.57%。这较之 2011 年的 5.15% 提高了 0.42%。

由于人的寿命延长和慢性疾病发生的增加以及由此造成的医疗费用大幅度持续上升，寻求控制医疗费用并保证个人健康利益的需求推动了健康管理的发展。以人的“个性化健康需求”为目标，系统、完整、全程、连续、终身解决个人的健康问题的健康管理服务显然在中国有着巨大的需求及潜力，也正在并逐步吸引着越来越多的投资，产业前景远大。不难预见，随着市场环境的日趋成熟，专业人才的不断成长，市场需求和服务资源的有效整合，以及保险业、信息产业和健康管理产业的联合与互动，将有力推动和加速健康管理产业的市场化进程，具有中国特色的健康管理运营模式和服务体系将逐步建立并发展、完善，成为中国健康产业的重要组成部分。

三、健康管理市场构成

目前，健康管理服务以个性化健康检测评估、咨询服务、调理康复和保障促进等为主体构成。健康管理产业链条的上游主要包括提供信息技术平台的企业，此外还包括生产体检所需要的制剂和设备的企业，设备主要包括血液透析仪、B 超设备、X 线设备等，制剂则主要包括体检所需要的检验试剂等等；健康管理产业链条的中游主要是指健康体检机构；健康管理产业链条的下游则主要包括健康咨询及后续服务企业。健康管理产业链包括以下主要环节：

（一）信息技术平台的开发

健康管理的每一个环节都离不开信息技术的支撑，从客户基本信息的录入，到体检结果的收集、传输，再到数据的分析、发布与管理，信息技术都起到了不可替代的作用。健康管理的整套流程需要通过一个信息平台来实现，健康管理企业的兴起也预示着这类提供健康管理整套解决方案的IT公司发展前景看好。健康与IT技术的结合催生了智能健康管理服务。

（二）健康体检

健康体检是进行健康管理的初始步骤，也是目前发展最为迅速的一块业务。目前，整个健康体检产业还处于发展初期，利润空间大，企业规模普遍较小，主导品牌尚未完全形成，市场还未成熟；但也正因为健康体检业尚处于发展初期，进入这个行业才有了更多发展壮大的机会。此外，健康体检目前已经有比较成熟的发展模式可供借鉴，市场将越来越规范，前景也长期看好。所以，健康体检是进入健康管理产业一个很好的切入点。

（三）体检客户数据的深度加工

健康管理或体检机构可以利用已积累的个人资料、健康体检报告等数据进行深度开发。例如，根据已有的数据库，筛选出易患糖尿病的高发人群，有针对性地为他们提供健康管理服务。根据现有数据库，还可以和医疗机构进行一些合作研究。客户数据是健康管理类公司的核心资源之一，其潜在的商业价值不可低估，所以很有必要有计划、有目的地通过多种方式加以利用。通过实行会员制，提供商可以搭载健康产品和其他增值服务。通过吸纳、过滤、筛选、梯级分化会员，给会员提供相应的技术服务、产品及其他解决方案。

（四）健康咨询、培训及出版

根据体检结果进行个人风险评估，针对个人提出个性化的健康管理方案，针对大众做健康生活知识的培训，提供这类业务的培训机构可以是健康管理类公司的一个部门，也可单独存在，在健康知识培训这一细分市场上做专做精，发展前景看好。随着人们对自身健康的关注度提高，自然对健康知识的需求也会增多，这为出版行业带来了新的成长机会。

（五）健康维持、促进产品或服务

健康管理除了提出有针对性的方案外，还需要后续的服务来加以配合，这也是一块很大的市场。健康管理类公司通过与提供保健品、健康食品、各种家用医疗器械等产品的生产企业或经销商合作，可以实现三方（健康管理类公司、生产企业和客户）共赢。

四、健康管理市场存在的问题

（一）健康管理服务处于起步阶段，缺乏成熟大众化健康管理模式

与发达国家相比，中国健康管理服务业起步晚，总的来说仍然处在起步阶段。健康服务业尚未形成一个以人的“个性化健康需求”为目标，能够针对系统、全人、全程、终身解决健康问题的服务体系。比如健康体检、健康咨询，既有公立医疗机构供给也有民办健康服务机构供给。公立医疗机构凭借体制、人才、技术、资金等方面的优势，服务供给比重较大，但是基本上服务的深度化、个性化、连续性缺乏。而民办健康服务机构一类是针对普通大众的以体检服务为导向的公司或机构，主要经营体检项目，另一类针对高端收入人群的私人会所式健康管理，这些模式要么不是真正意义上的健康管理模式，要么代价太高不适合平民大众。

（二）健康管理服务资源分布不平衡，供求矛盾仍然突出

健康管理服务资源过度集中在大中城市，因为大中城市具备人才、信息、资金、交通等

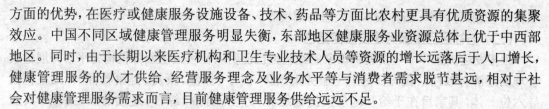

方面的优势，在医疗或健康服务设施设备、技术、药品等方面比农村更具有优质资源的集聚效应。中国不同区域健康管理服务明显失衡，东部地区健康服务业资源总体上优于中西部地区。同时，由于长期以来医疗机构和卫生专业技术人员等资源的增长远落后于人口增长，健康管理服务的人才供给、经营服务理念及业务水平等与消费者需求脱节甚远，相对于社会对健康管理服务需求而言，目前健康管理服务供给远远不足。

（三）健康管理服务体系不完整

健康管理服务业是一个综合性和关联性较强的复合产业。但是，我国健康管理服务业与医疗机构、保险业、教育、信息通信技术产业、房地产等相关产业还缺乏互动合作与资源共享，产业链偏短。尤其是健康保险在健康管理服务中尚未形成规模，对个人健康消费尚未形成实质性的支持。国际经验表明，高端健康管理服务的发展需要商业健康保险的支持。我国商业健康保险面临着一些发展障碍，如国家相关政策和制度未能给予商业健康保险宽松的发展空间，保险公司和健康管理机构之间尚未建立良性合作机制，开展专业健康险业务的保险公司为数甚少，而且业务总体水平与居民需求相差甚远。诸如此类问题导致商业健康保险产业深度挖掘意识不强，缺乏统一规划和通盘考虑，健康管理服务应有的产业链条没有很好地拓展开来。

（四）健康信息数据等资源缺乏互联互通和共享

健康信息数据等资源缺乏从国家层面上对人口健康信息化标准的总体规划，缺乏跨部门、跨机构的信息共享机制。电子健康档案建设和标准的制定过程中，相关机构各自为政，重复投资，重复采集信息。没有统一标准规范，导致新的信息孤岛不断出现，不能实现信息共享和互操作。电子病历还未在健康管理和医疗服务机构得到全面应用，无法将建档活动完全融入整个健康服务的流程中，并且不同健康服务机构健康信息体系存在很大差异，很难互联互通，造成很多死档和重复建档。健康信息采集还不全面，没有覆盖全部健康问题，导致居民电子健康档案信息不能及时、全面、动态地反映其健康状态。

（五）健康管理服务人才匮乏

健康管理服务专业技术人员教育和培训体系不健全，健康管理专业人员教育培训欠缺，从业人员素质较低，相关人才较匮乏。长期以来，我国对医学理论和医学技术非常重视，培养了大量卫生技术人才，但对健康教育、健康管理服务相关技术和能力等教育重视不够，有关健康管理方面的学科与人才培养体系尚未建立健全。虽然国家近年来正式界定了健康管理师这一职业，目前培训工作也如火如荼地开展，但是总体来说，健康管理服务专业性人力资源无论在数量和质量上还远远不能满足健康管理服务发展的需要。

（六）中医健康服务能力有待提升和加强

尤其是基层健康服务机构中医药服务能力薄弱，人才匮乏，未能充分发挥我国中医药在预防、保健、养生方面的特色优势。

五、健康管理的发展趋势

（一）逐步实现智能健康管理体系

健康管理服务与其他服务有一个最明显的区别就是，它对现代智能信息技术的依赖度极高，甚至可以说没有现代智能信息技术作为其基本的运行支持平台就无法实现市场化、规模化的健康管理。所以健康管理的出现将为智能信息技术的发展开拓出一个新的发展方向和巨大的市场需求空间。同时智能信息技术的进步也将直接影响健康管理的服务模式、服务质量、服务效率、服务成本以及服务规模等。

（二）与社区卫生服务建设紧密结合

很多发达国家和一些发展中国家的经验都已证明以社区卫生服务机构为平台开展健康管理的经济有效性。我国社区卫生服务集预防、医疗、保健、康复、健康教育、计划生育指导六位一体，其宗旨在于给社区居民提供经济、方便、有效、综合、连续的卫生服务，其服务对象不仅是病人，还要包括亚健康人群和健康人群。社区卫生服务机构的服务内容和对象与健康管理有着密切的联系。同时健康管理实施过程的连续性、长期性等特点，也适合以社区卫生服务机构为平台稳步发展。结合社区卫生服务的特点和需求，健康管理可在以下方面提供帮助和支持：建立健康档案，识别、控制健康危险因素，实施健康教育，进行健康和医疗需求指导，搭建个人健康信息网络平台，方便社区和指定大医院之间的患者信息共享。以社区卫生服务为中心的健康管理，位于“健康金字塔”的底层，对象广泛，基本涉及全人群。把社区卫生服务中心建立成为健康管理的平台，两者结合将会起到相互促进的效果。

（三）健康管理结合健康保险业务

现阶段我国的非医疗性健康消费主要还是以个人支付为主，保险业基本没有涉足这个领域，这一点极大地限制了这个行业的发展。从国际健康产业发展的历程来看，健康保险公司要实现业绩和利润的提升，必将要进入健康管理领域。在美国，健康管理公司是伴随着保险业的发展应运而生的，健康管理公司的服务对象是大众，而直接客户是健康保险公司。另一方面，兼营健康保险业务对健康产业自身来说也有重要作用，将解决健康管理服务消费支付的“瓶颈”问题，推动健康管理服务产业快速发展。根据我国现有的健康保障运行体系和国家的财力情况，解决措施之一就是加紧构建健康保险与健康管理密切结合的健康保障体系，从而根本上激活健康保险与健康管理两大领域的市场运营和各自的事业发展，实现健康费用利用最大化，提高全民的健康生活品质。

（四）以医院为依托发展健康管理

医院拥有强大的病人资料库，其门诊病人可成为其潜在的医疗服务需求者和消费者，而且医院发展健康管理的优势还有医院的人力物力都比较齐全，可设置专门的健康管理科室，对健康和亚健康人群提供健康咨询、健康评估、健康教育和指导，减少疾病发生的危险因素，并对他们的健康状况进行循环评价；对慢性病病人进行生活方式、运动、心理情感等各方面的指导，定期开设慢性病健康教育讲座和发放健康小手册；为出院康复期病人提供正确、规范、科学的康复指导，及时纠正和解答病人在康复期的不正确行为和困惑。随着现代医学模式从以“疾病为中心”向“以健康为中心”的转变，医院的功能和内涵也应该进一步地调整，正确引导现代人的健康需求和健康消费。这就要求医院除面对病人，还要涵盖占人群90%～95%的亚健康和健康人群。

（五）具有中国特色的健康管理运营模式和服务体系将逐步建立并不断发展完善

目前在我国，中医“治未病”工程隆重启动，而“未病”的核心思想就是健康管理，标志着具有中国特色的以传统中医理论为基础的健康管理体系正在逐步形成，并有望与西方健康管理体系齐头并进，互为补充，共同促进人类健康事业的发展。健康管理是一项顺应市场需求而产生的新兴的、行之有效的提高公众健康水平的方法，为了达到世界卫生组织提出的“21世纪人人享有卫生健康”的战略目标，我们将进一步探索具有中国特色的健康管理运营模式和服务体系，全面推广健康管理，促进健康管理行业的良性发展。

第二节　健康体检服务业

健康体检是指通过医学手段和方法对受检者进行身体检查，了解受检者健康状况、早期发现疾病线索和健康隐患的诊疗行为，包括收集健康信息、建立健康档案、评估预测健康走向、制订并实施健康计划及健康跟踪管理等。健康体检是健康管理的第一步。

一、我国健康体检市场的发展

我国大陆开展健康体检服务的历史较短，按照体检志愿可大致分为两个阶段：非自觉体检时期和自发自愿体检时期。

第一阶段的健康体检虽然也是一种集体行为，但大多受检者都为非自觉状态，甚至带有一定的强制性。如成立于1964年的北京市体检门诊部和部分大医院所设的体检部，服务对象并非面向普通大众的服务，主要进行干部保健体检，参军、就业、升学、运动员或飞行员选拔体检等，另外一个参加体检的主要目的是特殊工种的职业性体检。对于这些体检人群，极少人是出于自身健康意识的主动行为。

第二阶段，是面向大众的健康体检。服务开展始于2000年以后，内地第一家专业营利性体检机构于2000年9月在上海成立。2002年3月，CM体检中心的成立拉开了北京市公营与私营体检服务竞争的市场序幕。至2004年底，北京市能够提供健康体检服务的机构约有546家，其中以国有全资和集体全资性质存在的机构分别为385家和106家，分别占总数的70.5%和19.4%，公立医院占据了绝对优势的体检市场份额。以社会资本、民营资本介入，以门诊部、诊所形式存在的多元化体制的营利性医疗机构55家，呈逐年增长趋势。

从目前健康体检服务的开展现状来看，我国体检市场服务模式和管理水平相对滞后，一方面表现于需求不足，如体检普及率仍然非常之低，即使在北京和上海这样经济发达的超大型城市中，参加体检人数的比率也仅有15%～20%；另一方面却出现了供给“过剩”，包括医疗机构、疾病控制中心、体检中心等都争相开展了体检业务，公立与私营机构无序竞争。由于社会医疗保险和商业健康保险大多未将健康体检纳入到费用支付范围，自费体检成为主流，因为各方体检服务提供主体都把服务重心放在了高端人群之上，出现了“广告战”和“价格战”等拙劣的营销策略，甚至有违规和不正当竞争行为，而看清服务经济的大环境，靠提供超值服务和建立品牌来赢得市场的机构数量极为少数。

二、健康体检行业发展环境分析

（一）政策法规

2007年7月27日，原卫生部部长陈竺指出，“要求重心下移、关口前移，做好健康促进工作。要求在医疗卫生模式由医疗医学向预防医学的转变过程中，既要重视预防控制传染性疾病工作，也要重视解决慢性非传染性疾病问题”，强调了健康促进和健康体检的重要。2009年8月5日《卫生部关于印发“健康体检管理暂行规定”的通知》（卫医政发[2009]77号，下文简称《体检规定》）明确指出卫生部负责全国健康体检的监督管理，县级以上地方人民政府卫生行政部门负责本行政区域内健康体检的监督管理。除卫生行政管理部门外，质量技术监督部门、工商行政管理部门也是卫生行业的主要监管部门，并确定2009年9月1日正式实施该办法。《体检规定》将健康检查内容、方式、间隔时间、执业人员资质以及行业机构的建设标准等事宜以法律的形式规定，对规范健康体检业务及市场公平竞争具有重要意义。为进一步规范体检业，2012 年 10 月 8 日《国务院关于印发卫生事业发展“十二五”规划的通知》(国发[2012]57 号)提出要制定健康体检标准与规范体检行业，推动健康体检行业的规模化与产业化进程。

(二) 社会经济发展

随着中国的改革开放与经济的快速发展，国人的健康意识，特别是城镇居民的健康意识也在发生着巨大的变化：①健康消费需求由简单、单一的医疗治疗型，向疾病预防型、保健型和健康促进型发生着转变；②中国健康消费市场的“消费侧”悄然形成了病患群体、保健群体、健康促进群体、特殊健康消费群体和高端健康消费群体，其“供给侧”之一则是以健康体检为核心的个人疾病检查与预测产业。从支付能力、对健康与长寿的需求、对健康的认知能力几个方面看，富豪阶层和富裕阶层的大部分、小康阶层的部分、温饱阶层的小部分都是当前健康体检服务的需求者。

(三) 疾病谱的变化

2012 年，中国城市和农村居民的主要死亡原因均为恶性肿瘤、脑血管疾病、心脏疾病、呼吸系统疾病、损伤和中毒。在过去 30 年中，上述 5 个主要死亡原因每年占所有死亡的比例超过 85%。中国目前慢性病的发病也急剧上升，《中国心血管病报告 2012》指出，我国心血管病人数为 2.9 亿；我国 18 岁以上超重者和肥胖者分别达到 2.4 亿和 7000 万，我国年龄 20 岁以上成人糖尿病人数为 9240 万。面对如此庞大的患病群体，健康体检机构在其健康信息收集、风险评估和预测、健康维护和健康教育及健康指导等方面均可发挥重要作用，且是其他医疗机构无法担当的工作，此正是近年健康体检机构高速发展的重要驱动力。

(四) 新技术进步

新技术特别是基因检测技术的发展，对于促进健康体检业务的发展具有重要意义。国内目前有 10 家左右规模较大的基因检测公司，主要开展：①基因突变检查；②疾病易感基因检测；③用于病毒、细菌用药指导的基因检测；④用于化学药物用药指导的基因检测。原卫生部于 2007 年 6 月 4 日发布了《卫生部临床检验项目目录》，其中规定了相关基因检测项目。基因检测服务是一次性的，其后需要通过定期健康体检进行跟踪以监测发病等情况，所以基因检测对个性化健康体检及健康管理具有促进作用，相互间可通过增值服务增加盈利能力。但在基因检测服务时要注意保密，其中要特别重视伦理问题，避免产生纠纷。

三、健康体检业存在的问题

(一) 健康体检服务局限性

体检只能查“已然”发生的生理指标异常或疾病，对其他决定疾病发展关键因素的信息掌握有局限性，如家族遗传史、个人疾病史、生活方式等信息缺乏综合分析，对疾病发展缺乏预见性，使尚处在亚健康状态的人未“防患于未然”。另外目前大部分健康体检机构仅仅做到了对查体阳性指标做出解释，只针对阳性结果给予笼统的治疗意见及评估，并未做到精细化、个性化解读和干预措施，很少做到定期随访、持续追踪，使得以检查促健康、以干预防疾病的健康查体目的未落实。

(二) 健康体检隔离在医疗保险制度之外限制了更多人群主动参加体检

健康体检作为一种新兴的服务模式，目前尚未纳入我国医疗保险的覆盖范围，除了一些单位福利较好的职工由单位组织每年进行定期检查外，其他人员则需自费体检。然而，虽然经济效益好的企业和单位能定期组织本单位职工进行健康体检，但由于没有形成定期健康体检机制，一旦经济效益下滑就可能中断健康体检。而对于灵活就业人员和外来农民工来说，大多数收入水平不高，且目前这部分群体参加医保的比例很低，让他们专为健康体检支出一部分费用的意愿更低。

（三）体检机构医务人员业务水平良莠不齐

健康体检机构的医务人员应为从事临床工作多年且经验丰富的高年资人员。但在健康体检机构成立之初，由于医务人员资源短缺，体检机构大量聘请经验不足、业务不熟的年轻医生，或退休时间较长的返聘人员。尤其在一些民营医院此类现象更为突出，严重影响健康体检报告的准确性和指导性。甚至别人员有意歪曲健康状况，坑害消费者等。

（四）体检项目收费标准混乱

由于健康体检专业性很强，所涉及的体检项目对大多数人而言并不熟悉。很多体检机构为吸引更多的消费者，推行五花八门的体检方式很多不实用，有的甚至推出了看似科技含量十分高的所谓基因筛查，进行虚假宣传，蒙蔽消费者。

目前物价部门尚未制定体检统一收费标准。非营利性医疗机构按照单项医疗行为收费，逐项累加。营利性体检机构自主定价，收费档次高低不一，其中不乏过度收费现象，甚至有个别机构提供所谓“免费体检”、低价格体检，扰乱市场公平竞争。

（五）体检标准不统一，缺乏认证体系

体检市场缺乏规范统一的标准，体检结果互不承认，缺乏统一的认证体系。体检报告单在不同服务机构和医院之间无法通用，多数医院不承认非本院出具的体检报告单，尤其是专业体检机构检测结果权威性不够，如果指标异常需要就医时仍需到医院重新检查。相关部门应出台统一的体检标准，包括体检设备、使用的试剂、体检医师资格等内容，建立统一的认证体系，规范体检市场。各家体检机构严格按照这个标准执行，互认报告单，避免重复检查给患者带来额外的经济负担。

四、我国健康体检产业的发展趋势

（一）健康体检机构的连锁化及规模化经营

健康体检机构的连锁化及规模化经营具有下列优势：①地理优势，既方便客户，又有利于保险公司的网点布局；②通过统一管理、统一培训、统一信息平台，易于实现资源共享及成本领先战略，降低经营风险，可保持持续盈利的竞争力；③有利于品牌建设及增强影响力；④有利于融资及进一步扩张；⑤由于拥有大量的健康体检数据资料，既可进行体检人群的流行病学研究，为健康体检项目的设计提供参考，又可为卫生行政部门的决策提供资料；⑥拥有大量稳定的客源，且连续多年接受体检服务，因而可进行大样本的前瞻性研究，通过数据挖掘，则可创建相关的健康评估模型，进而促进健康管理业务的发展。

（二）健康体检与健康管理结合

基于下列原因，健康体检需要与健康管理服务密切结合：①健康体检仅仅是健康管理的第一步；②常规健康体检服务多数是一次性和非连续性的，目前尚不能满足市场需求，而健康管理则可提供连续性服务；③现在体检行业已面临服务不良竞争增加的局面，健康体检业务必须融入健康管理，以健康管理服务形成新的增长点，反过来又可带动健康体检业务持续稳定地增长。

健康体检机构在健康体检与健康管理结合方面有系列优势：①共享品牌；②通过检索

科技文献，充分占有国内外健康管理相关资料，运用最新循证医学证据，自主研发健康信息采集、健康评估及健康干预平台；③渠道共享，充分发挥体检客源丰富的优势，通过健康体检加健康管理一条龙服务，既可促进健康体检业务，又可促进与保险公司的合作，从而实现第三方付费；④从国际交流中获得构建先进的健康评估平台的宝贵经验。

（三）健康体检与疾病诊疗相分离

21 世纪医学的重心将是对病前状态的干预和对疾病的有效预防，这是医学模式发展的大势所趋。人们已经意识到了预防比治疗更经济，健康体检则是预防和早期发现疾病的重要手段，健康体检中心正是将“健康检查”从“看病求医”中分离开来，以现代生物医学和信息化管理技术为基础，为健康、亚健康人群提供不同类别、不同层次、不同形式的专业体检服务，集健康检查、疾病预防、保健指导及至健康管理为一体的专业医疗机构。

（四）健康体检服务与医疗服务结合

常规健康体检服务是以疾病的检测、判别、鉴定为目标，以发现健康问题、疾病预警和提出解决健康问题的建议为主要服务内容，以医疗机构为解决发现问题的后期保障展开的。因此，健康体检服务与医疗服务密切相关，其合作方式为：①专业体检机构与其他医疗机构合作；②专业体检机构纵向一体化成长，以健康体检为突破口，开展健康体检、健康管理与医疗服务。

（五）健康体检与健康保险结合

从国际惯例和中国国情看，国家医疗保险不会将全面的健康体检列入医保范畴，体检费用还是由单位或个人买单，从某种程度上来讲，制约了健康体检机构整体推进的速度，如果有第三方商业健康保险为部分客人买单，将极大推进健康体检和健康保险双方的市场规模。保险机构与专业健康体检机构合作具有下列意义：①收集数据，开展健康管理；②开拓客户资源，共享渠道；③参照国外管理式医疗的模式，可采取管理式的健康体检模式，有效规避医疗及道德风险，达到预防筛查在先、减少赔付支出及三方共赢之目的；④共同开发满足市场需求的保险险种，提高竞争力。随着《健康体检管理暂行规定》的实施，健康体检机构进入准入管理时代。保险资本融入管理式健康体检业务，将成为一种新的合作模式受到市场和国人的接纳，健康体检行业将在与健康保险行业的整合中呈现双赢的局面。

第三节 中医医疗保健服务业

中医经典思想“治未病”与现代健康管理理念具有异曲同工之妙，中医整体观体现了整体健康模式的思想精髓，“辨证论治”是个性化健康管理的最佳体现。中医几千年的发展，为现代医学提供了疾病诊疗与慢性病管理、预防疾病与养生保健的理论基础及具体手段。目前在我国，中医“治未病”工程隆重启动，而“治未病”的核心思想就是健康管理，标志着具有中国特色的以传统中医理论为基础的健康管理体系正在逐步形成，并有望与西方健康管理体系齐头并进，互为补充，共同促进人类健康事业的发展。

一、我国中医医疗保健服务发展现状

（一）医疗机构养生保健发展

近年来，党和政府高度重视中医养生保健在我国医疗卫生事业中的重要作用，2012 年国家中医药管理局确定了北京市东城区等 21 个地区为中医养生保健服务机构准入试点地区，各地区纷纷开始构建以省市级中医院为龙头，县（区）级中医院为骨干，社区中医服务站为基础的养生保健服务网络，并着力加强各试点单位的养生保健服务平台建设和规范。中医养生保健服务正在成为各级各类医疗机构的重要服务内容之一。其中省、市、县中医院成立各具特色的“中医治未病中心”和养生保健服务部门，其服务形式多样、数量增加、水平提高。部分中医医院将现有的中医健康咨询门诊、亚健康门诊、体质门诊、传统疗法中心、体检中心、康复中心等资源进行整合，集中开展中医养生保健服务。在社区中，中医药服务从过去注重中医医疗服务转向同时注重开展预防、保健等综合服务，积极运用中医药手段、技术引导居民开展中医药养生保健。甚至不少地区的中医药养生保健服务，已经成为社区卫生服务的特色优势。

（二）社会机构养生保健服务发展

随着中医养生保健的迅速发展，医疗机构的服务已经不能完全满足人们的需求，大批的社会非医疗机构也在开展多种形式的中医药养生保健服务。据有关调查初步统计，我国养生保健行业总体销售额已达 6500 亿元，民营资本投资比例高达 90% 以上，保健食品、用品生产企业约 1200 家，销售企业超过 10 万家，服务企业超过 140 万家，行业从业人员超过 5000 万人，且每年还在迅速增长。经过工商部门批准开展养生保健服务的机构，以康复医院、中医经络养生研究所、养生会所、针灸推拿馆、养颜养生馆、药膳会馆等形式，主要提供按摩、足疗、药浴、美容、美体等保健服务。另据残联统计，我国已有盲人保健按摩机构 39 000 多家，遍布各个地区、遍布城乡，向人们提供保健按摩服务。

（三）中医“治未病”健康工程推进

2008 年以来，国家中医药管理局实施了“治未病”健康工程，该工程重点关注“治未病”与医学目的调整和医学模式的改变、体质脏腑功能与人的健康状态、个体的健康状态分类与风险管理及其在健康管理中的应用等理念的宣讲。

目前治未病健康工程在全国 17 区已经建立了 46 个试点单位。2009 年起，国家中医药管理局、中宣部、原卫生部、民政部等 23 部委发起中医健康管理工程，宣传独具特色的中医健康管理“一康复、一调方、一保障”的“三一服务”模式，给大众提供一个安全有效的中医健康管理体系。目前以中医体质辨识、中医四诊技术、中医保健、中医适宜技术为主要服务内容的各类健康养生及管理机构已经在中国蓬勃发展，日趋成为中国健康管理服务的最大特色。

（四）养生保健文化传播

随着天人合一、顺应自然、未病先防、既病防变等中医养生保健理念越来越被人们所接受，各电视台媒体开始创办养生保健系列节目。目前，国内养生类节目已有上百档，每个电视台都有 1～2 个养生保健类节目，如中央电视台的《健康之路》《我的健康我做主》《天天饮食》，北京卫视的《养生堂》《身边》《健康北京》，中国教育电视台的《平衡养生说》《养生一对一》等等均在国内热播，深受老百姓喜爱。在国家中医药管理局的推动和支持下，省市中医药文化宣传部门与电视台联合开展“中医中药中国行”大型科普文化宣传活动，在培养民众对中医药养生保健的正确认知方面发挥了重要作用。同时，大量中医药养生保健科普书籍的出版也掀起了前所未有的热潮，让老百姓走近中医，了解中医，认识中医，应用中医。此外，中医药主管部门大力推动中医医疗机构的中医药文化建设，使中医院和社区医疗服务机构逐渐成为公共健康教育基地，促进中医学“治未病”理念和养生保健知识的普及。

（五）养生保健产业发展

近年来，随着经济的高速增长，国人的养生意识不断提升，许多企业以中医预防保健理念为指导，将中医预防保健理念与现代科学相结合，开发了种类繁多的保健食品、养生美容和抗衰老产品，保健品行业已迅速发展成为一个独特的产业，也将成为我国经济新的增长点和战略产业。据统计，截至2011年底，中国保健食品市场产值已达2000亿元以上，且仍以每年15%的速度增长，到2015年人均消费将达到300元，市场总容量突破4500亿元。我国保健品行业将进入高速发展阶段。

此外，中医养生保健文化旅游产业和养生地产建设正在国内悄然崛起，并呈现出蓬勃发展之势。中医养生保健文化旅游将中医养生保健、中医医疗与旅游相结合，满足中外游人在休闲舒适的氛围里感受中医文化，接受中医调理，将中医推向世界；养生地产同样也将中医养生保健、中医医疗与日常居住度假相结合，打造了一个新的养生方式。

二、中医药保健服务发展优势分析

中医是我国的瑰宝，为中华民族的繁衍昌盛做出了不可磨灭的贡献，并且对世界的文明进步产生了积极影响。随着疾病谱的变化、老龄化社会的到来和健康观念的转变，中医药的优势越来越显现出来，其科学性和合理性越来越被学术界、产业界所重视。

（一）天然性

我国土地辽阔，气候多样，孕育出极为丰富的中药天然资源，且在长期的实践中总结规律形成了现在的中医药理论体系。取自自然，并在自然法则指导下用药，中药从一开始便具有天人相应的同构性、一体性。现代社会快速发展，人们在享受现代生活带来的舒适、便利之余也面临着巨大的生存压力。由于身心疲劳引发的亚健康状态已成为一种普遍现象。一些学者通过长期的社会实践调查，总结出一些针对亚健康的自然疗法：生活疗法、运动疗法、心理疗法、膳食疗法、社交疗法、保健疗法。其中，膳食疗法就包括药膳的使用，而保健疗法则包括了针灸、推拿等传统的中医技能，这一切皆源于中医药的天然性。

（二）药食同源

中医学自古以来就有“药食同源”（又称“医食同源”）理论。这一理论认为：许多食物既是食物也是药物，食物和药物都能防治疾病，只不过是用量差异而已。因此严格地说，药物和食物是相对而言的：药物也是食物，而食物也是药物；食物的副作用小，而药物的副作用大。近年来，随着生活节奏的加快、环境污染的加重，亚健康和慢性病人群数量增多，从而导致带有保健功能的食品需求越来越旺盛，如凉茶等。所以，如何发挥出药食同源的优势将是中医药在这一领域取得先机的关键。

（三）医药一体

西医的强项是微观化、专业化，严格区分医、药之间的关系，而中医则强调医药一体，以此为基础，形成了区别于西药的理论体系，其精华在于“整体观念”和“辨证论治”。中医基础理论认为，人体是一个有机的整体，各个组成部分在结构上不可分割，在功能上相互配合，在病理上相互影响。疾病的不同阶段可能出现不同的证候，不同的疾病在发展过程中也可能出现同样的证候。因此同一疾病的不同证候，治疗方法有异，不同疾病出现性质相同的证候，则可采用相同的治疗方法，这就是中医的“异病同治，同病异治”。这些观点与现代医学提出的个性化用药不谋而合，从而证明了中医药在治疗疾病理论上的合理性，并可能为现代医学的发展带来启示。

（四）治未病

中医学“治未病”理论起源于中国古代的哲学思想，“治未病”概念出自《黄帝内经》，是指疾病初发处于轻浅阶段或疾病处于先兆萌芽状态实施治疗。“治未病”理论不断得到发掘和补充，实践经验也越来越丰富，对于疾病的防治起到了积极的指导作用。内经的“治未病”概括起来大致有四层意思：未病先防，治病萌芽，待衰而刺，既病防变。除《黄帝内经》这一中医基础理论巨著外，《伤寒论》中也有不少关于中医治未病思想的论述，尤其是其中的《金匮要略》部分。总体上讲，治未病包括三个大的方面，即未病先防、已病防传和病后防复，这些都可以在健康服务中发挥巨大作用。

三、中医药保健服务发展政策环境

随着我国经济发展，人们越来越关注自身健康。同时，随着我国慢性病人数逐年增多，人口老龄化等社会问题日渐突出，国家也意识到如何防止慢性病的发生，如何使人健康地衰老是改善我国医疗环境的根本途径。而中医自古以来就有养生理论，对于疾病所持的观点也是预防胜于治疗，如“治未病”理论的未病先防等观点。随着我国中医的繁荣复苏，国家也大力扶持中医药在疾病预防、养生等方面的应用。

（一）国家全面支持中医药发展

1. 国务院发文支持中医药发展　2009年国务院下发《关于扶持和促进中医药事业发展的若干意见》，首次以国务院名义发布中医药领域全面而系统性的指导意见，标志着把中医药事业摆在了国家发展战略层面的重要地位，为日后全面加强中医药工作，开创中医药事业持续健康发展新局面提供强有力的政策支持。

2. “十二五”规划专门论述中医药发展　2012年国务院关于《卫生事业发展“十二五”规划》出台，明确提出要积极发展中医药事业。据此国家中药管理局发布了《中医药事业发展“十二五”规划》，进一步明确了中医药事业发展指导思想、基本原则和发展目标。提出到2015年，建立起适应中医药事业发展的管理体制和运行机制，基本实现中医药医疗、保健、科研、教育、产业、文化全面协调发展，使中医药贡献率进一步提高。不难看出，国家对中医药发展的重视程度、支持力度都在加强，未来中医药事业发展态势良好。

3. 2015年4月国务院办公厅印发了《中医药健康服务发展规划（2015—2020年）》，这是我国第一个关于中医药健康服务发展的国家级规划，对于全面发展中医药事业、构建中国特色的服务体系具有十分重要意义。这个规划当中提出了在切实保障人民群众基本医疗卫生服务需求的基础上，要充分释放中医药健康服务的潜力和活力，充分激发并满足人民群众多层次、多样化的中医药健康需求，力争到2020年基本建立起中医药健康服务体系，中医药健康服务成为我国健康服务业的重要力量和国家竞争力的重要体现，成为推动经济社会转型发展的重要力量。

（二）政府对基层中医药服务发展的扶持加强

近年来，国家非常重视发挥中医药在基层卫生服务中的作用。2005年，国家中医药管理局开展了全国农村中医药适宜技术推广示范地区（试点）项目。此后，国家开始大力推广中医临床适宜技术在基层的应用，出台了一系列相关政策，来推进中医药事业的发展。

2012年8月，国家中医药管理局等5部门联合发布了《关于实施基层中医药服务能力提升工程的意见》（下文简称《意见》），提出要充分认识中医药在我国基层卫生工作中的优势和作用，在现有工作基础上，进一步强化政策措施落实。《意见》明确发展目标：“到2015年

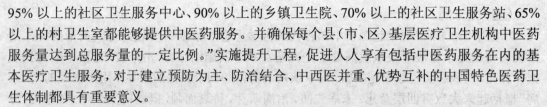

95% 以上的社区卫生服务中心、90% 以上的乡镇卫生院、70% 以上的社区卫生服务站、65% 以上的村卫生室都能够提供中医药服务。并确保每个县（市、区）基层医疗卫生机构中医药服务量达到总服务量的一定比例。”实施提升工程，促进人人享有包括中医药服务在内的基本医疗卫生服务，对于建立预防为主、防治结合、中西医并重、优势互补的中国特色医药卫生体制都具有重要意义。

（三）中医药健康服务方向明确，重点发展中医“治未病”服务

随着医学目的和医学模式的转变以及人们对健康提出的更高要求，“治未病”理念与实践被提到前所未有的高度，中医保健服务也显示出广阔的发展前景。

1. 十八大为中医药服务指明方向　2012 年 11 月，十八大报告指出：“要坚持为人民健康服务的方向，坚持预防为主、以农村为重点、中西医并重，为群众提供安全有效方便价廉的公共卫生和基本医疗服务。”健康医学是现代医学的发展趋势，十八大报告把着眼点放在健康上，将干预时间点提前，这为以“治未病”见长的中医药发展指明了方向。

2. 国务院发文奠定中医药服务在健康服务业中的地位　2013 年 9 月《国务院关于促进健康服务业发展的若干意见》也明确指出当前我国健康服务业的主要任务之一即“全面发展中医药医疗保健服务，提升中医健康服务能力，推广科学规范的中医保健知识及产品，要充分发挥中医医疗预防保健特色优势”。并给出一系列具体措施：“推动医疗机构开展中医医疗预防保健服务，鼓励零售药店提供中医坐堂诊疗服务。开发中医诊疗、中医药养生保健仪器设备。推广科学规范的中医保健知识及产品。加强药食同用中药材的种植及产品研发与应用，开发适合当地环境和生活习惯的保健养生产品。宣传普及中医药养生保健知识，推广科学有效的中医药养生、保健服务，鼓励有资质的中医师在养生保健机构提供保健咨询和调理等服务。”

3.《科技创新纲要》明确“治未病”的发展目标和主要任务　2013 年 3 月 25 日，国家中医药管理局印发《中医预防保健（治未病）服务科技创新纲要（2013—2020 年）》（下文简称《纲要》）。《纲要》明确了“治未病”服务目前的发展目标和主要任务。内容涵盖了“治未病”理论体系、技术方法、服务标准和规范、服务业态、服务模式和科技创新等方面的内容，旨在全面提高中医药学术水平和服务能力，为持续推动中医预防保健（治未病）服务发展提供有效的支撑。

4.《“治未病”服务工作指南》发布，中医药保健服务进一步落地　2013 年 11 月 12 日，国家中医药管理局印发《基层医疗机构“治未病”服务工作指南（试用稿）》，将指导社区卫生服务中心、乡镇卫生院等基层医疗机构开展“治未病”服务工作，同时可作为中医药管理部门对基层医疗机构开展“治未病”服务工作的评价参考和依据。

四、中医医疗保健服务产业存在的问题和政策建议

（一）存在的问题

1. 我国中医保健服务体系尚未完全形成　目前我国中医保健服务体系尚未完全形成，中医药保健产业，多数经营定位不明确、发展模式不清晰，尚未形成完整的产业链一体化服务的商业运营模式。有的规模小、服务内容单一，没有自己的文化内涵特色，有的技术含量低，更没有研发创新能力、特色优势不明显、抗竞争能力差，有的管理意识差、服务质量欠佳。这些问题普遍存在，后续无力，难于规模发展。中医药特色优势尚未充分发挥，服务市场领域还需进一步拓展，在预防、养生、保健、康复领域的发展还不能满足人民群众健康服

务的新需求。

2. 服务标准缺失，市场混乱　目前国家关于健康养生服务的定义尚未明确，技术及服务标准的缺失，造成了保健服务市场无序竞争、良莠不齐、假冒伪劣、不道德、不规范等现象极为严重。提供中医养生保健服务的非医疗机构市场准入门槛低，现阶段的美容行业、美发行业、足浴行业、休闲桑拿行业等等与人们的身体服务有关的统统叫养生，龙蛇混杂，市场混乱，这在一定程度上严重阻碍了养生保健服务业的规范发展。

3. 养生保健从业人员参差不齐，服务质量难于保证　目前从事该养生保健行业的人员大多缺乏专业中医基础理论和中医疗法、技术，及整体专业素养低，服务质量难于保证，根本适应不了新兴的健康养生产业的发展需求。很多保健养生机构从业人员都是由商家进行培训的，导致很多养生保健服务效果适得其反，有的虽不至于出现反面效果，但是误导民众，曲解中医。

4. 法律制度不完善，市场监管尚不到位　由于养生保健服务市场在准入门槛、从业人员资质、服务技术规范等方面法律规章不健全，尚缺少具体管理标准，导致出现非医疗机构经营中医治疗项目，服务内容和服务标准不统一。政府监管部门对保健养生机构缺乏监管机制，部门之间的责权不明确，难以形成有效监管，导致目前中医养生行业乱象丛生。

5. 中医养生保健技术挖掘不够，技术研究和推广环节薄弱　中医养生理论方面多遵从古人而缺乏创新，未能与现代生活相结合发展出新的养生理念：国人历来就有“崇古”、“泥古”的传统，但中医界一直就有“古方不能尽愈今病”的古话，因此，中医养生保健的发展应立足于经典，勇于创新，创造出更适合现代各类人群的养生保健方式。

（二）发展中医药保健的政策建议

1. 政府要从战略高度重视并大力扶持中医保健产业的发展　国家有关部门应组织制定中医药健康保健服务产业发展战略，把中医药保健服务业列入产业结构调整指导目录，及时向社会各界和投资主体传递产业的发展方向、总体策略、基本思路，吸引各类投资，调控市场准入，使其快速发展。应出台有关配套政策和优惠措施，研究中医保健服务的价格政策，使中医保健消费能与医疗、保险、医保、治未病等配套，使广大消费者能享受得起中医保健服务。在注册、准入、税收、贷款等方面制定扶持政策，积极鼓励吸引社会资本投入中医保健服务产业，促进中医保健服务产业进社区、进农村，大力推广质优价廉的中医保健服务。

2. 构建中医医疗保健体系，重点发展中医“治未病”服务　完善养生保健服务平台建设。对于社会医疗机构，国家要统一规划，不断扩大中医“治未病”养生保健服务试点，充分发挥中医院的龙头作用，依托中医院的医疗资源，进行三甲中医院与中医养生、养老、康复、旅游等为组合体的规划建设，形成集中医保健、养老护理、宜居养生、旅游休闲等功能为一体的中医医疗保健产业体；对于社会非医疗机构，应加大开放力度，支持各类社会资本加盟，探索市场化运作方式，通过市场来调节资源，发展技术精湛、服务优良的服务机构，加快构建集体检、诊疗、康复、疗养、养老于一体的健康服务管理体系；推进“治未病”服务技术的规范使用、区域“治未病”服务体系的构建，推动“治未病”在公共卫生服务中发挥作用，推进城市社区及乡村服务机构开展中医治未病工作。

3. 积极培养培训中医保健服务产业人才　中医院校应该成为培养中医保健产业高级人才的摇篮，研究制定相关专业设置，课程安排、教材编写要有中医保健方面的内容，培养一批中医基本功扎实、掌握中医保健知识、动手能力强、具有经营管理能力的中医保健服务人才，以适合社会对中医药保健事业发展的需求。加强对现有从业人员的培训，依托高等院校，建立综合培训基地。设立中医预防保健服务新型职业系列，建立职业技能鉴定制度，中医预防保健服务职业纳入国家职业技能鉴定和职业资格证书体系，实行准入制度和持证上岗。

4. 成立行业协会，加强行业管理　政府要加强对行业协会的引导和管理，从而尽快改变中医保健服务分头管理或无人管理的边缘状况。政府各部门要加强养生保健行业标准建设，制定中医保健服务机构、人员准入条件和服务规范，探索建立中医健康服务职业技能评定，以及中医养生保健的人才培训体制。政府部门应该尽快协调规范明确行业管理标准，通过成立正规行业协会，加强行业自律行为，制定统一的行业标准；要统一价格标准，加强市场监管；要开展企业间交流活动，行业信息公开透明。

5. 加强中医保健的科学研究　借助现代医学科技、生物工程学和计算机技术，根据中医学理论，对中医保健效应进行量化，对被检者的身体情况进行客观化分析，以便于人们更好地认识自己的身体实时状况，在体能、精神状态、心理状态、神经功能状态、免疫状态等方面提供较准确的量化数据，进行客观的评估，以正确指导中医保健服务的选择，进行健康调试。只有与现代科学知识和技术紧密结合，中医保健才能长盛不衰。

6. 加大中医保健的科普知识的宣传　要加强中医预防保健知识与方法宣传，提高社会的认知与认可程度；加强服务信息及服务效果宣传，扩大广大群众对中医保健服务的需求。针对不同的传播对象、传播内容，传播方式和传播形式丰富多彩。通过网络、电视、广播、报刊等覆盖面广的信息网络，构建形式多样的中医保健知识传播平台。组织建立专家团队，深入社区、企事业单位等开展巡回宣讲，为群众提供中医保健服务。

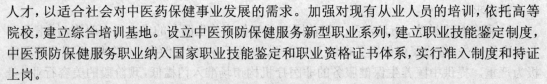

第四节　健康养老服务业

一、健康养老服务业概述

（一）养老服务业概念

对养老服务业的定义，有狭义和广义之分。从狭义上讲，养老服务仅指为老年人提供的生活照顾和康复护理服务，养老服务业就是为满足老年人因疾病或身体机能的衰退而产生的特殊生活需求和精神需求，而提供相应服务产品的生产部门和企业的集合。从广义上讲，养老服务则是一个大服务的概念，几乎涵盖了老年人衣食住行、生活照料、医疗服务、文化健身娱乐等多个行业领域。可以被定义为一切为满足老年人养老需求而提供服务产品的生产部门和企业的集合体，统称为养老服务业。除了生活照料、医疗康复及护理服务外，还包括老年金融服务、老年教育服务、老年文化服务，甚至老年护理服务链上的护理人员培训、劳务派遣等也可以纳入到养老服务业的外延当中，是一个涉及面广、产业链长的综合产业体系。

（二）养老服务业提出

养老服务业是最典型和最大的老龄产业。老年人的需求是老龄产业发展的根本基础，而老年人的主要需求是养老服务需求。中国的养老服务业是从计划经济条件下那些专门为照顾“三无对象”而设立的国家福利设施的基础上发展起来的。我国传统的养老模式是家庭养老，没有家庭支撑的城市孤寡老人和农村五保老人，则由政府兴办的敬老院或养老福利机构负责供养。随着经济社会发展，特别是人口老龄化的迅猛发展，家庭和政府都无力负担沉重的养老服务压力，只能求诸市场，动员广泛的社会力量为老年人提供养老服务。目前，我国约有60岁以上老年人口1.47亿，这就是一个潜在的养老服务需求的巨大市场，可以预见养老服务业将是未来最大的老龄产业。

（三）养老服务产业分类

养老产业按需求属性的不同，可以分为医疗保健业、日常生活用品业、家政服务业、房地产业、保险业、金融业、娱乐文化产业、旅游业、咨询服务业、其他特殊产业等十个细分产业。

养老服务产业包括以下方面：第一，老年疗养。第二，老年用品。第三，老年服务。第四，养老地产。第五，老年文化。第六，老年出行。第七，老年餐饮。老年疗养和老年用品在中国起步较早，但目前的市场很混乱。老年疗养包括老年康复医疗、保健医疗、养生保健等。老年用品包括代步车、老年手机、助听器等。老年服务目前多以家政的形式存在，包括生活料理、养老保险和心理辅导等。养老地产目前炒得很热门，包括养老公寓和养老社区等。老年文化多以老年大学的形式存在，包括老年人的教育和精神文化生活等。老年出行多是旅行社的细分业务，包括老年旅游等。在目前的中国似乎没有见到专为老年人开的餐馆，而他们的餐饮需求却与年轻人的需求截然不同。所以老年餐饮亟待开发，其潜力也是巨大的。这些链条都不是很完善，均有待进一步开发。

二、健康养老服务业发展的背景

（一）政策环境

2000年《中共中央、国务院关于加强老龄工作的决定》中指出发展养老服务业的三个指导思想：①要从加强社区建设，依托社区发展老年服务业，进一步完善社区为老年人服务的功能；②老年服务业的发展要走社会化、产业化的道路；③要培育和发展老年消费市场。2000年，国家税务局下发了《关于对老年服务机构有关税收政策问题的通知》，对由民政部门审核批准，并核发《养老机构执业许可证》的老年服务机构及核发《社区服务设施证书》的社区服务中心的老年服务中心（含为老年人提供服务的场所）给予了一定的税收优惠。

在《中国老龄事业发展“十一五”规划（2006—2010年）》中指出“加快发展养老服务业”的措施为：①增加对养老设施建设的投入，鼓励吸引社会力量投资兴办不同档次的养老服务机构；②支持信息服务、管理咨询、人才培训等社会中介机构的发展，鼓励社会力量开展以社区为基础的老年生活照料、家政服务、康复护理、紧急救援、心理咨询等服务项目，形成老年服务网络体系，为居家老人提供优质、便捷的服务。2006年2月全国老龄委办公室、发展改革委、教育部、民政部、劳动保障部、财政部、建设部、原卫生部、原人口计生委及税务总局十部门联合下发了《关于加快发展养老服务业的意见》，对发展养老服务业给出了具体指导意见，明确进一步发展老年社会福利事业、社会养老服务机构、居家老人服务业务、老年护理、临终关怀服务业务以及促进老年用品市场的开发。

（二）经济环境

我国老龄化处于“未富先老”的经济发展阶段。我国已经进入老龄化社会，但我国和其他的老龄化国家相比有一个很大的不同，用一句话来概括就是“国外是先富后老，我国是未富先老”。我国人均GDP水平未达到1万美元便进入老龄社会。这说明我国经济发展水平

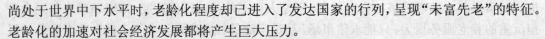

尚处于世界中下水平时，老龄化程度却已进入了发达国家的行列，呈现“未富先老”的特征。老龄化的加速对社会经济发展都将产生巨大压力。

城镇和农村居民是构成我国社会的两大基本群体。改革开放以来，城乡居民收入差距趋于扩大。过大的城乡收入差距已成为社会发展的障碍。老年消费群体简单地可以分为农村消费群体和城镇消费群体，两者之间收入水平的差距直接决定了其支付能力水平之间的差距。

（三）人口和社会环境

我国是世界上人口最多的国家，目前全国人口总数接近 14 亿，在这样一个人口基数庞大的国家，随着我国人口老龄化程度的不断加深，老年人口数量占全国总人口数量的比重将不断增长，老年人口基数日益庞大。2014 年末 60 周岁及以上人口 21 242 万人，占总人口的 15.5%，比上年提高 0.6 个百分点；65 周岁及以上人口 13 755 万人，占总人口的 10.1%，比上年提高 0.4 个百分点，相当于每十个人里就有一个 65 岁以上的老年人。

我国人口老龄化具有增长速度加快、数量增大、高龄化更加显著、农村老龄问题突出、城乡和地区之间老龄化程度差异扩大等特点。养老保障问题更加突出，劳动年龄人口对老年人赡养负担加重，社区照料服务需求迅速增加，解决老龄问题的社会压力显著加大，特别是我国第一次生育高峰的人口将陆续进入老年，他们的物质文化生活需求更趋多样化，对经济社会的全面协调发展带来的影响将会更加深刻。

三、中国养老服务业发展历程及现状

（一）中国养老服务发展历程

第一阶段：新中国成立至 20 世纪 70 年代，由于处于年轻型向成年型转变的人口结构，还未产生养老问题；第二阶段：20 世纪 80 年代至 20 世纪末，老年市场有了一定的发展，初步体现一定的发展潜力；第三阶段：21 世纪初至今，随着人们生活水平的提高，老年群体消费需求的变化，老年市场越来越大，但是企业供给却不能满足市场的需求。

（二）中国养老服务市场发展现状

1. 发展规模小，产业化率低　我国培育并发展养老服务市场已经 20 多年，但是养老服务产业总体水平落后，发展仍处于初级阶段。在当前国内市场中，养老服务作为营销概念屡见不鲜，但作为专门经营和提供养老服务的企业数量却很少，养老服务业只是作为一般性的企业辅助业务或衍生业务来生产经营，而且多数还为小规模投资经营，并未真正形成产业模式，产业化整体发展程度较低，致使产业市场占有率低，市场竞争力弱。

2. 社会投资不足，供需失衡严重　社会资本投资养老服务产业是为了追求效益，但是养老服务产业投入成本大、回收周期长、行业风险高，而随着物价水平、工人工资的不断上涨，企业短时间内收益不显著，所以很多企业望而却步，这直接影响养老服务产业的总体投资规模和投入力度，但是社会养老需求却在日益增长，社会投资的不足导致产业发展供给不足，进而无法及时满足老年服务需求，造成供需矛盾严重失衡。

3. 传统的养老机构养老服务形式单一　从某种程度上讲，为了扩大服务产业规模，满足养老需求，政府和企业只是单纯地依靠创办养老机构，并简单地套用养老院、敬老院等运营管理模式来加速养老服务产业发展，大多数养老服务机构对老年人也只停留在以医、食为主的同一模式统一标准的服务照顾上，不能为机构养老的老年人提供个性化、多样化、特殊性的服务项目。

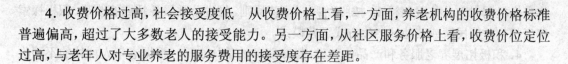

4. 收费价格过高，社会接受度低　从收费价格上看，一方面，养老机构的收费价格标准普遍偏高，超过了大多数老人的接受能力。另一方面，从社区服务价格上看，收费价位定位过高，与老年人对专业养老的服务费用的接受度存在差距。

四、中国养老行业存在的问题与对策

（一）存在的问题

1. 社区居家养老服务尚未形成规模　我国社区居家养老服务业仍处于初级阶段，还没有一个城市全面普及城市居家养老服务业。农村，社会化养老业更是刚刚起步。除了少数发达地区的农村开始进行社会化居家养老试点外，绝大多数还采用“家庭养老＋社会救助供养”的模式，其中又以家庭养老为主。

2. 投资力度滞后于养老服务业的现实要求　当前，我国政府的养老服务投入还没有明确的重大投资规划，这成为养老服务业发展的一大体制缺陷。同时，社会养老还需社会的投资。但是养老服务业是一个微利的行业，社会投资兴办养老服务业有一定的风险。全国老龄办调研结果表明，民办养老机构能够自负盈亏略有盈余的仅占 9%，40% 左右的民办养老机构都在亏损。

3. 监管缺失，养老服务业无序发展　一是在机构内部管理缺乏严格规章制度；二是设施设备投入不足；三是服务功能不全；四是政府对养老机构监管不到位，民办养老服务业呈现一种无序发展的状态。

4. 养老服务业法规政策体系建设滞后　我国政府在养老业的发展过程存在法规、政策体系缺位和不配套等问题。另一方面已有的政策法规体现出管理体制与服务性质相矛盾，经营权与经营责任相分离、利益与责任相分离的问题，不适应市场经济规律的基本要求。

5. 养老服务业从业人员素质偏低　人力资源是推动一个产业发展的重要因素，我国养老服务机构从业人员存在学历低、年龄大、培训少、能力弱的普遍现象。

（二）加快发展养老服务业的对策

1. 统筹规划发展城市养老服务设施　充分发挥社区公共服务设施的养老服务功能，加强社区服务设施建设。凡是新建的居住小区，都要配建养老服务设施，同步建设、同步验收、同步使用；对于已建成的居民居住区，养老服务设施不达标的，必须通过租赁、购置等方式开设养老服务设施。同时，充分发挥养老服务设施的养老服务功能，提高使用率；支持社会各界参与养老服务设施建设、运营，所有的养老服务设施都要向老人开放。要实施社区无障碍环境改造，加快坡道建设、电梯等公共设施改造。

2. 充分发挥城乡社区居家养老功能　在社区社会化居家养老模式推进中，各级政府应统筹安排，给予政策、资金上的全力支持。尤其对于农村社区居家养老模式，政府更应合理安排。一方面，充分利用社区内已有的各类综合服务设施，更好地为低龄和能够自理的老年人提供服务。另一方面，依托就近的专业养老机构、专业化医疗机构、营养配餐中心、家政服务公司、各种志愿者组织等社会专项资源，提供社区老年人生活照料、康复护理、营养保健、心理咨询等社会化、专业化、个性化的服务项目。

3. 发展多元化的机构养老服务业　在现有各类社会福利机构、医疗机构的基础上，通过国家、社会、企业、个人投资，采取新建、改扩建和购置等方式，以基本公共服务均等化为准则，公共财政收入向低收入群体倾斜，为低收入群体提供基本养老服务，加快推进养老机构建设，建立基本养老服务体系。在具体操作上，可以不断创新。例如，可考虑采用合同制将市场机制引入公共服务领域，按照“管办分离”原则，推进公共服务领域的改革，积极探索养老机构公建民营或其他社会化方式运营模式。

4. 积极拓展养老服务和产品的种类，提高服务的整体水平　根据老年人群体的不同收入水平、支付能力和不同的需求层次，发展多种形式的老龄产业，使其产品及其服务适应每个老年群体及不同阶层的老年人的各种需求。

5. 积极推进医疗卫生和养老服务相结合　医疗机构要积极支持养老服务业的发展，开设老年病科，增加老年病床数量，做好康复护理和老年病防治。医院、社区医院为老人建立健康档案，开展保健、医疗、咨询等上门服务，提供优惠照顾。健全医疗保险机制，完善医保报销机制，完善异地结算，鼓励老人投保护理保险、健康保险等人身保险产品，积极引导商业保险公司开展相关业务。鼓励在养老机构内设置医院、门诊等医疗机构，将合格养老机构内置医疗机构纳入城镇职工（居民）基本医疗保险和新型农村合作医疗定点范围。

6. 加强养老服务人才的培养、培训　我们可以借助高等院校的资源，设立养老管理与服务、老年护理等专业，培养专业人才。对于报考该类专业、毕业后从事这方面工作的学生给予相应的优惠政策，吸引其在养老福利机构从事老年护理服务等相关工作。另外，加强培训是提升从业人员专业知识的最好办法。我国政府和行业协会应扶持承担起从业人员的专业培训工作，对现有养老工作人员进行系统专业技能培训，具备条件的民办养老机构可向当地劳动保障职业培训部门申请，经审批后可以面向社会招生，缓解培训力量的不足；结合社会工作者职业水平评价制度的实行，对医护人员、护工进行职业职能培训和职业资格认证，逐步实现养老机构服务人员职业化、专业化。

7. 完善法律法规，实现对养老服务业的依法管理　目前我国养老服务领域除了民政部门的规章外，尚没有其他可作为依据的法律法规，因此对民办养老机构缺少必要的行政约束力；发现违规也难以依法查处，所以急需建立有关养老服务机构的法律法规。各级政府还应研究制定法规、规章和规范性文件，建立公开、平等规范的养老服务准入、监管、退出机制；逐步建立养老机构上岗前培训和养老护理员持证上岗制度。通过这些手段，逐步实现养老服务业的法制化、标准化、信息化和专业化建设，提升养老服务的规范化水平。

本章小结

随着经济社会的发展和人们健康意识的变化，健康产业进入快速发展阶段。健康管理产业是整个健康产业的重要组成部分，本章第一节首先介绍了我国健康管理产业的发展现状，现阶段健康管理的服务模式以及我国健康管理的需求现状；介绍了目前健康管理市场的构成、产业链的主要环节和健康管理市场存在的问题，同时介绍了未来健康管理的发展趋势，让我们对整个健康管理产业有了一个概况把握。在本章后面的几节中，分别就健康管理产业中的健康体检服务、中医医疗保健服务和健康养老服务进行了介绍，让我们对健康管理产业有了更深的了解。

复习思考题

1. 目前我国健康管理的服务模式有哪些？
2. 随着信息网络的发展，移动互联网会引起健康管理方式的变革吗？为什么？
3. 我国人口老龄化的快速发展对健康养老产业发展有什么影响？

案例分析

中医药健康管理服务规范发布

国家卫生计生委、国家中医药管理局2013年8月5日联合印发了《中医药健康管理服务规范》，要求今年在基本公共卫生服务项目中增加中医药健康管理服务项目，每年为老年人提供中医药健康管理服务，同时在儿童不同月龄段对儿童家长进行儿童中医药健康指导。

根据规范，我国开展老年人中医药健康管理服务的乡镇卫生院、村卫生室和社区卫生服务中心（站）每年应为老年人提供一次中医药健康管理服务，在中医体质辨识的基础上对不同体质老人从情志调摄、饮食调养、起居调摄、运动保健、穴位保健等方面进行相应的中医药保健指导。对辖区内居住的0～36月龄儿童，应向家长提供儿童中医饮食调养、起居活动指导，并在儿童6月龄、12月龄时给家长传授摩腹和捏脊方法，在18月龄、24月龄时传授按揉迎香穴、足三里穴的方法，在30月龄、36月龄时传授按揉四神聪穴的方法。

国家中医药管理局有关方面表示，通过实施中医药健康管理，对老年人健康状况进行中医体质分类，并根据不同体质给予中医药保健指导，可以有效改善其健康状况；通过对家长进行儿童中医饮食调养、起居生活等指导，传授常用中医保健方法，可以改善儿童健康状况、促进儿童生长发育，更好地发挥中医药在基本公共卫生服务中的作用。

思考：

结合上述案例，讨论怎样才能发挥传统中医药在健康管理中的作用。

（胡西厚）

第十四章

健康保险业

学习目标

通过学习健康保险相关概念、商业健康保险的分类及运营、社会医疗保险的类型及运行、相应健康保险体系，了解健康保险业的构成及发展趋势。

学习重点

健康保险及健康保险业的概念，商业健康保险的分类，社会医疗保险的类型。

第一节　健康保险概述

一、健康保险的概念

（一）健康保险的概念

健康保险有狭义和广义之分。狭义的健康保险，只是讲商业健康保险；广义的健康保险，是既有商业健康保险，又包含社会医疗保险。本书讲的是广义的，但侧重于商业健康保险。健康保险是人身保险的一种，是以人的身体为保险标的，当被保险人因疾病或意外事故的伤害，发生费用支出或收入损失而获得补偿的一种保险。

（二）健康保险的特征

1. 保险期限　健康保险的期限与人寿保险比较，除重大疾病保险外，绝大多数为一年期的短期合同。主要原因：一是医疗服务成本呈递增趋势；二是疾病发生率每年变动较大，保险人很难计算出一个长期适用的保险费率，而人寿保险的合同期限多为长期合同，在整个缴费期间可以采用均衡的保险费率。

2. 精算技术　健康保险与其他人身保险，特别是人寿保险相比较，在产品的定价基础和准备金计算方面有较大的不同。人寿保险在制定费率时是依据人的生死概率、费用率、利息率来计算的，而健康保险计算费率是依据发病率、伤残率和疾病（伤残）持续时间等因素，并以保险金额损失率为基础，同时结合药品价格和医疗费用水平对费率进行调整。年末到期责任准备金一般按当年保费收入的一定比例提存。此外，健康保险合同中规定的等待期、免责期、免赔额、共保比例和给付方式、给付限额也会影响最终的费率。

3. 健康保险的给付　健康保险的给付依据保险合同中承保责任的不同，而分为补偿性给付和定额给付。费用型健康保险，即对被保险人因伤病所致的医疗花费或收入损失提供保险保障，属于补偿性给付，类似于财产保险。定额给付型健康保险，则与人寿和意外伤害保险在发生事故时依据保险合同事先约定的保险金额予以给付相同。因为健康保险的特性，一些国家把健康保险和意外伤害保险列为第三领域，允许财产保险公司承保，我国也遵从国际惯例，放开短期健康保险和意外伤害保险的经营限制，财产保险公司也可以提供短期健康保险和意外伤害保险。

4. 经营风险的特殊性　健康保险经营的是伤病发生的风险与人寿和意外伤害保险相比较易发生逆选择和道德风险。因为，一方面健康保险各环节中的技术问题其结论往往不是唯一的。例如，被保险人的疾病可选择的合理的诊疗方法有多种，但其花费是不同的，有的相差甚远。另一方面，健康保险的构成环节较多，包括被保险人门诊、住院治疗、医生开药方出具有关证明和被保险人持单索赔，其中任一环节都可能发生道德风险。例如，小病大治，冒名顶替他人就诊，带病投保等。因此，为降低逆选择和道德风险，健康保险的核保要严格得多，对理赔工作的要求也高得多，同时也要求精算人员在进行风险评估及做好计算保费时，不仅依据统计资料，还要获得医学知识方面的支持。此外，在医疗服务的数量和价格的决定方面保险人难以控制，也是健康保险的风险之一。

5. 成本分摊　在健康保险中，保险人对所承担的医疗保险金的给付责任往往带有很多限制或制约性条款，以此来分摊成本和降低经营风险。例如，住院医疗费用，采取分级累进制的报销方法；用药必须属于医保中心颁布的药品目录中的药品，并分等级按比例报销；医用材料与器械使用以国产标准价格报销等。

6. 合同条款的特殊性　健康保险除带有死亡给付责任的终身医疗保险之外，都是为被保险人提供医疗费用和残疾收入损失补偿，基本以被保险人的存在为条件，受益人与被保险人为同一人，所以无须指定受益人。健康保险条款中，除适用一般寿险的不可抗辩条款、宽限期条款、不丧失价值条款等外，还采用一些特有条款，如体检条款、免赔额条款、等待期条款、既存状况条款、转换条款、协调给付条款等。此外，健康保险合同中有较多的医学方面的术语和名词定义，有关保险责任部分的条款也显得比较复杂。

二、健康保险体系

(一) 商业健康保险体系

《健康保险管理办法》按照保险责任的不同，将商业健康保险分为疾病保险、医疗保险、失能收入损失保险和护理保险。其中，疾病保险是指以保险合同约定的疾病的发生为给付保险金条件的保险；医疗保险是指以保险合同约定的医疗行为的发生为给付保险金条件，为被保险人接受治疗期间支出的医疗费用提供保障的保险；失能收入损失保险是指因保险合同约定的疾病导致工作能力丧失为给付保险金条件，为被保险人在一定时期内收入减少或者中断提供保障的保险；护理保险是指以因保险合同约定的日常生活能力障碍引发护理需要为给付保险金条件，为被保险人的护理支出提供保障的保险。

(二) 社会医疗保险体系

在我国社会医疗保险制度的建设和完善过程中，核心是社会医疗保险制度的形成，其制度形成的标志有四个：一是 1998 年底国务院颁布《国务院关于建立城镇职工基本医疗保险制度的决定》，明确指出加快医疗保险制度改革、保障职工基本医疗是建立社会主义市场经济体制的客观要求和重要保障；二是 2003 年针对广大农村居民的医疗保障问题，出台了《关于建立新型农村合作医疗制度的意见》；三是 2007 年进一步针对城市居民出台了《国务院关于开展城镇居民基本医疗保险试点的指导意见》；四是2010年10月28日《中华人民共和国社会保险法》的颁布，完成了我国基本医疗保险的制度设计安排。目前，我国的社会健康保障体系已经初步形成，含有城镇职工基本医疗保险制度、城镇居民基本医疗保险和新型农村合作医疗制度3个基本医疗保险制度。

三、健康保险业

本书界定健康保险业由商业健康保险和社会医疗保险两大部分构成，分别由商业保险公司及政府经办机构承办。国务院颁布的《关于促进健康服务业发展的若干意见》指出，健康服务业主要包括医疗服务、健康管理与促进、健康保险以及相关服务，涉及药品、医疗器械、保健用品、保健食品、健身产品等支撑产业。健康保险业是健康服务业主要组成部分之一。《国务院关于加快发展现代保险服务业的若干意见》也把健康保险业放在健康服务业整体发展中通盘筹划，在产业链整合的大框架下规划和发展健康保险，其用意在于利用保险机制促进健康服务上、下游产业链条的融合发展。“新国十条”支持保险机构参与健康服务业产业链整合，探索运用股权投资、战略合作等方式，设立医疗机构和参与公立医院改制。并明确提出扩大健康服务业用地供给，优先保障供应，同时鼓励符合条件的保险机构投资兴办养老和健康服务机构。这些要求为健康保险的发展开辟了更加广阔的市场，并提供了有力的政策支撑，“大健康”产业战略布局日益完善。

四、健康保险业在整个健康服务业中的地位与作用

（一）健康保险业的地位

1. 健康保险在承保和投资方面的特性是健康服务业产业链投资的出发点　国内健康保险业务在承保和投资方面均具有显著特性。在承保业务方面，相对于其他商业保险，健康保险的成本控制能力面临较大考验。由于医院和保险公司之间没有任何契约关系，被保险人和医院均有过度医疗消费的冲动。在投资业务方面，包括健康保险在内的人身保险资金受保单获取成本构成的“硬约束”，对收益性有确定要求；对于长期健康保险和部分实现稳定滚存的短期险种，其负债资金久期具有长期性，虽低于寿险业务但明显高于财险、公募基金等多数财富管理资金；短期险种还存在对资金的流动性需求。其中，收益性和长期性实现难度尤其较大。

健康保险业务的特殊性决定了行业的长期发展，也是保险资金开展相关产业链投资的出发点。一方面，保险资金特性与医疗健康产业投资具有高度匹配性。久期较长的资金非常适合投资规模大、盈利周期长的医疗机构；对于短期险种，盈利周期较短的健康管理公司、体检机构等也满足资金的投资需求。另一方面，从国外健康保险经营经验来看，保险公司和医疗机构结成共同利益体将极大提高保险公司的成本控制能力。对医疗资源的控制也有利于健康保险公司提升“健康管理式”商业保险的服务能力，突出专业健康保险产品的优势。

2. 健康保险为健康服务业产业链的枢纽　通过扩大健康保险产品供给，可有效满足群众基本医疗保障之上更高层次的健康保障需求，形成购买力，促进和保障健康服务市场的发展。同时，健康保险作为健康服务业的中游产业（枢纽），发挥健康保险的资源整合作用，还将带动健康管理、养生康复等上下游产业链协调发展，引导实现健康医疗资源的合理配置，丰富服务模式，发展新型业态，提升产业竞争力。完善的健康产业可以带动就业和经济的高速增长，发达国家已经将健康产业作为经济社会发展的战略重点，健康产业已经成为

各国经济的重要支柱。美国健康服务业是仅次于制造业、服务业、金融保险业、房地产的第五大产业，规模相对于其国内生产总值比例超过17%，其他OECD国家一般达到10%左右，我国仅为5%左右。

（二）健康保险业的作用

1. 健康保险是健康服务业发展的重要保障机制　促进健康服务业，健康保险是重要保障。健康服务业覆盖面广、产业链长，《国务院关于促进健康服务业发展的若干意见》作为我国首个健康服务业的指导性文件，从我国国情出发，借鉴国外经验，明确提出了健康服务业的内涵外延，即以维护和促进人民群众身心健康为目标，主要包括医疗服务、健康管理与促进、健康保险以及相关服务，涉及药品、医疗器械、保健用品、保健食品、健身产品等支撑产业。健康保险是健康服务业发展的重要保障机制。人民群众的健康需求能不能转化为消费，很大程度上取决于购买力，国内外的经验表明，健康服务业的长足发展需要成熟的健康保险体系来保障。近年来，随着医改的深入推进，我国基本形成了覆盖城乡居民的全民医保体系，但商业健康保险发展仍然相对滞后，健康保险保费占卫生总费用的比重仅约2.8%，发展健康服务业，需要在完善全民基本医保的基础上，加快发展商业健康保险，建立多层次的医疗保障体系。

2. 控制不合理医疗费用支出，提高运营效率　深化医改要政府和市场“两手并用”，实现商业健康保险与基本医保衔接互补，形成合力，更好地服务医改大局。一是坚持“政府保障基本，市场实现多层次多样化”。基本医疗保险在有限的社会资源下，优先保障“基本需要”和保持“基本水平”。商业健康保险通过市场化的手段，满足人民群众多层次、多样化的健康保障需求。二是坚持“政府保障公平、市场实现效率”。基本医疗保险由政府主导，公平性相对较好；商业健康保险由于市场竞争，效率相对较高。发达国家在完善医疗保障体系时，期望能充分发挥社会保险和商业保险两方面的作用。从外部来看，要建立医疗行为全流程、全方面的医疗费用控制机制，通过医疗巡查、专业审核、系统监控、支付方式改革等手段，积极发挥对不合理医疗行为和医疗费用的制约管控作用；从内部来看，要强化健康保险的独立核算、费用成本的严格管控及经营利润的合理控制。健康保险的作用就是加强对医疗服务和药品费用的制约作用，放大基本医保基金的使用效率，使有限的基金发挥出更大的效能，通过医保与医疗、医药的三医联动实现医改目的。

五、健康保险业发展趋势

（一）明确健康保险促进健康产业链发展的新思路

现阶段我国健康服务业中，医疗行业处于主导地位，以事后治疗为主，医疗机构数量及医疗费用逐年递增，而健康保险所占比重较小，经营也主要侧重于疾病发生后的理赔，缺少对客户生病之前的健康管理和患慢性病后的疾病管理服务，也缺乏对其他健康产业的结合和保障。国务院发布《关于促进健康服务业发展的若干意见》，明确了健康保险是健康服务的支柱产业之一，文件指出要加强健康风险评估和干预，提供多种健康管理服务；实现医疗护理、康复等保障与服务的有机结合；开设特殊人群家庭财产信托等保险；以商业健康保险费用支付比例倾斜的方式促进医药、医疗器械、医疗技术的创新发展；探索建立医药高新技术和创新型健康服务企业的风险分散和保险保障机制，化解投融资和技术创新风险。以后行业发展要按照文件要求，突破旧有思维和视野，利用健康保险的行业优势对健康产业链进行整合，促进健康服务业的发展，加快自身成长和壮大。

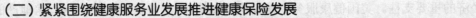

(二) 紧紧围绕健康服务业发展推进健康保险发展

一是支持大型保险集团和社会资本投资设立专业健康险公司。鼓励大型保险集团、健康服务产业资本、外资健康保险公司等设立专业健康保险公司,支持各种类型的专业健康保险机构发展,探索健康管理组织等新型组织形式,进一步丰富和完善健康险供给主体,提升专业经营和服务水平。前期上海自贸区方案中就提出,允许试点设立外资专业健康医疗保险机构。二是支持健康服务业产业链整合和投资。消费者在购买商业健康保险产品时,不仅想获得一份保障,也希望获得保险公司为其整合的健康服务、健康教育等资源。保险业,特别是大型保险机构要利用好政策红利,积极稳妥参与健康服务产业链整合和投资,这不仅有利于发挥保险资金长期稳定的特点,并与健康服务业投资周期长、回报相对稳定相吻合,而且有利于强化对医疗行为的监督和对医疗费用的控制,促进医疗服务行为规范化,实现医疗资源的有效配置。

(三) 国家战略下的健康保险业发展

按照国家战略,发展健康保险业主要从以下两方面着手:①丰富商业健康保险产品。在完善基本医疗保障制度、稳步提高基本医疗保障水平的基础上,鼓励商业保险公司提供多样化、多层次、规范化的产品和服务。鼓励发展与基本医疗保险相衔接的商业健康保险,推进商业保险公司承办城乡居民大病保险,扩大人群覆盖面。积极开发长期护理商业险以及与健康管理、养老等服务相关的商业健康保险产品。推行医疗责任保险、医疗意外保险等多种形式医疗执业保险。②发展多样化健康保险服务。建立商业保险公司与医疗、体检、护理等机构合作的机制,加强对医疗行为的监督和对医疗费用的控制,促进医疗服务行为规范化,为参保人提供健康风险评估、健康风险干预等服务,并在此基础上探索健康管理组织等新型组织形式。鼓励以政府购买服务的方式委托具有资质的商业保险机构开展各类医疗保险经办服务。

(四) 最新动向:商业健康保险个人所得税优惠

2015 年 5 月 6 日国务院常务会议决定试点对购买商业健康保险给予个人所得税优惠,运用更多资源更好保障民生。会议认为,发展商业健康保险,与基本医保衔接互补,可以减轻群众医疗负担、提高医疗保障水平,有利于促进现代服务业发展和扩内需、调结构。会议决定,借鉴国际经验,开展个人所得税优惠政策试点,鼓励购买适合大众的综合性商业健康保险。对个人购买这类保险的支出,允许在当年按年均 2400 元的限额予以税前扣除。用政府与市场的合力更好托举民生。

第二节 商业健康保险

一、医疗费用保险

(一) 医疗费用保险的概念

医疗费用保险(medical expense insurance),通常也称为医疗保险,是指以保险合同约定的医疗行为的发生为给付保险金条件,为被保险人接受诊疗期间的医疗费用支出提供保障的保险。医疗费用支出种类繁多,随着医疗技术的进步和商业医疗保险的不断发展,国内商业医疗费用保险可以承保的医疗费用支出项目越来越多(表 14-1)。医疗费用保险是承保种类繁多的医疗费用支出的一类保险的总称,不同的医疗费用保险,其所承保的医疗费用可能仅是上述费用中的一项或是若干项。某种医疗保险所承保的费用种类越多，被保险人可获得的保障就越全面，当然其保险费也就越高，投保人可以结合自身需求与保费预算加以选择。

表 14-1　医疗费用保险的承保项目

医疗费用项目	具体支出项目
住院医疗费用	床位费、膳食费、护理费、检查检验费、治疗费、医生费、药品费、手术费、重症监护室床位费、加床费、精神疾病治疗费、临终关怀医疗费、救护车费
门诊医疗费用	医生诊疗费、治疗费、检查检验费、药品费、门诊手术费、物理治疗及其他特殊疗法费、精神疾病治疗费、意外牙科治疗费、激素替代治疗费、糖尿病治疗用品费、救护车费
特殊门诊医疗费用	门诊肾透析、门诊恶性肿瘤电疗、化疗或放疗
女性生育医疗费用	产前检查、产前处方补充维生素和钙剂、自然分娩、医学必要的手术分娩、流产、产后检查、孕产期并发症治疗费用；婴儿出生后 14 日内护理费、免疫费和治疗费
牙科医疗费用	基本牙科治疗：简单补牙、简单拔牙、牙周治疗； 重大牙科治疗：根管治疗、牙冠修复、义齿、第三磨牙拔除
眼科医疗费用	眼科检查费：眼科常规检查和视力检查费； 眼镜费：购买框架眼镜或隐形眼镜的费用
紧急医疗救援费用	紧急医疗转送、医疗转送回国或居住地、遗体安排；直系亲属探病及住宿；随行未成年子女回国或居住地；紧急回国或居住地料理直系亲属后事；直系亲属前往处理后事
第二诊疗意见医疗费用	初次罹患某些特殊或重大疾病，通过保险公司联系全国或全球相关领域的医学专家咨询疾病诊断及治疗意见

（二）医疗费用保险的分类

1. 住院医疗费用保险　住院医疗费用保险，是最常见、最基本的医疗费用保险，它是为被保险人在保险期间内因意外伤害或疾病而住院治疗时所发生的医疗费用提供保障的保险产品。住院医疗费用保险不承担被保险人的门诊医疗费用，仅对被保险人因为住院治疗所发生的床位费、药费、治疗费、部分检查费等各项费用进行补偿。不同的保险公司提供的住院医疗费用保险的补偿范围有所不同，比如有的包括手术费用，有的则将手术费用单列出来计算。

传统住院医疗费用保险为典型的费用补偿医疗保险，适用损失补偿原则，为了防止被保险人的道德风险，住院医疗费用保险一般规定了每日给付限额、免赔天数、最长给付天数等，保险人只对超过免赔天数且没有超过最长给付天数的住院费用承担赔付责任。住院医疗费用保险的保险期间多为 1 年，大多数保险公司推出的个人住院医疗费用保险为附加险，一般是附加在长期寿险后出售。因为人寿保险无法对医疗费用提供补偿，如果将人寿保险与住院医疗费用保险两种产品合理搭配，可以获得更为全面、充分的保障。

2. 手术医疗费用保险　手术医疗保险是为被保险人在患病治疗过程中进行必要的住院和门诊外科手术费用提供保险保障。在美国等发达国家，除医院外，很多的手术是病人以门诊方式在独立手术中心或医生诊室进行，病人无须住医院进行手术，因而催生了承保包括住院手术和门诊手术在内的手术医疗费用保险。在国内，手术费用目前一般还是包含在住院医疗费用保险中，包括器官移植手术费用和非器官移植手术费用两大块，鲜有单独发售的手术医疗费用保险。随着医疗技术的进步，以前需要住院手术治疗的疾病，现在在门诊也可以手术治疗了，但因为没有住院，即使投保了住院医疗保险，其在门诊发生的手术费用也不可以通过住院医疗保险报销。因此，国内手术医疗费用保险产品亟须完善。

3. 门诊医疗费用保险 门诊医疗费用保险为被保险人的门诊医疗费用提供保障。在国内，门诊医疗费用一般都是排除在医疗保险的报销范围之外，市场上更是鲜有单独发售的门诊医疗费用保险产品。一是因为国内门诊医疗设备有限，门诊医疗费用支出相较于住院费用不高，患者可以自行承担；二是门诊费用难以控制，保险公司无心承保。近些年，国内一些高端医疗保险开始承保特殊门诊医疗保险费用，将门诊肾透析、门诊恶性肿瘤电疗、化疗或放疗费用等纳入给付范围。

4. 补充医疗费用保险 补充医疗费用保险是对医疗费用保险保障功能的补充、扩展或增强。可以说，医疗费用保险很少能为保险人提供全面保障，总是有很大的缺口——免赔额、共保额、最高给付金额的限制及不负责保障的一些医疗费用。因此出现了补充医疗保险，包括牙科费用保险、处方药费保险、眼科保健保险等，但是这些保险产品在我国市场上并不多见。另外还有生育保险，包括新生婴儿保险和母婴安康保险。

5. 综合医疗费用保险 综合医疗费用保险是指保险公司为被保险人提供的一种全面的医疗费用补偿的保险产品，其费用补偿范围包括门诊、住院、手术等一切费用。综合医疗保险是目前国外常见的医疗费用保险，国内各家保险公司也都先后推出了各自的综合医疗费用保险产品。综合医疗费用保险能对疾病和意外伤害导致的大部分医疗费用进行补偿，其提供的医疗费用补偿无论在保障范围还是补偿程度上，都大大超过普通医疗保险。当然，由于保障范围宽泛，综合医疗保险的保费比普通医疗保险高。

除了医疗费用补偿外，综合医疗费用保险还可提供健康管理服务，包括年度体检、健康咨询、健康知识讲座、为患病的被保险人提供全国、全球第二医疗建议和预约专家等一系列服务。综合医疗费用保险提供健康管理服务，目的是引导被保险人对自身健康更加关注，改善有害健康的不良生活习惯，增加体检次数以便较早发现病情并得到及时治疗，最终通过改善被保险人的健康状况，降低发病率，减少保险公司赔付。

二、重大疾病保险

（一）重大疾病保险的概念

我国《健康保险管理办法》根据保险责任的不同，将健康保险分为疾病保险、医疗保险、失能收入损失保险和长期护理保险四大类。其中，疾病保险是指以保险合同约定的疾病的发生为给付保险金条件的保险。在商业健康保险发达国家，疾病保险通常包括特种疾病保险（如生育保险、牙科费用保险、眼科保健保险等）、重大疾病保险（如癌症保险、重大器官移植保险等）和普通疾病保险。在国内，疾病保险主要是指重大疾病保险。

重大疾病保险（critical illness insurance）是指被保险人在保险期限内确诊患有保单规定的重大疾病时，保险人按照合同规定的保险金额给付保险金的保险。从本质上看，重大疾病保险是向被保险人提供的一种经济补偿，这种补偿的目的在于缓解被保险人高额医疗花费和因疾病导致的其他费用开支所造成的经济压力。

重大疾病保险属于定额给付性的健康保险，且多数是1年以上期限的长期或终身保险。投保人购买重大疾病保险是对未来可能发生某些疾病的一种预防措施，实际上是一种健康储蓄，这就是重大疾病保险通常以长期保险或终身保险形式出现的原因。

（二）重大疾病保险的责任范围

不同的重大疾病保险，其承保的重大疾病数量有多寡之分，少的可能仅是针对某一种重大疾病，比如少儿白血病重大疾病保险；多的则可以覆盖包括主要的致死性疾病和大型手术等在内的三四十种重大疾病。由中国保险行业协会、中国医师协会颁布的，于 2007 年 8 月 1 日实施的《重大疾病保险的疾病定义使用规范》提供了 25 种重大疾病作为参考。其中，6 种核心疾病是必须承保的，其他 19 种疾病，保险公司可以根据本公司的具体情况选择承保（表 14-2）。

表 14-2　重大疾病保险承保疾病种类

6 种必须承保的核心疾病	19 种可选承保的疾病
恶性肿瘤、急性心肌梗死、脑卒中及后遗症、重大器官移植手术或造血干细胞移植术、冠状动脉搭桥术、终末期肾病	多个肢体缺失、急性或亚急性重症肝炎、良性脑肿瘤、慢性肝功能衰竭失代偿期、脑炎后遗症或脑膜炎后遗症、深度昏迷、双耳失聪、双目失明、瘫痪、心脏瓣膜手术、严重阿尔茨海默病、严重脑损伤、严重帕金森病、严重Ⅲ度烧伤、严重原发性肺动脉高压、严重运动神经元病、语言能力丧失、重型再生障碍性贫血、主动脉手术

（三）重大疾病保险的给付方式

1. 附加给付型　附加给付型重大疾病保险，又称为额外给付型重大疾病保险，一般作为终身寿险的附加险。如果被保险人在保险期限内罹患某种约定的重大疾病，保险人给付重大疾病保险金，然后当被保险人身故时，再向受益人给付死亡保险金。如果被保险人在保险期限内没有罹患重大疾病而身故，保险人只给付死亡保险金。附加给付型重大疾病保险的优点就是死亡保障总是存在，不会因为重大疾病保险金的给付而减少。

2. 独立主险型　独立主险型重大疾病保险的保险责任一般包括死亡和重大疾病，但是死亡和重大疾病责任是相互独立的。死亡保额和重大疾病保额为单独保额，通常数额一致。保险期限可以是终身的，也可以是定期的。如果被保险人在保险期限内身患保单规定的重大疾病，无论是否死亡均给付重大疾病保险金，保险责任终止。如果被保险人在保险期限内没有罹患重大疾病而死亡，保险人给付死亡保险金，保险责任终止。

3. 提前给付型　提前给付型重大疾病保险通常被设计与寿险结合成为一种组合式保单，其重大疾病保额是该保单总保额的一部分，以被保险人是否罹患该保单所定义的重大疾病作为部分保额提前给付的标准，即在保险期限内如果被保险人经诊断罹患重大疾病，被保险人可以提前领取一定比例的死亡保额作为重大疾病保险金（一般为身故保险金的 25% 或 50%），用于被保险人医疗费用支出或家庭花费的需要，达到延长被保险人寿命和减轻家庭经济负担的目的。当被保险人身故时再给付受益人该保单总保额扣除重大疾病已给付的剩余部分。如果被保险人没有发生重大疾病事故，全部保险金额作为死亡保障。提前给付型重大疾病保险的主要缺陷是提前给付会相应降低死亡保险金的给付。

4. 多次给付型　多次给付重大疾病保险不同于普通重疾险的地方在于它可以给付两次乃至多次的重大疾病保险金，它主要针对罹患重疾之后的被保险人无法再次购买重疾险的情况而设计。多次给付重大疾病保险一般是将其所保障的所有重疾分成几组，一旦被保险人罹患重疾，即可先行赔付一倍基本保额。若被保险人在间隔一定时间之后，一般为一年，再次罹患前次重疾所在组别之外组别的重大疾病，即可再次得到一倍基本保额的赔偿。

5. 回购式选择型　回购式选择型重大疾病保险产品是针对提前给付型产品存在的因

领取重大疾病保险金而导致死亡保障降低的不足而设计的。该类产品的条款规定，保险人给付重大疾病保险金后，如果被保险人在某一特定时间后仍存活，可以按照某固定费率买回原保险总额的一定比例（如25%），使死亡保障有所增加；如果被保险人再经过一定的时间仍存活，可再次买回原保险总额的一定比例，最终使死亡保障可以达到购买之初的保额。回购式选择带来的逆选择是显而易见的，因此对于“回购”的前提或条件的设定至关重要。

6. 比例给付型　重大疾病保险可以考虑按照疾病严重程度分成若干等级来按比例给付，例如在英国和南非已经推出针对心脏病和癌症的分级理赔重大疾病保险。该保单的心脏病分为五级，每一级按照一定比例给付。第一级属于初级阶段，对生活没有太大影响，保险人不需理赔；第二级给付20%；第三级给付35%；第四级给付50%以上；第五级给付100%。

三、失能收入损失保险

（一）失能收入损失保险的概念

失能收入损失保险（disability income insurance），一般又被称为失能收入保险、伤残收入保险，是指以因保险合同约定的疾病或者意外伤害导致工作能力丧失为给付保险金条件，为被保险人在一定时期内收入减少或者中断提供保障的保险。

失能收入损失保险本质上是对被保险人因疾病或意外伤害造成的收入损失提供经济补偿，从该类保险的保险金给付性质上来看，失能收入损失保险属于定额给付性质的健康保险。从该类保险的责任范围来看，失能收入损失保险的责任范围仅包含疾病和意外伤害，而不包括由于生育和工伤引致的失能（一般由社会保险给予保障）。

（二）失能的界定

失能收入损失保险涉及的一个重要定义就是失能。失能，即丧失工作能力，无法获得正常收入，在具体的失能收入损失保单中又可能分为完全失能、部分失能、永久失能等。就具体实践而言，各个国家的健康保险公司或人寿保险公司所发售的失能收入损失保险的责任范围差异较大，主要因为是对完全失能所采用的定义不同。

明确界定完全失能的定义，对失能收入损失保险的承保、理赔以及经营风险的防范至关重要。通常，失能的鉴定一般是被保险人在治疗结束后，由司法鉴定机构或其他有资质的医疗鉴定机构进行。若被保险人在患疾病或发生意外伤害事故之日起第180日时治疗仍未结束，按第180日时的身体情况进行鉴定。

（三）失能收入损失保险的保险金给付

1. 保险金额的确定　失能收入损失保险的保险金额要根据被保险人的职业及失能前的各项收入确定，既不能过高也不能过低。一方面是为了避免道德风险，失能收入损失保险的保险金额一般低于被保险人在失能以前的正常收入，否则被保险人将失去财务激励而不愿重返工作岗位，甚至可能会为了领取保险金而有意延长失能期间。另一方面，失能收入损失保险金也不能过低，以至于被保险人生活水平大幅降低，这样也有违被保险人投保的本意。具体，失能收入损失保险保单有两种方法确定保险金额：

(1) 固定给付金额法：固定给付金额法通常适用于个人失能收入损失保险。在固定给付金额法中，保险双方事先在保单中约定一个固定金额作为保险金额，当被保险人因疾病或意外事故造成失能时，保险人按照约定给付保险金，无论被保险人在失能期间是否还有其他收入来源，保险人都需如数给付事先约定的保险金。这一约定的给付金额取决于投保时被保险人的收入水平，保险公司在确定某一投保人的最大残疾收入限额时需考虑以下因素：①投保人惯常的税前劳动收入；②投保人的非劳动收入，如红利与利息，被保险人在残疾期间能够继续享有这些收入；③投保人残疾期间的其他收入来源，如团体残疾收入保险和政府资助的残疾收入计划所提供的残疾保险金；④投保人目前所使用的所得税率组别，因为投保人的惯常劳动收入属于应税收入，而个人残疾收入保单提供的残疾收入保险金不属于应税收入。

通常个人失能收入损失保险金的最大限额是其投保时惯常收入的50%～70%。在美国，为了控制伤残收入保险的保额，有的保险公司规定，对于年收入较低的被保险人每月给付金额不超过工资的85%；而对于高收入阶层，这一比例逐级下降到65%或更少。这些限制是考虑失能的保险人可能从其他途径获得补偿，比如雇主疾病补贴计划、政府补贴和其他个人或团体保险。

(2)收入给付公式法：收入给付公式法通常适用于团体失能收入损失保险。团体失能收入损失保单通常包括一个收入给付公式，保险人据此计算向失能被保险人给付的保险金额。收入给付公式将失能收入保险金表述为被保险人失能前收入的一个约定百分比，并要扣除其他收入。用公式表示如下：

完全失能收入损失保险金＝月保障工资×失能收入替代比例(百分比)－其他收入。

这一约定的百分比因保单而异，通常团体长期失能收入损失保险中规定的百分比在60%到70%之间，团体短期保单规定的百分比通常高于团体长期保单，一般在90%到100%之间。

2．给付期限　失能收入损失保险金的给付有一个时间规定，也就是所谓的给付期限，保险人在此期间内给付保险金。不同的失能收入损失保单，给付期限长短不同，短的只有几个月，长的有1年、2年、3年、5年、10年，或到65岁，甚至终身。显然给付期限越长，投保人需缴纳的保费就越多。短期失能收入损失保险通常适用于蓝领阶层或低收入者，较长给付期限的通常适用于中高收入的专业人士及高收入者。需要提醒的是，在给付期间，如果被保险人因保险责任规定的原因死亡，保险公司将停止给付收入损失保险金，按照死亡保险金一次性给付，失能收入损失保险合同也因此终止。

3．等待期　失能收入损失保险的等待期与医疗费用保险和重大疾病保险中的等待期内涵不同。在医疗费用保险和重大疾病保险中，等待期是从合同生效之日起到保险人承诺开始承担责任的一段时间，在这段时间内，被保险人即使发生合同载明承保的疾病或事项，保险人也不承担责任。如国内某重大疾病保险条款规定：被保险人在本合同生效之日起180天内初次发生本合同所定义的重大疾病，本公司将无息返还您所交的本合同的保险费，本合同终止。这180天的时间称为等待期。医疗费用保险和重大疾病保险的等待期是保险公司为了规避道德风险与逆选择，防范被保险人带病投保而设置的。

失能收入损失保险的等待期，是合同成立生效后，被保险人发生合同约定的意外或疾病并被认定失能，从被认定为失能到开始领取保险金所需等待的一段时间，即在失能刚开始后保险人不予支付保险金的一段时间。如国内某附加失能收入损失保险条款规定：本附加合同所指的等待期是自被保险人经医生诊断确定完全丧失劳动能力之日起，完全失能的状态持续不断达到一定的天数后，本公司才开始给付失能收入损失保险金，该天数称为等待期。在我国，失能收入损失保险的等待期从30天到1年不等，等待期越长相应保费越便宜。失能收入损失保险设置等待期的目的在于：一是便于保险公司观察被保险人丧失工作能力的持续情况，以便于准确判断其工作能力丧失程度；二是考虑到对于短期的失能，大多

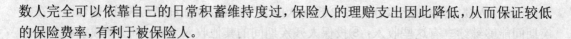

数人完全可以依靠自己的日常积蓄维持度过，保险人的理赔支出因此降低，从而保证较低的保险费率，有利于被保险人。

四、长期护理保险

（一）长期护理保险的概念

长期护理保险（long-term care insurance）是指以因保险合同约定的日常生活能力障碍引发护理需要为给付保险金条件，为被保险人的护理支出提供保障的保险。通常护理保险都是指长期护理保险，其保险期限一般可长达半年、数年、十几年、几十年甚至终身。引发护理需求的原因包括年老、严重或慢性疾病、意外伤残等因素导致身体上的某些功能全部或部分丧失，生活无法自理，需要入住安养院接受长期的康复和支持护理或在家中接受他人护理。大多数情况下，这种保险并不是以完全康复为目标，而是使病人的情况稍有好转，或仅仅维持现状。

（二）长期护理的层次

1. 医护人员护理　属于护理中的最高级别，是在医师嘱咐下的 24 小时护理，由有执照的护士或护理人员担任。

2. 中度安养护理　中度安养护理程度与医护人员护理相类似，不同点在于被保险人不需接受 24 小时的护理，也不需要专业医务人员全日看护。同时，相对于专业护理而言，其费用要低，持续时间也长。

3. 照顾式护理　这也是最基本的安养护理。它通常是非医疗性质，被保险人在日常生活起居上得到照顾，护理人员不需要经过专业训练。

（三）长期护理保险的给付条件

1. 日常生活活动失败　日常活动指人们日常生活所必须从事的活动，包括：起床、穿衣、脱衣、洗漱、进食、行走、移动物品、克制力、如厕、沐浴等。一个人在没有他人的帮助下，不能进行上述日常活动的某一种或某几种，称为日常生活活动失败。目前国内保险公司发售的长期护理保险大多规定被保险人须符合日常生活活动失败的条件。所以，对于长期护理保单来说，日常生活活动失败的界定需非常明确。

如国内某长期护理保单规定，日常生活活动失败是指经相关专科医师明确诊断或其他依法具有鉴定资格的机构明确鉴定被保险人丧失独立完成以下 6 项日常生活活动中的 3 项或 3 项以上活动的能力：

(1) 步行：是指室内从房间到房间之间的平地行走；

(2) 进食：是指在食物已经准备好的情况下，自己进食；

(3) 更衣：是指穿衣、脱衣、扣紧或解开所穿衣物的能力，包括脱穿吊带、脱戴假肢及其他医疗辅助器具；

(4) 洗澡：是指沐浴或淋浴（包括自行出入浴缸或冲淋房）或以任何其他方式清洗身体；

(5) 如厕：是指自行使用厕所和控制大小便，需要时可以通过使用保护性衣物或医疗辅助器具协助如厕动作；

(6) 移动：是指自床上移动至座椅或轮椅或替代器械上。

国外机构对此标准的研究证明，日常生活能力标准较为客观，能够真实反映人们对长期护理服务的需求程度，对保险给付的评定操作效果较好。

2. 认知能力障碍　当然，也有一些特殊情况，有些人尽管具有上述基本生活能力，但仍

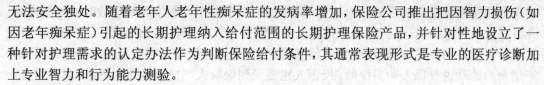

无法安全独处。随着老年人老年性痴呆症的发病率增加，保险公司推出把因智力损伤（如因老年痴呆症）引起的长期护理纳入给付范围的长期护理保险产品，并针对性地设立了一种针对护理需求的认定办法作为判断保险给付条件，其通常表现形式是专业的医疗诊断加上专业智力和行为能力测验。

（四）长期护理保险的给付方式

1．费用补偿型　费用补偿型长期护理保险是在被保险人满足给付条件的前提下，保险人根据长期护理引发的实际费用进行给付，给付金额以保单所约定的保险金额为限。这种给付方式将保险给付与实际护理费用挂钩，在一定程度上避免了被保险人通过保险不当获利的行为。但是由于它只补偿由保单持有人自己支付的实际和合格的护理费用，而且这种护理只能由获得许可的提供者提供（例如安养院），并且一旦发生护理费用，被保险人要出具很多证明。由于它对理赔管理体系要求较高，对普通寿险公司和专业健康保险公司而言，开发此类产品成本过大。

2．定额给付型　定额给付型长期护理保险是在被保险人满足给付条件的前提下，保险人按保单约定的固定津贴额进行给付，而被保险人实际发生的护理费用对给付金额不产生影响。这种给付方式较为简单，对保险公司理赔管理体系的要求相对较低，容易被消费者接受，但是容易引发被保险人的道德风险。

3．直接提供长期护理服务　直接提供长期护理保险服务既不补偿被保险人支出的护理费用，也不给付津贴额，它是在被保险人满足给付条件的前提下，保险人直接向被保险人提供长期护理服务作为保险给付方式。这种给付方式简化了被保险人获得长期护理服务的途径，对保险公司的保险服务能力有很高要求，对普通寿险公司而言，此类产品专业化要求过高，目前国内长期护理保险鲜有这种给付方式。

五、商业健康保险运营

（一）健康保险营销

健康保险营销是指保险企业为企业、顾客、合作伙伴以及整个社会带来价值，识别潜在客户及其需求，创造、传播和交换健康保险产品，建立、维持、巩固与顾客及其他参与者关系的一系列活动。健康保险营销在现代保险公司经营管理中的战略地位越来越重要，是保险公司经营管理的核心部分。从风险管理的角度看，保险公司的经营管理应该是满足特定客户对特定风险管理需要的过程。因此，健康保险营销理所当然地成为保险公司经营战略的最主要部分，是制定经营战略的起点和落脚点。

与其他商品的销售不同，保险产品主要是靠各种销售人员推销出去的，即保险销售人员必须主动地去劝说个人或团体来购买保险保障。这比其他服务性商品的销售都要困难得多。健康保险产品的销售与其他各类人身保险产品的销售并无本质上的区别，只是由于健康保险的市场需求较其他保险产品更为迫切，因此健康保险产品的销售较人寿保险等要容易开展。健康保险产品的营销渠道很多，包括代理人销售、经纪人销售和直销等多种形式，各种销售渠道又各有自己的优缺点，保险公司在制定销售策略时一定要加以重视。此外，目前国内健康保险产品在销售渠道的利用上还有待进一步提高，应充分发挥各类销售渠道的优势，进一步拓宽个人和团体健康保险产品的销售渠道。

（二）健康保险核保

人们购买保险是因为保险具有经济补偿的功能，保险公司通过集合大量拥有同种风险投保人的保险费建立起来的风险基金，当作他们当中某个人发生风险事故时给付的来源。并且在很多种情况下，保险市场总是呈现出一种买方市场的形式。但这并不代表每个投保人或被保险人需要某种保险，他们就能够得到。实际上，即使是保险销售人员或保险中介不遗余力地劝说投保人购买保险，投保人也要受到保险人严格的检查和筛选，只有符合一定条件的投保人或被保险人才能被保险公司接受为其客户。对于保险公司而言，这样的一个过程就是核保（underwriting）。

在健康保险的承保过程中，核保是最主要的环节。核保的主要目的是避免逆向选择风险，因此也称之为风险选择。健康保险的核保是指核保人员对各项要保业务进行危险鉴定、评估与选择，并就符合核保标准的危险决定承保条件与承保费率的整个过程。在核保过程中，核保人员要按标的物的不同风险类别给予不同的承保条件，保证健康保险业务质量，保证健康保险经营的稳定性。因此，健康保险的核保是健康保险承保工作的关键，是健康保险承保前的一项重要工作。只有在承保前对风险因素进行有效地评估筛选，才能将实际的风险事故控制在可以预测的范围，从而有效地规避风险。此外，由于影响被保险人风险状况的因素很多，而制定健康保险费率时只能根据最重要的风险因素对被保险人进行分类，其他主要的风险因素都要在原保险核保时才能加以考虑，因此，健康保险核保除了是控制健康保险经营风险的主要手段外，还保证了保险公司的正常运营。

健康保险的核保按业务类型首先应分个人健康险核保和团体健康险核保。个人健康保险的核保要求被保险人个人满足保险人的承保标准，而团体健康保险的核保则主要强调团体的整体特征是否满足保险人的承保标准。在个人健康保险的核保过程中，核保人员通过审核投保单和业务员报告书获得被保险人的基础信息，通过体检报告、调查报告和其他渠道还可以获得更多的信息，在此基础上就可以作出核保结论。相对于个人健康保险来说，团体健康保险核保过程涉及的材料相对较少，一般也不需要对每一个被保险人进行风险评价。

（三）健康保险理赔

健康保险理赔（health insurance claim）是指被保险人发生保险事故后或保险期限届满时，要求保险人承担赔偿或给付保险金的责任，保险人对事故进行核定并作出相应处理行为的过程。健康保险理赔由索赔过程和保险金给付过程两部分组成。当被保险人发生了健康保险合同中保险责任范围的疾病或伤害事故后，向保险人报案并提供相应的损失证据，这一过程即为索赔的过程；保险人以保险合同和相关法律法规为依据，对索赔请求进行处理和审核并做出是否给付和给付多少的决定，这一过程就是保险金的给付过程。理赔是被保险人享受权益，同时也是保险人履行义务的主要形式，它是依据保险合同和保险相关法律法规及国际惯例，也是保险法律制度中十分重要的一环。

我国《保险法》对被保险人发生保险事故后，保险人的索赔、理赔或拒赔有着明确的规定。《保险法》第22、23条规定："保险事故发生后，依照保险合同请求保险人赔偿或者给付保险金时，投保人、被保险人或者受益人应当向保险人提供其所能提供的与确认保险事故的性质、原因、损失程度等有关的证明和资料。保险人收到被保险人或者受益人的赔偿或者给付保险金的请求后，应当及时作出核定，并将核定结果通知被保险人或者受益人；对属于保险责任的，在与被保险人或者受益人达成有关赔偿或者给付保险金额的协议后十日内，履行赔偿或者给付保险金义务。"本条款体现了被保险人或受益人享有索赔的权利，同时保险人有履行赔偿或给付保险金的义务，这个过程就是保险理赔的过程。《保险法》第二十四条规定："保险人依照本法第二十三条的规定作出核定后，对不属于保险责任的，应当自核定之日起三日内向被保险人或者受益人发出拒绝赔偿或者拒绝给付保险金通知书，并说明理由。”此条是关于保险金拒绝赔付的规定。除此之外，与健康保险理赔工作相关的法律法规还有:《健康保险管理办法》、《保险管理暂行规定》、《医疗机构管理条例》、《病历管理条例》和《刑法》、《民法通则》、《继承法》等。

在健康保险理赔中，提出索赔申请的人称健康保险索赔人或保险金申请人。健康保险索赔人通常可以是投保人或被保险人，亦可是受益人或索赔人指定的代理人。健康保险的被保险人得到医疗费用或收入补偿基本上是以被保险人的存在为条件，一般无需指定受益人，最常见的索赔人就是被保险人。在处理保险金给付时，除保险合同另有规定外，只要被保险人生存，保险金的请求权人即为被保险人本人，只有当被保险人死亡，受益人才享有受益权。在理赔的过程中，审核索赔人的申请及开始一系列理赔活动的人称为理赔人员，其可以是某个人或某一机构，也可以是保险公司内部的理赔机构、人员或是其他的保险中介机构。在健康保险理赔实务中，根据不同的理赔形式和具体情况保险人选择不同的组织方式进行管理。

（四）健康保险客户服务

健康保险客户服务是为健康保险客户提供全面的服务，是保险人围绕健康保险投保人、被保险人、受益人、准保户等外部客户的需要提供售前、售中和售后各项服务的总称。其目的为：满足客户有关健康的基本要求和期望，促进客户的健康。其内容包括：以先进的技术支持系统为硬件，以产品开发、机构网点发展为支撑，以融合管理创新的营销服务、高素质的从业人员、服务功能的扩展为软件，把增强业务竞争力和扩大并稳定市场占有率，提高保险公司的品牌和市场价值、从而建立良好的社会形象。

目前，健康保险客户服务工作的主要内容包括续保过程中大量的服务工作、续期和续保保险费的收取和健康保险合同管理三项内容。

健康保险需要频繁地续保，在健康保险续保过程中，保险公司要做好续保的通知、核保等各项服务工作。此外，还有部分个人投保人会提出变更健康保险保障的要求，团体健康保险中也会涉及被保险人的加入与去除等各项服务工作。健康保险保险费的收取也有大量的客户服务工作要做，如事先要向投保人发送保费通知书，在团体健康保险中还需要定期地计算。此外，一旦投保人选定了保险费的缴纳方式，保险公司应当尽力提供最完善的收费服务。当然，保险人总是鼓励投保人选择频率较低、收费成本也不高的保费收取方式。在健康保险客户服务中，合同管理或称保单管理是最复杂而琐碎的一项工作，虽然健康保险合同的内容变更没有人寿保险合同复杂，但整个合同管理的内容并不简单，包括健康保险的保单补发、保单迁移、复效和退保等各种不同的服务内容。

第三节　社会医疗保险

一、社会医疗保险的基本原理

（一）社会医疗保险的筹资模式

社会医疗保险，亦即狭义的社会健康保险。严格意义上说医疗保险是健康保险的一个子集，健康保险不仅补偿医疗费用，还补偿收入损失等。本章中界定社会医疗保险与社会健康保险的含义基本相同。社会医疗保险是政府主导下，集中社会多方面力量对参保人员提供的医疗保障。

各个国家在建立和完善社会医疗保险制度的过程中，结合本国国情实施过各种筹资模式，大致可以分为现收现付模式、完全积累模式和部分积累模式三种。

1. 现收现付模式　现收现付模式（pay-as-you-go）以短期"横向平衡"为依据，也就是说每年筹集的健康保险资金要全部用于支付当年的医疗费用，即由用人单位和在职工人按工资总额的一定比例缴纳的健康保险基金，能够且只能满足当年的医疗费用支出。这种筹资模式实施期限不长，每年筹集的保险费与当年的支出基本平衡，只留有供周转之用的少量储备金。现收现付模式实现了医疗费用的代际转移，通过再分配达到了公平的目的，同时只需考虑资金的短期平衡，不必承担长期风险，但当经济不景气，失业率上升且较长时间居高不下时，现收现付模式必然陷入收不抵支的困境。

2. 完全积累模式　完全积累模式（fully funded）以远期"纵向平衡"为依据，在对有关的人口健康指标和社会经济指标（如患病率、工资水平、平均医疗费用和通货膨胀率等）进行长期宏观测算之后，将被保险人在保险期间的医疗费用总和分摊到整个筹资期间，并对已提取但尚未支付的保险基金进行有计划的管理和运营。完全累积模式可增强参保单位和个人的保险意识，但基金要承担保值和增值的风险，还需要对通货膨胀率进行准确预测，由于实施过程复杂，不定因素多，保持长期的精算平衡仍有较大困难。

3. 部分积累模式　部分积累模式（partially funded）是介于现收现付模式与完全积累模式之间的混合筹资模式。在这种模式中，社会医疗保险基金的收支呈"T"型平衡结构，一方面，在一定区域内的人群中"横向"筹集健康保险基金，费用共济，风险分担；另一方面，保险费中的一部分资金进入个人账户进行"纵向"积累，以劳动者年轻力壮时积累的资金弥补年老体弱时的费用缺口，自我缓解后顾之忧。这种把社会共济与个人自我保障综合起来的筹资模式，既体现了社会公平的原则，又有利于培养被保险人的费用意识，自觉约束其医疗消费行为。目前我国城镇职工基本医疗保险实行的社会统筹与个人账户相结合的模式即是一种符合我国目前的国情和未来发展的需要并具有创新意识的部分积累模式。

（二）社会医疗保险成本估计的基本原理

社会医疗保险计划是集合大量参保人的疾病风险建立的，虽然对每一个社会医疗保险参保人来讲，何时会得疾病、医疗花费多少等都是难以准确预测的，但通过对面临同样风险的个体进行大量观察，可以发现风险事故发生的规律，通过对风险事故发生的概率和平均损失额度进行估计，在此基础上即可估计出社会医疗保险计划的风险成本及其变动范围。将上述风险成本和相应的管理费用分摊给每个计划参加者就可以确定社会医疗保险基金相应的筹资比例（contribution rate），或称缴费费率。在实行现收现付制的社会医疗保险中，社会医疗保险基金来源主要由雇主资助、个人出资、国家补贴三方共同负担。其他筹集渠道还包括社会医疗保险基金的保值增值收入、区域调剂收入、转移收入、滞纳金等。

（三）社会医疗保险基金的平衡原理

医疗保险计划作为社会保障计划的一部分，不论是通过保费筹资还是通过税收筹资，都应该遵循基金总体均衡（collective equivalence）的原则，这就意味着某一特定时期内社会医疗保险计划的支出现值应该等于该时期内该保险计划的收入现值。

二、社会医疗保险的基本原则

（一）强制性原则

社会医疗保险是通过国家立法或政府文件规定享受范围、权利、义务及待遇标准，强制

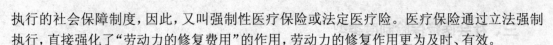

执行的社会保障制度，因此，又叫强制性医疗保险或法定医疗险。医疗保险通过立法强制执行，直接强化了“劳动力的修复费用”的作用，劳动力的修复作用更为及时、有效。

（二）社会性原则

劳动者已不再是家庭劳动力，而是社会劳动力，社会化大生产中劳动力的修复，也必须依靠社会力量来完成，仅靠个人的力量去抵抗疾病的风险是不够的，那样将会影响社会经济的发展。从企业的角度来看，企业有大有小，经营状况参差不齐，职工年龄和健康状况也各不相同，企业的医疗费用负担也有轻有重。实行社会医疗保险后，在企业间横向互助，为企业创造一种公平竞争的环境。

（三）保障性原则

社会医疗保险保障劳动者的基本医疗需求，从根本上维护社会稳定。社会医疗保险规定的基本医疗因生产力发展水平不同而不同，并随社会生产力发展水平提高而逐步提高。社会医疗保险使劳动者的健康有基本的保障，生产和生活不致因患病而受到影响。

（四）以支定收、量入为出、收支平衡、略有结余的原则

在征收医疗保险费时，要注意做到“以支定收”，应考虑到以往医疗费用实际支出，尤其是应考虑医疗费用的上涨速度；在医疗保险基金支付时要注意“量入为出”，保险机构一定要根据医疗保险基金的经济实力，决定偿付标准的高低；在医疗保险基金运营过程中要注意“收支平衡”；“略有结余”是为了保障医疗保险系统运行的稳定，应对基金运营过程中的一般风险和防备某些疾病的大流行。

（五）专款专用的原则

医疗保险基金不同于其他类型的基金，是患者享受基本医疗服务的保障，必须确保医疗保险基金确实用在患者的身上，不得挪作他用。在使用过程中必须严格加强管理，遵守规章制度，真正做到“取自于民，用之于民”。

（六）国家、单位、个人三方面合理分担费用的原则

这一原则有两层含义：一是医疗保险基金由三方共同筹集，改变了公费医疗完全由财政支付、劳保医疗经费由企业支付的局面，缓解了财政和单位的负担，提高了劳动个人的自我保护意识；二是在遇到特大疾病风险时，超过一定金额的医疗费用由三方负担，有利于劳动者的病伤得到及时、有效的医治，有利于消除或减轻劳动者及其家属由于患病或负伤而在经济上或精神上产生的负担，保证劳动者及其家庭的正常生活。

（七）公平与效率相结合的原则

社会医疗保险的公平性包括三个方面：一是按规定比例缴纳医疗保险费，无论其实际金额是多少，享受的医疗待遇一样；二是无论患病大小，享受的医疗保险待遇一样，不会因为患大病需要更多的医药费用而不支付医疗保险金；三是社会医疗保险面前人人平等，不存在“特权阶层”或“特权人物”。效率主要是指筹集医疗保险基金的效率和使用医疗保险基金的效率。参保单位和个人缴纳保险费的积极性越高，筹集资金越多，说明基金筹集效率越高；执行合理检查、合理用药、合理治疗的医疗原则越好，保险基金浪费越少，说明使用医疗保险基金效率越高。

（八）合理偿付医疗费用的原则

是指医疗保险机构要对医疗服务提供机构所提供的符合医疗保险规定的医疗服务费用给予及时、合理的偿付，以保证医疗服务提供机构能继续为患者提供医疗服务，维持医疗服务提供机构的简单再生产。

三、社会医疗保险制度类型

（一）国家保障型

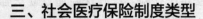

国家保障型医疗保险模式是指医疗保险基金由国家财政支出，纳入国家预算，通过中央或地方政府实行国民收入再分配，医疗保险基金有计划地拨给有关部门或直接拨给医疗服务提供方，医疗保险享受对象看病时，基本上不需支付费用。英国是最早实行全民医疗保健制度的国家，也是实施国家医疗保险模式最具有代表性的国家。英国所实行的国家卫生服务制度（national health service，NHS）主要是通过国家预算来筹集医疗资金，支付医疗费用，为全体英国人提供免费的医疗卫生服务。另外，加拿大、瑞典、爱尔兰、丹麦等国家所实行的全民医疗保险制度都属于此类。

国家保障型医疗保险模式的筹资方式以税收为主，将这种费用负担形成全体公民的一种义务。大多数情况下，税收大致按照收入的一定比例征收，或者适度地累进，即高收入者缴纳的比例较高而低收入者相对缴纳的比例较低。通过税收征缴的过程，使得高收入人群贡献了与低收入人群相同或者更高一些的费用。税收使得筹集资金的贡献相对大小与收入水平相关联是其显著的特点。它在一定程度上起到了一些分配效应，一方面是在不同收入人群中的分配，另一方面是在相同收入人群中的分配。在第一方面，收入转移比较显著：低收入人群更可能支付不了大部分医疗花费，由此，由税收筹资向私人支付转移；另一方面，由于税收本身存在的一些问题，例如不同地区的税率不同，一些形式的收入不可测量等，在一定程度上使得相同收入的人贡献的水平实际上不同。

一般税收筹资显现出累进性，但是各个国家的具体情况不尽相同，造成这些区别的原因是税收的混合，因为它可以包括直接税和间接税。除了直接向个人征收的直接税，还有从交易和商品中征收的间接税。由于有学者认为直接税是累进性的而间接税是累退性的，这就造成了采取不同税收方式来筹资的国家的筹资特点的不同。但在一项研究中发现，税收筹资的使用与该国税收系统的累进性成反比。例如美国、德国、瑞士等国家具有高度累进性的税收系统，但是他们却都几乎不采用税收的筹资方式。

（二）社会保险型

社会保险型医疗保险模式是通过国家立法形式强制实施的一种医疗保险制度，其医疗保险基金主要是由雇主和雇员缴纳，政府酌情补贴，参保者及其家属因患病、受伤或生育而需要医治时，由社会医疗保险机构提供医疗服务和物质帮助。社会医疗保险模式的医疗保障经费常采用多渠道集资的办法。该模式在管理体制上属于计划与市场相结合的体制，至于是以计划为主还是以市场为主，各国均有不同程度的侧重。其代表性国家有德国、日本、法国等国。其中德国的医疗保险制度历史最悠久，最具有代表性。

社会医疗保险模式的筹资方式起源于19世纪的德国。具体形式是收缴基于被保险人工资收入的保险费。筹资体系普遍存在几个构成特征：①有的国家存在不止一个统筹基金池，但往往人们没有自由选择的权利，而是根据职业、地理因素等进行规划。例如，卢森堡有九个基金池，分别为：蓝领工人基金、私营机构的白领员工基金、自我雇佣者基金、农民基金、国家公务员基金、地方公务员基金、阿贝德钢铁贸易公司的蓝领工人基金、阿贝德钢铁贸易公司的白领员工基金和卢森堡铁路系统基金。②政府为某些人群，如贫困人群和老年人所缴纳的保险费也是体系的一部分。③保险基金一般由雇主和雇员共同承担，雇主和雇员承担的比例因国家而异，在匈牙利、比利时、德国和卢森堡，雇员和雇主各分担一半。

④有些国家的费率是一致的，例如比利时、法国、卢森堡和荷兰的被保险人均按照统一费率缴纳保费，不因疾病、基金和职业状况的不同而不同；匈牙利则按照就业状况不同使用不同的费率，而德国根据不同的基金采取不同的费率，与就业情况无关。一般认为，社会医疗保险模式的筹资累进性介于税收筹资和私人医疗之间。

（三）商业保险型

商业保险型医疗保险模式，又称市场医疗保险模式，是把医疗保险当作一种特殊商品，主要通过市场机制来筹集费用和提供服务。在这种模式下，医疗保险的资金主要来源于参保者个人及其雇主所缴纳的保险费，医疗服务的供给、医疗服务的价格等是通过市场竞争和市场调节来决定的，政府干预较少。在医疗保险市场上，卖方是指盈利或非盈利的私人医疗保险公司或民间医疗保险公司；买方既可以是企业、社会团体，也可以是政府或个人。美国是实施商业保险型医疗保险模式的典型代表。美国医疗保险制度的主要特点是多元化，有公共医疗保险和商业医疗保险，以商业医疗保险为主。

商业保险型医疗保险模式的筹资特点是以资源的健康保险费为主要方式，自己为自己的需求而筹资，同时还有相当部分的使用者付费。一般商业健康保险是由雇主或工会提供或个人从私营保险公司购买的保险。在美国，存在不同形式医疗保险支付这和众多的保险公司，例如蓝十字（Blue Cross）和蓝盾（Blue Shield）、商业保险和健康维护组织（health maintenance organizations，HMO）等模式，而没有类似于社会医疗保险体系的进行统一购买服务的法定机构。以雇佣为基础的私人保险的保险金持续上升，自2000年以来，家庭保险金增长率为73%，高于通货膨胀增长率（14%）和工资增长率（15%）。而支付不起保费的雇主以及自由职业者以及负担不起保费的低收入人群则无任何资金保障，自付医疗费用。自由市场体系的运行中，市场失灵的现象非常明显，逆向选择、风险选择、垄断以及道德风险等问题导致其可能不能有效运行。并且由于覆盖面非常有限，风险分散作用很小。由于逆向选择的存在，高风险的人更趋向于为自己购买保险，商业保险公司会采用风险定价从而制定趋于昂贵的保费。在美国，越是大的企业或团体，越具有购买力，而同时也具有更高的议价能力，越能争取到更为合理的保费。而相反，越是小公司，费用负担能力越弱，越需要承担更高昂的保费。因此，该系统的筹资累退性尤为明显。

（四）强制储蓄型

强制储蓄型医疗保险模式是一种通过立法，强制劳方或劳资双方缴费，以雇员的名义建立保健储蓄账户，用于支付个人及家庭成员医疗保险费用的医疗保险制度，这种模式以新加坡为典型代表，属于公积金制度的一部分。这项保障制度的原型，来源于18世纪英国产业革命时期的“职业保障基金”，它是用立法方式，强制建立以个人储蓄为主的“公积金制度”，即规定由雇员和雇主共同缴纳的保费，以职工个人名义存入公积金局，以备将来退休、医疗和其他之用。这种制度后来陆续传到英属殖民地。现在除了新加坡，还有斯里兰卡、印尼等十几个发展中国家实行这种制度。

以新加坡为例，整体的医疗保障分三个部分，强制医疗储蓄、社会医疗保险、社会医疗救助三个部分，各部分均由政府机构管理实施。就医疗储蓄账户本身而言，不设人群或团体的总账户，均为个人账户，不起到团体或社会共担风险的作用。医疗储蓄账户的资金与职工的薪水相关联，将医疗储蓄保险与个人工作和收入紧密相连，一方面体现公平性，另一方面促使职工努力储蓄更多的资金，从而获得更优越的医疗服务。新加坡的医疗储蓄账户覆盖了95%的工人且账户总额达到90亿美元。

综上所述，可以看出四种主要的医疗保险制度模式在筹资方式、运营机制等方面有着各自的特点，我们可以通过表 14-3 进行简单比较。

表 14-3　医疗保险制度模式比较

类型	筹资方式	运营机制	办医模式	服务费用
政府保障型	依法纳税	财政二次分配	国立为主 预算拨款	免费服务
社会保险型	法定参保缴费	横向统筹	公私并立 合同结算	约定价格 费用共付
商业保险型	自由选购	现收现付	私立为主 合同结算	市场定价 费用共付
强制储蓄型	强制储蓄	纵向积累 自保为主	公私并立 合同结算	约定价格 自付为主

四、社会医疗保险运行

（一）筹资管理

1. 筹资管理概念　社会医疗保险筹资是指由专门的社会医疗保险基金征缴机构或者税务部门按照社会医疗保险相关制度规定的筹集对象和方法，定期、强制性地向参与社会医疗保险的缴费（税）主体征收社会医疗保险费的行为。

社会医疗保险筹资具体包括以下含义：第一，社会医疗保险筹资有指定的征缴机构。第二，社会医疗保险筹资有相关的依据。一般社会医疗保险比较发达的国家，其筹资的相关制度安排比较完善，基本包括了权力部门和不同行政层级的一些制度安排；社会医疗保险还不够发达的国家，其筹资的相关制度安排尚不完善，可能表现出有关立法层次较低、筹资制度安排协调性不足等。第三，社会医疗保险筹资有规定的对象和方法。各个国家会根据其具体国情决定社会医疗保险筹资的对象和方法。一般来说，社会医疗保险筹资对象不外乎雇主、雇员、政府补助等几种。筹资方法则包括缴费和征税两种。第四，社会医疗保险筹资一般具有强制性，这主要是为抑制医疗保险中由于信息不对称所引致的道德风险和逆向选择问题。

2. 筹资管理主要内容

（1）筹资主体：社会医疗保险筹资主体指社会医疗保险费用征缴机构。筹资主体因国家不同而可能不同。一般来说，社会医疗保险基金征缴机构可以是专门的社会医疗保险基金征缴机构，也可以是税务部门，还可以是专门的社会医疗保险征缴机构和税务部门作为征缴机构同时存在。例如，德国是专门的社会医疗保险基金征缴机构作为筹资主体；美国则是税务部门作为筹资主体；我国目前是专门的社会医疗保险征缴机构和税务部门同时作为筹资主体。

（2）筹资标准：社会医疗保险筹资是按照一定的标准进行的。具体来说，筹资标准包括两个方面：一是筹资对象，一是筹资费率。筹资对象即筹资客体，即社会医疗保险以谁为对象进行资金筹集。从世界范围看，社会医疗保险的筹资对象一般是以工薪阶层为基础。对于劳动者而言，一般以工资为筹资基数，对于其他一些群体而言，则一般以某种收入为筹资基数。社会医疗保险筹资费率在不同国家有所不同，国际上社会医疗保险筹资费率在 10%～12% 之间。

(3) 筹资来源：社会医疗保险在实践中形成了多元化的筹资渠道，其筹资来源主要包括被保险者本人缴纳的费用(税)、被保险者所在的组织缴纳的费用(税)、公共财政投入、捐赠收入、社会医疗保险基金自身运营收益、罚没收入等几个方面。这几个方面的资金来源在社会医疗保险基金筹集中的结构会因为各国社会医疗保险的建制理念和社会医疗保险项目的保障对象不同而有所不同。比如，新加坡的医疗储蓄账户资金主要来源于雇员和雇主供款，而且对不同年龄段的人群规定了不同医疗储蓄账户供款率；中国城镇职工基本医疗保险采取了职工和用人单位共同负担社会医疗保险费用的方式；而在新型农村合作医疗制度和城镇居民基本医疗保险制度中，公共财政承担着一定的直接筹资责任。

(二) 基金管理

1. 基金管理概念　社会医疗保险基金管理是指有关主体依据相关法律法规征缴、分配、投资运营、支出和监督社会医疗保险基金全过程的行为。社会医疗保险基金管理包括以下几个方面的含义：第一，社会医疗保险基金管理有指定的管理主体。不同的管理阶段管理主体不同。第二，社会医疗保险基金管理有相关的管理依据。不同的管理阶段管理依据不同。第三，社会医疗保险基金管理是多环节的综合管理，包括征缴、分配、投资运营、支出和监督五个主要环节，这五个环节是相互影响的，任何一个环节都会影响到其他环节的处理。

2. 基金管理主要内容　医疗保险基金从筹集到支付，从管理运作到使用的过程，实质上是国民收入的分配与再分配过程。它涉及多方经济利益关系的调整与均衡。

医疗保险基金同失业、养老保险基金一样，也是社会保障基金的一种。建立和运行社会保障基金是国民收入再分配的形式之一。国民收入经过初次分配形成国家、集体(企业)和个人的原始收入，这种初次分配会导致社会不同行业、不同阶层和个人之间的收入差距。为了对收入差距进行调节，国家通过预算拨款，集体和个人则通过按一定比例缴纳保险费建立社会保障基金，对低收入者提供收入补偿和帮助，以减少贫富差距，实现对一部分国民收入的再分配。它体现了社会公平的原则。同时，也是医疗保障制度得以确立并能解决基本医疗问题的物质基础。由于社会保障基金先提取、积累，后开支使用，从而客观上也表现为后备基金形态。社会保障基金均以强制性、福利性为其特征，不同于人身保险、特种医疗保险、补充医疗保险等以自愿、营利为特征的商业形态、半商业形态的保险基金。

医疗保险基金还具有一些特殊性。这主要体现在医疗保险所承担的风险程度和风险损失率不易测定。人们对医疗消费的需求会随着生活水平的提高而增加，这给确定医疗保险基金的筹集标准和基金管理带来了一些困难。因此，通常将医疗保险作为一个单独项目，与养老、失业等社会保险分开进行管理，在保险给付上也较多强调个人的责任，但这并不影响医疗保险的社会保障性质。

医疗保险基金的管理是指根据国家关于社会保险体系的方针、政策、制度、法令、法规，按照医疗保险基金运行的客观规律，对医疗保险基金的筹集、支付、使用、运营进行计划、组织、协调、控制、监督等项工作的总称，是整个医疗保险管理的一个重要组织部分。与定点医疗机构的资格审查、医疗服务的管理、对被保险对象的管理等不同的是，它侧重于基金本身的管理，属价值形式的管理。

医疗保险基金的管理包括基金的筹集、给付、使用、核算、审计以及基金的运用增值与监督等。

(三) 定点机构管理

1. 定点机构管理概念　定点机构管理是指有关部门在按照规定对医药服务机构的资

格进行审查的基础上，由社会医疗保险经办机构和医药服务机构之间就参保者的社会医疗保险形成契约关系，以便通过合理控制医药费用和管理医疗服务质量来保障居民基本医疗安全的一种社会医疗保险管理活动。定点服务管理这一概念可以从以下几个方面来理解：第一，定点服务管理有明确的管理主体，一般是社会医疗保险行政主管部门或者卫生行政部门。第二，定点服务管理本质是社会医疗保险经办机构和医药服务提供者之间的契约关系，管理的主要内容是使形成契约关系的双方有效履行权利和义务。第三，定点服务管理的目的服从于社会医疗保险的目的。定点服务管理是整个社会医疗保险管理和运行的组成部分，两者的最终目的都是保障被保险人的基本医疗安全。

2. 定点医疗服务机构管理　定点医疗服务机构指按照社会医疗保险定点服务管理的原则和规定选择的、为社会医疗保险被保险人提供基本医疗服务和承担相应责任的医疗服务机构。定点医疗服务机构管理包括以下两个方面的内容：

(1) 定点医疗服务机构的确定：定点医疗服务机构的确定是由社会医疗保险的目标决定的。各国定点医疗服务机构的确定一般都会考虑以下四个方面的因素：第一，定点医疗服务机构符合区域医疗服务机构设置规划。第二，定点医疗服务机构符合国家规定的医疗服务机构提供医疗服务的相关标准。第三，定点医疗服务机构有完善的医疗服务管理制度。第四，定点医疗服务机构必须包括大量的基层医疗服务机构。定点医疗服务机构的确定一般要经过四个基本步骤：首先，医疗服务机构向社会医疗保险定点服务管理主体提出申请；随后，定点服务管理主体组织相关机构对提出申请的医疗服务机构进行审核；然后由定点服务管理主体对审核通过的医疗服务机构颁发定点资格证书并向社会发布相关信息；最后是定点服务管理主体定期地对定点医疗服务机构选择进行调整和评估。

(2) 定点医疗服务机构的监管：定点医疗服务机构选择完成后，定点医疗服务管理主体要对定点医疗服务机构实施监管。主要责任如下：第一，负责和定点医疗服务机构结算符合相关规定的医疗费用；第二，加强对定点医疗服务机构医疗服务需求者发生的医疗费用的检查和审核；第三，组织相关部门定期对定点医疗服务机构服务和管理情况进行监督检查。

3. 定点药店管理　定点药店是指按照社会医疗保险定点服务管理的原则和规定依照相关法律法规程序选择的、为社会医疗保险被保险人提供基本药品销售服务并承担相应责任的药品供应机构。定点药店管理包括以下两个方面的内容：

(1) 定点药店的确定：定点药店的确定也是由社会医疗保险的目标决定的。各国定点药店的确定一般都会考虑以下四个方面的因素：第一，定点药店能够保证社会医疗保险的基本用药安全和需求；第二，定点药店药品价格有利于合理的药品价格机制的形成；第三，定点药店布点有利于购药方便和监管；第四，定点药店有利于促进药品流通产业的发展。

定点药店的确定和定点医疗服务机构确定的步骤基本是一样的：首先由药店向社会医疗保险定点服务管理主体提出申请；接着定点服务管理主体组织相关部门对提出申请的药店进行审核；再次是定点服务管理主体对审核通过的药店颁发定点资格证书并向社会发布相关信息；最后是定点服务管理主体定期地对定点药店选择进行评估和调整。

(2) 定点药店的监管：定点药店选择完成后，定点服务管理主体要实施对定点药店的监管。其主要管理职能如下：第一，负责和定点药店结算符合相关规定的药品费用；第二，加强对定点药店医疗服务需求者发生的药品费用的检查和审核；第三，定点服务管理主体组织相关部门定期对定点药店服务和管理状况进行监督检查。

（四）费用控制

医疗服务作为供方，患者作为需方，建立有效的医疗费用控制机制需要从下面三个方面入手：第一，对供方来说，如果想更好地建立医疗保险费用控制机制，首先必须合理解决医疗服务市场特殊性的问题，其次要依法控制药品费用，再次改善我国医疗保险制度下支付方式，只有这样才能够从供方控制医疗保险费用，建立更加完善的医疗保险费用控制机制。第二，对需方来说，如果想更好地建立医疗保险费用控制机制，同样的有三点，首先，必须加强个人账户对需方的约束；其次，应当设定相对合理的起付线和封顶线；再次，加强需方就医行为约束，设计科学的自付比例，这样就能更好地从需方控制，建立适合我国国情的医疗保险费用控制机制。第三，必须引入医疗保险第三方管理模式，这样不但有利于控制保单持有人的逆选择和道德风险，减少医疗提供者诱导需求，合理控制医疗成本，降低医疗保险费用。同时对保单持有人而言，可以在第三方管理业务选择的医疗质量高、价格合理的医院享受到便利的医疗服务，得到简单、快速、公正的理赔手续。

五、中国社会医疗保险制度

（一）概述

在我国社会医疗保险制度的建设和完善过程中，核心是社会医疗保险制度的形成，其制度形成的标志有四个：一是 1998 年底国务院颁布《国务院关于建立城镇职工基本医疗保险制度的决定》，明确指出加快医疗保险制度改革、保障职工基本医疗是建立社会主义市场经济体制的客观要求和重要保障。二是 2003 年针对广大农村居民的医疗保障问题，出台了《关于建立新型农村合作医疗制度的意见》。三是 2007 年进一步针对城市居民出台了《国务院关于开展城镇居民基本医疗保险试点的指导意见》。四是 2010 年 10 月 28 日《中华人民共和国社会保险法》的颁布，完成了我国基本医疗保险的制度设计安排。目前，我国的社会健康保障体系已经初步形成，含有城镇职工基本医疗保险制度、城镇居民基本医疗保险和新型农村合作医疗制度 3 个基本医疗保险制度。

（二）城镇职工基本医疗保险

1. 管理和经办机构　在我国，医疗保险机构以组织网络的形式存在，上由国家劳动和社会保障部管理、调控，下由医疗保险事务管理中心承担具体医疗保险业务。各地的社会医疗保险机构作为各级政府直接管理领导的事业性行政单位，是城镇职工基本医疗保险的经办机构，在医疗保险活动过程中，它是指代表国家具体负责承办医疗保险参保、费用筹集、支付和其他事务管理等工作的医疗保险业务机构或组织。其具体业务可以简单概括为计划、筹资、服务、付费、监控和管理几个方面。

（1）参与制定政府医疗保险法规、政策和计划。社会医疗保险业务专业性较强，政府在制定有关政策时，需要有医疗保险部门的参与。

（2）筹集医疗保险基金，包括市场调查研究、主要指标的预算和测算、宣传政策和选择缴纳保险费的有效方式等。

（3）监督和保证合理的医疗服务提供。社会医疗保险机构有责任保证被保险人享受到必要的、合理的医疗服务，包括：医疗机构的选择、确定服务的范围和标准、定点医疗机构提供服务的监督，以及提供一些直接的医疗保健服务，如健康教育、健康促进活动等。

（4）支付被保险人的医疗费用。

（5）对医疗服务提供者和被保险人的监督和控制。

(6) 社会医疗保险基金管理。

2. 参保人 城镇职工基本医疗保险的参保人包括参保单位和参保个人。基本医疗保险要求覆盖城镇所有用人单位和人员，既遵循社会保险的内在要求，也考虑到我国社会保险的管理能力。《社会保险法》第三章第二十三条规定：职工应当参加职工基本医疗保险，由用人单位和职工按照国家规定共同缴纳基本医疗保险费。无雇工的个体工商户、未在用人单位参加职工基本医疗保险的非全日制从业人员以及其他灵活就业人员可以参加职工基本医疗保险，由个人按照国家规定缴纳基本医疗保险费。

3. 医疗服务提供者 城镇职工基本医疗保险的医疗服务提供者主要包括定点医疗机构和定点零售药店。

(1) 定点医疗机构：医疗机构是为病人进行诊断和治疗的机构，是医疗保险系统中的医疗服务"供方"。在目前基本医疗保险制度下，医疗服务形式基本实行定点医疗。参保人员必须在医疗保险管理机构认可的约定医疗机构名单中选择几所医疗机构就医。定点医疗机构是指通过劳动保障部门资格审定并与社会保险经办机构签订合同，为职工基本医疗保险参保人员提供医疗服务并承担相应责任的医疗机构。要取得定点医疗机构的资格，其程序为：①医疗机构自愿申请、公平竞争；②对所申请的医疗机构进行资格审查；③取得定点资格的医疗机构名单要向社会公布；④参保职工可以自己选择就医医院；⑤社会医疗保险经办机构与获得定点医疗服务资格的医疗机构签订服务协议或合同。

(2) 定点零售药店：除定点医疗机构外，另外一个与医疗保险有关的就是定点零售药店。它是指通过劳动行政部门资格审定并与社会保险经办机构签订合同，为职工基本医疗保险参保人员提供处方外配服务，并承担相应责任的零售药店。要取得定点零售药店的资格，程序为：①零售药店自愿申请；②对所申请的零售药店进行资格审查，合格后向社会公布；③社会医疗保险经办机构与之签订协议；④零售药店的服务限定在处方外配，遵循参保人自愿决定的原则，处方要加盖定点医疗机构专用章，并要有医师审核签字、备案。参保职工可以在定点医疗机构就医、取药，也可持定点医疗机构处方到定点零售药店购买处方药。

(三) 城镇居民基本医疗保险

城镇居民基本医疗保险保障范围是不属于城镇职工基本医疗保险制度覆盖范围的中小学阶段的学生(包括职业高中、中专、技校学生)、少年儿童和其他非从业城镇居民都可自愿参加城镇居民基本医疗保险。新出台的《社会保险法》第三章第二十五条规定：国家建立和完善城镇居民基本医疗保险制度。城镇居民基本医疗保险实行个人缴费和政府补贴相结合。享受最低生活保障的人、丧失劳动能力的残疾人、低收入家庭六十周岁以上的老年人和未成年人等所需个人缴费部分，由政府给予补贴。由国务院决定，城镇居民基本医疗保险的运行实践从2007年开始实施，其具体内容包括：

1. 参保范围 不属于城镇职工基本医疗保险制度覆盖范围的中小学阶段的学生(包括职业高中、中专、技校学生)、少年儿童和其他非从业城镇居民都可自愿参加城镇居民基本医疗保险。如南京市的保障对象范围包括：城镇老年居民、婴幼儿、学生儿童、市属大中专院校学生、在本市就读的外来务工人员子女以及劳动年龄段内的"无固定职业、无稳定收入、无社会保险"的居民。

2. 筹资水平 试点城市应根据当地的经济发展水平以及成年人和未成年人等不同人群的基本医疗消费需求，并考虑当地居民家庭和财政的负担能力，恰当确定筹资水平；探索建立筹资水平、缴费年限和待遇水平相挂钩的机制。如南京市的筹资标准为：老年居民和其他居民每人每年450元；学生儿童每人每年150元。

3. 政府补助办法 对试点城市的参保居民，政府每年按不低于人均40元给予补助，其中，中央财政从2007年起每年通过专项转移支付，对中西部地区按人均20元给予补助。在此基础上，对属于低保对象的或重度残疾的学生和儿童参保所需的家庭缴费部分，政府原则上每年再按不低于人均10元给予补助，其中，中央财政对中西部地区按人均5元给予补助；对其他低保对象、丧失劳动能力的重度残疾人、低收入家庭60周岁以上的老年人等困难居民参保所需家庭缴费部分，政府每年再按不低于人均60元给予补助，其中，中央财政对中西部地区按人均30元给予补助。中央财政对东部地区参照新型农村合作医疗的补助办法给予适当补助。财政补助的具体方案由财政部门和劳动保障、民政等部门研究确定，补助经费要纳入各级政府的财政预算。

4. 基金管理 要将城镇居民基本医疗保险基金纳入社会保障基金财政专户统一管理，单独列账。试点城市要按照社会保险基金管理等有关规定，严格执行财务制度，加强对基本医疗保险基金的管理和监督，探索建立健全基金的风险防范和调剂机制，确保基金安全。

5. 保障待遇 城镇居民基本医疗保险基金重点用于参保居民的住院和门诊大病医疗支出，有条件的地区可以逐步试行门诊医疗费用统筹。例：南京市城镇居民基本医疗保险保障待遇：南京市城镇居民基本医疗保险保障范围包括住院、门诊大病和门诊医疗费用。

(1) 住院待遇：起付标准为三级医疗机构1000元，社区卫生服务机构600元（原二级医疗机构800元）。在一个自然年度内多次住院的，第二次住院按规定住院起付标准的75%计算，第三次及以上住院按规定住院起付标准的50%计算。起付标准以上、最高支付限额以下的费用，在三级医疗机构就诊，基金支付50%，在社区卫生服务机构就诊，基金支付60%（在原二级医疗机构就诊，基金支付55%）。

(2) 门诊大病待遇：起付标准为1000元，1000元以上的医疗费用，基金支付55%。

(3) 门诊待遇：按照“累加支付”的原则，确定起付标准为300元。老年居民和其他居民：300～600元之间的费用，基金支付40%，600元以上的费用由个人自理；学生儿童：300～500元之间的费用，基金支付40%，500元以上的费用由个人自理。

(4) 住院、门诊大病和门诊医疗费用累计最高支付限额为8万元。

6. 医疗结算服务 城镇居民基本医疗保险实行以定点社区卫生服务机构为主的首诊、转诊制，参保居民因病情需要转诊的，由首诊社区卫生服务机构负责转诊；城镇居民定点医疗机构从符合条件的城镇职工基本医疗保险定点医疗机构中选定并向社会公示；城镇居民基本医疗保险的药品、诊疗和服务设施目录原则上参照城镇职工基本医疗保险药品、诊疗和服务设施甲类目录；医疗费用结算采取总额控制、结算控制指标和人头付费相结合的结算方式。

7. 管理服务工作 城镇居民基本医疗保险实行全市统一政策、统一信息网络系统、统一基金管理结算、统一发放劳动和社会保障卡；建立健全社会保险四级（市、区、街道、社区）经办管理服务体系，实行医疗保险社会化管理服务；市、区劳动和社会保障部门按照职责分级管理、分工负责，各级经办机构经费列入市、区两级财政预算。

（四）新型农村合作医疗

新型农村合作医疗是由政府组织、引导、支持，农民自愿参加，个人、集体和政府多方筹资，以大病统筹为主的农民医疗互助共济制度。《社会保险法》第三章第二十四条规定：国家建立和完善新型农村合作医疗制度。新型农村合作医疗的管理办法，由国务院规定。按目前的设计，政府是新型农村合作医疗“游戏规则”的制定者，并且在实际地操作着新型农村合作医疗的运行，如《关于建立新型农村合作医疗制度的意见》（以下简称《意见》）要求试点地区的县级政府要成立专门的农村合作医疗管理委员会和具体经办机构，并明确规定经办机构的人员和工作经费列入同级财政预算。《意见》还明确规定了对新农合制度的财政支持政策，这对引导农民参与新农合，促进地方政府对合作医疗的重视和支持，深入推进新型农村合作医疗都将起到关键的作用。

1. 筹资标准　新型农村合作医疗制度实行个人缴费、集体扶持和政府资助相结合的筹资机制。《关于建立新型农村合作医疗制度的意见》规定个人、地方财政和中央财政为主要的筹资主体，标准是农民个人每年缴费不少于10元，地方各级财政资助人均不低于10元，中央财政每年通过专项转移支付对中西部地区除市区以外的参保农民按人均不低于10元安排补助资金。2006年1月，原卫生部等七部委联合下发的《关于加快推进新型农村合作医疗试点工作的通知》提高了中央政府和地方政府的筹资力度：从2006年起，中央财政对中西部地区除市区以外的参保农民由每人每年补助10元提高到20元，地方财政也要相应增加10元。财政确实有困难的省（区、市），2006年、2007年分别增加5元，在两年内落实到位，农民个人缴费标准暂不提高。2009年，全国新农合筹资水平达到每人每年100元，2010年开始，新农合筹资水平提高到每人每年150元，农民个人缴费增加到每人每年40元，其余部分由各级政府补贴，困难地区可分两年到位。随着社会经济的发展，新农合制度将建立与社经济同步发展的筹资增长机制，筹资水平将会得到不断提高。

2. 保障待遇　新型农村合作医疗基金主要补助农民的大额医疗费用或住院医疗费用，在有条件的地方，可实行大额医疗费用补助与小额医疗费用补助结合的办法。对参加新型农村合作医疗的农民，年内没有动用农村合作医疗基金的，要安排进行一次常规性体检。

3. 基金管理　新型农村合作医疗基金由合作医疗管理委员会及其经办机构进行管理。经办机构在管理委员会认定的国有商业银行设立新农合基金专用账户，确保基金的安全和完整，并按照规定合理筹集与及时审核支付。各县（市）要根据筹资总额，结合当地实际，科学合理地确定农村合作医疗基金的支付范围、支付标准和额度，防止农村合作医疗基金超支或过多结余。经办机构要定期向农村合作医疗管理委员会汇报农村基金的收支、使用情况，采取张榜公布等措施，定期向社会公布农村合作医疗基金的具体收支、使用情况，保证参加合作医疗的农民参与、知情和监督的权利。审计部门要定期对农村合作医疗基金收支和管理情况进行审计。

4. 医疗服务管理　加强农村卫生服务网络建设，强化对农村医疗卫生机构的行业管理，积极推进农村医疗卫生体制改革，不断提高医疗卫生服务能力和水平，使农民得到较好的医疗服务。各地区在农村卫生机构中择优选择农村合作医疗的服务机构，加强监管力度，完善并落实各种诊疗规范和管理制度，保证服务质量，提高服务效率，控制医疗费用。

5. 组织实施　由省级政府制订新农合的管理办法，县级政府制定具体方案，各级相关部门在同级人民政府统一领导下组织实施。加强对新型农村合作医疗的宣传教育，引导农民不断增强自我保健和互助共济意识，动员广大农民自愿、积极参加新型农村合作医疗。

本章小结

健康保险是人身保险的一种，是以人的身体为保险标的，当被保险人因疾病或意外事故的伤害，发生费用支出或收入损失而获得补偿的一种保险。广义的健康保险，是既有商业健康保险，又包含社会医疗保险。本书讲的是广义的，但侧重于商业健康保险。

《健康保险管理办法》按照保险责任的不同，将商业健康保险分为疾病保险、医疗保险、失能收入损失保险和护理保险。目前，我国的社会健康保障体系已经初步形成，含有城镇职工基本医疗保险制度、城镇居民基本医疗保险和新型农村合作医疗制度3个基本医疗保险制度。

本书界定健康保险业由商业健康保险和社会医疗保险两大部分构成，分别由商业保险公司及政府经办机构承办。发展健康保险业主要从丰富商业健康保险产品、发展多样化健康保险服务着手。商业健康保险运营环节包括健康保险营销、核保、理赔、客户服务等，社会医疗保险运行环节包括社会医疗保险筹资管理、基金管理、定点机构管理、费用控制等。

复习思考题

1. 简述健康保险的概念及特征。
2. 商业健康保险分为哪几类？其运营有哪些关键环节？
3. 简述社会医疗保险的类型及运行的主要环节。
4. 简述中国的社会医疗保险体系的构成。

案例分析

上海自贸区首家专业健康保险公司落户

2014年12月18日，注册于上海自贸区、成立于保险“新国十条”颁布后的首家专业健康保险公司，太保安联健康保险股份有限公司开业。太保安联由中国太平洋保险集团和德国安联保险集团合作组建。这也是国内第五家专业健康保险公司。

2014年以来，商业健康险行业春风劲吹。8月13日，保险“新国十条”鼓励保险公司大力开发各类商业健康保险产品。11月17日，国务院办公厅发布《关于加快发展商业健康保险的若干意见》，首次为商业健康保险做出顶层设计。11月25日，上海针对保险“新国十条”的细化政策出炉。

日前，保监会主席项俊波称，2014年1～9月，商业健康保险保费收入1260.36亿元，同比增长46.97%。同时项俊波还表示，要充分发挥商业健康保险的“生力军”作用，支持大型保险集团和社会资本投资设立专业健康险公司，支持健康服务业产业链整合和投资。

一位业内人士表示，商业健康保险可以提供更加细化、专业化的健康服务，如导医导诊、推荐医生等，有利于分诊制度的推行，减少医疗资源的浪费，还可通过参与“防、治、保”全流程的风险管控，帮助客户实现健康风险管理，成为企业的健康管理师、个人的私人医生，还可成为链接医疗机构与客户之间的纽带，长期维护客户关系，有助于将来形成稳定的“家庭医生”的医疗体制。

太保安联拟任董事长兼总经理孙培坚在开业仪式上表示，太保安联将从前期、中期、后期三个角度深度介入健康服务产业链，构建新型健康险发展经营模式。

“安联作为世界最大的保险公司，可以为新成立的合资公司提供在全球不同市场积累的专业经验，包括产品、服务的研发，高级风险的管理以及丰富的健康产业服务经验。”德国安联保险集团 Manuel Bauer 表示预计到 2020 年中国健康险的保费规模将达到 1 万亿人民币。

太保安联方进一步透露，公司拟在全国主要省市通过各种方式与重点医疗服务机构开展合作，建立全国的合作医疗网络；通过电话医生、健康讲座、体检安排、亚健康干预、慢性病管理、心理咨询等提供健康管理和健康干预，通过参与事前、事中、事后全流程的风险管控，帮助客户实现健康风险管理；以客户需求为导向，建立市场领先的健康险全产品线，并针对企业客户的需求，开发个性化的定制产品。

（来源：王莹．自贸区首家专业健康保险公司落沪 [EB/OL]. 2014-12-19. http://www.yicai.com/news/2014/12/4054073.html）

思考：

目前在国内有哪些专业健康保险公司？这些公司的业务如何与社会医疗保险对接？健康保险业的发展前景如何？

（周尚成）

参考文献

1. 郭清. 健康管理学概论. 北京：人民卫生出版社，2011.

2. 郭清. 中国健康服务业发展报告（2013）. 北京：人民卫生出版社，2014.

3. 国务院办公厅. 国务院关于促进健康服务业发展的若干意见. [2013-10-14] http://www.gov.cn/zwgk/2013-10/14/content_2506399.htm

4. 国家卫生和计划生育委员会.《2013 中国卫生统计年鉴》http://www.nhfpc.gov.cn/htmlfiles/zwgkzt/ptjnj/year2013/index2013.html

5. 邢伟. 健康服务业发展的实践探索和政策思考. 宏观经济管理，2014（6）：29-31.

6. 国务院. 国务院关于建立城镇职工基本医疗保险制度的决定. 劳动和社会保障法规政策专刊，2011，6：29-31.

7. 国务院办公厅. 国务院关于开展城镇居民基本医疗保险试点的指导意见. [2007-07-24] http://www.gov.cn/zwgk/2007-07/24/content_695118.htm

8. 赵海. 我国新型农村合作医疗制度的回顾与展望. 农村金融研究，2013（4）：11-16.

9. 罗央清. 对我国实施医师多点执业的思考. 中医药管理杂志，2010，18（9）：770-772.

10. 邱仁宗. 生命伦理学. 北京：中国人民大学出版社，2010.

11. 张馨遥. 健康信息需求研究的内容与意义. 医学与社会，2010，23（1）：51-52.

12. 张虎军，张楠楠. 区域化健康管理协同系统的研制. 医疗卫生装备，2013，34（2）：43-44，61.

13. 卢放，刘波泉. 以标准化建设为支撑促进健康管理学科发展. 中国医药导报，2013，10（27）：161-163.

14. 陈薇，欧阳昭连，周平，等. 个体健康信息化管理的标准化现状研究. 标准科学，2013，（10）：32-35.

15. 福建省农业厅老干处. 北京市海淀区社区健康管理智能化. 福建农业，2012，（8）：25.

16. 曾斐，朱菊平. 健康管理过程中的信息化平台探索. 卫生软科学，2011，25（6）：372-374.

17. 高悦. 建立健康管理标准化系统流程——美兆健康体检中心见闻. 中国医院建筑与装备，2010，（5）：18-20.

18. 章涵. 国外预测与健康管理（PHM）标准分析. 航空标准化与质量，2010，（5）：44-48.

19. 纪京平，屈建国. 健康管理信息支撑体系功能设计探讨. 中国数字医学，2008，3（9）：48-51.

20. 陈君石，黄建始. 健康管理师. 北京：中国协和医科大学出版社，2007.

21. 李晓淳. 健康管理. 北京：人民卫生出版社，2012.

22. 王培玉. 健康管理学. 北京：北京大学医学出版社，2012.

23. 卢祖洵，姜润生. 社会医学. 北京：人民卫生出版社，2013.

24. 马骁. 健康教育学. 第 2 版. 北京：人民卫生出版社，2012.

25. 郑频频. 健康促进理论与实践. 北京：复旦大学出版社，2011.

26. 田本淳. 健康教育与健康促进实用方法. 北京：北京大学医学出版社，2005.

27. 张立强. 健康传播实用技能. 北京：北京大学医学出版社，2009.

28. 陆江. 社区健康教育. 北京: 北京大学医学出版社, 2010.
29. 李帅, 华欣洋, 王志隆, 等. 基于计划行为理论探讨冠心病患者戒烟意向的影响因素. 中国健康教育, 2013, 29(4): 322-325.
30. 卢春华, 刘士英. 社区健康教育的意义和内容. 社区医学杂志, 2009, 7(11): 80-81.
31. 顾海, 杨心婷. 我国城市社区健康教育现状分析与对策研究. 卫生软科学, 2009, 23(2): 194-195.
32. 中华人民共和国国家卫生和计划生育委员会. 国家基本公共卫生服务规范(2011 年版). [2011-05-24] http://www.nhfpc.gov.cn/jws/s3577/201105/51780.shtml
33. 贺洪, 汤长发. 健康管理概论. 长沙: 湖南师范大学出版社, 2012.
34. 冯俊, 张运来. 服务管理学. 北京: 科学出版社, 2006.
35. 梁东. 企业战略管理. 北京: 机械工业出版社, 2004.
36. 吴永林. 战略管理. 北京: 经济管理出版社, 2014.
37. 秦远建, 胡继灵, 林根祥. 企业战略管理. 武汉: 武汉理工大学出版社, 2002.
38. Craig S. Fleisher, Babette E. Bensoussan. 战略与竞争分析: 商业竞争分析的方法与技巧. 王俊杰, 沈峰, 杨斌译. 北京: 清华大学出版社, 2004.
39. 丁宁, 王馨, 王进云. 服务管理. 第 2 版. 北京: 清华大学出版社, 交通大学出版社, 2007.
40. 韩顺平. 服务企业竞争战略研究. 南京: 南京大学出版社, 2004.
41. 盛亚, 朱贵平. 企业新产品开发管理. 北京: 中国物资出版社, 2002.
42. 梁万年. 卫生事业管理学. 第 3 版. 北京: 人民卫生出版社, 2012.
43. 胡浩波. 卫生事业管理. 北京: 北京大学医学出版社, 2001.
44. 曹建文, 刘越泽. 医院管理学. 第 3 版. 上海: 复旦大学出版社, 2010.
45. 黄明安, 申俊龙. 医院管理学. 北京: 中国中医药出版社, 2015.
46. 宋彦军. TQM/ISO9000 与服务质量管理. 北京: 机械工业出版社, 2005.
47. 吴建安. 市场营销学. 第 4 版. 北京: 高等教育出版社, 2011.
48. 菲利普•科特勒, 托马斯•海斯, 保罗•N•布卢姆. 专业服务营销. 俞利军, 译. 第 2 版. 北京: 中信出版社, 2003.
49. 王秀村, 王月辉. 市场营销学. 第 4 版. 北京: 北京理工大学出版社, 2009.
50. 王培玉. 健康管理学. 北京: 北京大学医学出版社, 2012.
51. 梁万年. 卫生服务营销管理. 第 2 版. 北京: 人民卫生出版社, 2013.
52. 胡浩波. 卫生事业管理. 北京: 北京大学医学出版社, 2001.
53. 曹建文, 刘越泽. 医院管理学. 第 3 版. 上海: 复旦大学出版社, 2010.
54. 黄明安, 申俊龙. 医院管理学. 北京: 中国中医药出版社, 2015.
55. 宋彦军. TQM/ISO9000 与服务质量管理. 北京: 机械工业出版社, 2005.
56. 王明旭. 卫生事业管理学. 北京: 北京大学医学出版社, 2011.
57. 吴明. 卫生经济学. 北京: 北京医科大学、中国协和医科大学联合出版社, 2002.
58. 郭岩. 卫生事业管理. 北京: 北京医科大学出版社, 2003.
59. 周立. 公共卫生事业管理. 重庆: 重庆大学出版社, 2010.
60. 顾海. 公共卫生事业管理. 北京: 科学出版社, 2010.
61. 植草益. 微观规制经济学. 北京: 中国发展出版社, 1992.
62. 易利华. 医院经营新论. 北京: 人民卫生出版社, 2002.
63. 周文贞, 秦永方, 杨承君. 现代医院经营管理. 北京: 中国经济出版社, 2003.
64. 陈洁. 医院管理学•经营管理分册. 北京: 人民卫生出版社, 2003.
65. 方鹏骞. 医疗服务营销与市场学. 北京: 科学出版社, 2010.
66. 杨敬宇, 丁国武. 卫生经济学. 兰州: 兰州大学出版社, 2009.

67. 吴雅琼，吴志坚. 国际科技动态跟踪——生物医药. 北京：清华大学出版社，2013.
68. 北京生物医药产业发展报告编辑委员会. 启航 2013：北京生物医药产业发展报告. 北京：科学出版社，2013.
69. 社会发展科技司，中国生物技术发展中心. 2013 中国生物技术发展报告. 北京：科学出版社，2013.
70. 国家发展和改革委员会高技术产业司，中国生物工程学会. 中国生物产业发展报告（2012）. 北京：化学工业出版社，2013.
71. 陈君石，黄建始. 健康管理师. 北京：中国协和医科大学出版社，2007.
72. 吴玉韶，党俊武. 老龄蓝皮书：中国老龄产业发展报告（2014）. 北京：社会科学文献出版社，2014.